高等中医药院校教材

中西医临床基本技能

第2版

（供中医学、针灸推拿学、中西医临床医学等专业用）

主编　杨宇峰　　滕　飞

U0206053

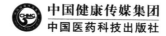

中国健康传媒集团
中国医药科技出版社

内 容 提 要

本书以中西医临床基本技能操作为核心，全面、系统地介绍了中西医临床基本技能操作的基础理论和具体操作流程。本书各项技能操作图文并茂、清晰、直观，方便记忆，便于学生理解和掌握。

本书主要供高等中医药院校中医学（含骨伤方向）、针灸推拿学、中西医临床医学等专业师生参考使用。

图书在版编目（CIP）数据

中西医临床基本技能/杨宇峰，滕飞主编. —2 版. —北京：中国医药科技出版社，2023.8（2024.9重印）
高等中医药院校教材
ISBN 978 – 7 – 5214 – 4051 – 5

Ⅰ.①中… Ⅱ.①杨…②滕… Ⅲ.①中西医结合—临床医学—中医学院—教材 Ⅳ.①R4

中国国家版本馆 CIP 数据核字（2023）第 129245 号

美术编辑　陈君杞
版式设计　诚达誉高

出版　**中国健康传媒集团**｜中国医药科技出版社
地址　北京市海淀区文慧园北路甲 22 号
邮编　100082
电话　发行：010 – 62227427　邮购：010 – 62236938
网址　www.cmstp.com
规格　787×1092mm ¹⁄₁₆
印张　15¼
字数　364 千字
初版　2013 年 12 月第 1 版
版次　2023 年 8 月第 2 版
印次　2024 年 9 月第 2 次印刷
印刷　北京金康利印刷有限公司
经销　全国各地新华书店
书号　ISBN 978 – 7 – 5214 – 4051 – 5
定价　**48.00 元**

版权所有　盗版必究
举报电话：010 – 62228771
本社图书如存在印装质量问题请与本社联系调换

获取新书信息、投稿、为图书纠错，请扫码联系我们。

编 委 会

主　编　杨宇峰　滕　飞

副主编　徐　娜　王　楠　刘军彤

编　委　(以姓氏笔画为序)

于嘉祥　王　楠　王庆峰　王安娜　王金曦

付子珊　刘　鑫　刘军彤　李　慧　李世征

杨宇峰　沙　菲　张栏译　陈世钦　陈胡蓉

周　晶　周方圆　姜　楠　徐　娜　滕　飞

前　言

医学是一门应用科学，对临床思维能力和技能操作能力有很高的要求，医学生临床技能操作水平扎实与否，直接关系到日后临床诊疗水平和患者的生命。现今，患者的自我保护意识、维权意识日益增强，培养医学生扎实的实践能力是提高诊疗水平和综合素质不可或缺的一部分。因此，我们编写了《中西医临床基本技能》一书，旨在进一步提高高等中医院校学生的临床操作水平，夯实学生临床基本功。

本书主要介绍中西医临床常用诊疗技能，分为 22 章，包括中医四诊技能、针刺、灸法、拔罐、刮痧、体格检查、临床常用穿刺术、外科基本操作技术、急救技术、创伤现场急救、吸入疗法等内容，重点突出实践教学环节。在编写过程中，力求将教学的可实践性与临床应用相结合，做到教师可教、学生可练、临床可用。本书以真实的照片展示操作方法，简洁、明确地指出操作要点，并在章节后设有"临床情景分析"，并提供数字学习资源，使教材内容翔实、科学，呈现形式立体化和生动化。本书对提高高等中医药院校学生的动手能力有较大的帮助，可作为高等中医药院校学生实训教材，临床医生及护理人员的学习参考资料。

本书曾在我校本科《中西医临床基本技能》课程教学中使用 10 年，我们在总结教学经验的基础上，又重新修订编写，内容和形式上都做了很大的改进。滕飞和陈胡蓉负责第一至六章，杨宇峰和徐娜负责第七至十章，王楠负责第十一章，付子珊和王金曦负责第十二至十四章，刘军彤负责第十五和十六章，陈世钦和王安娜负责第十七和十八章，周方圆负责第十九至二十二章。

由于编者水平所限，书中不足之处在所难免，敬请专家、学者批评指正。

编　者

2023 年 5 月

数字资源

目　　录

第一章 中医四诊技能

中医四诊技能是医生运用四诊来诊察患者的症状和体征，以了解疾病的病因、病机，为辨证论治提供依据。中医四诊技能具体包括望诊、闻诊、问诊和切诊，在临床运用时将它们有机地结合起来，即所谓"四诊合参"，才能全面而系统地了解病情，做出正确的判断。

第一节 望 诊

中医望诊是医生运用视觉对人体外部情况进行有目的地观察，以了解健康状况、测知病情的方法。

一、望诊方法

1. 重视第一印象 望诊强调"一会即觉"，因为望神的最佳时机是在医生刚接触患者，患者尚未注意、真情表露的时候。要求医生培养敏锐的观察能力，在不经意中进行观察，短时间内获得对患者神情的第一印象，以此来了解患者的精神意识状态和机体的整体功能状态。

2. 以常衡变，对比观察 首先，医生要熟悉人体的生理状态，熟悉各部位组织的正常表现和生理特征。其次，望诊时将局部与整体相互参照、病理体征与生理体征做比较、健康部位与病变部位对比观察、左右参照、上下对比、与同一人群比较等。

3. 熟悉内容，观察有序 望诊时，医生首先应先对望诊的内容非常熟悉，以避免遗漏或对同一部位反复观察而引起患者的反感和不配合。其次望诊应遵循一定的顺序，如从上到下、由内至外、先整体后局部等。但对于急症、重症患者应重点观察，在短时间内对患者的病情做出判断，以便及时抢救，待病情缓解后，再做细致观察。

4. 动态观察 临床上许多患者的病情是不断变化发展的，因此我们要用联系的、动态的眼光观察，对同一诊察部位在疾病的不同时期进行对比观察以相互参照，才能全面把握病情。

二、望诊的内容

1. 全身望诊

（1）望神 通过观察人体生命活动的整体表现来判断病情的方法，望神的重点在两目。

1）望神的内容

①两目：主要观察患者两目是否有神，眼球活动是否灵活。首先观察患者眼睛的明亮度，是明亮有光还是晦暗无光，其次观察眼球的运动度，此外还有瞳孔的形态和反应情况。

②神情：指患者的精神意识和面部表情。首先观察患者的神志是否清楚，思维是否混乱，可通过询问患者的姓名、年龄、住址等方式，根据患者的回答情况来判断。其次观察患者的面部表情，表情丰富、自然为有神；若表情淡漠痴呆、反应迟钝或痛苦、夸张，则为少神、失神或神乱。

③气色：指脏腑之精气在面部皮肤上的表现，体现在颜色和光泽上。若面色红润有光泽、隐隐含蓄，提示有神；若颜色枯槁无光泽或某种颜色异常暴露，提示患者少神或无神。

④体态：指人的形体外观、肥瘦、动静姿态以及主动或被动体位，动作是否协调灵活等。

2）神的分类

①得神：又称"有神"。其临床表现为两目灵活，明亮有神，面色荣润，含蓄不露，神志清晰，表情自然，肌肉不削，反应灵敏。提示精气充盛，体健神旺，为健康表现，或虽病而精气未衰，病轻易治，预后良好。

②少神：又称"神气不足"。其临床表现为两目晦滞，目光乏神，面色少华，暗淡不荣，精神不振，思维迟钝，少气懒言，肌肉松软，动作迟缓。提示精气不足，功能减退，多见于虚证患者或疾病恢复期患者。

③失神：又称"无神"。是精亏神衰或邪盛神乱的重病表现，可见于久病虚证和邪实患者。

精亏神衰而失神的临床表现为两目晦暗，目无光彩，面色无华，晦暗暴露，精神萎靡，意识模糊，反应迟钝，手撒尿遗，骨枯肉脱，形体羸瘦。提示精气大伤，功能衰减，多见于慢性久病重病之人，预后不良。

邪盛神乱而失神的临床表现为神昏谵语，循衣摸床，撮空理线；或卒倒神昏，两手握固，牙关紧急。提示邪气亢盛，热扰心神，邪陷心包；或肝风夹痰蒙蔽清窍，阻闭经络。皆属机体功能严重障碍，气血津液失调，多见于急性患者，亦属病重。

④假神：久病、重病之人，精气本已极度衰竭，而突然一时间出现某些神气暂时"好转"的虚假表现者是为假神。如原本目光晦滞，突然目似有光，但却浮光外露；本为面色晦暗，一时面似有华，但为两颧泛红如妆；本已神昏或精神极度萎靡，突然神识似清，想见亲人，言语不休，但精神烦躁不安；原本身体沉重难移，忽思起床活动，但并不能自己转动；本来毫无食欲，久不能食，突然索食，且食量大增等。假神的出现，是因为脏腑精气极度衰竭，正气将脱，阴不敛阳，虚阳外越，阴阳即将离决所致，古人比作"回光返照"或"残灯复明"，常是危重患者临终前的征兆。

假神与病情好转应加以区别。一般假神见于垂危患者，患者局部症状的突然"好转"，与整体病情的恶化不相符合，且为时短暂，病情很快恶化。重病好转时，其精神好转是逐渐的，并与整体状况好转相一致，如饮食渐增，面色渐润，身体功能渐复等。

⑤神乱：指神志错乱失常。临床常表现为焦虑恐惧、狂躁不安、淡漠痴呆和卒然昏倒等，多见于癫、狂、痴、痫、脏躁等患者。

焦虑恐惧患者表现为时时恐惧，焦虑不安，心悸气促，不敢独处一室的症状。多属虚证，常见于卑愫、脏躁等患者，多由心胆气虚，心神失养所致；狂躁不安患者表现为狂躁妄动，胡言乱语，少寐多梦，打人骂詈，不避亲疏的症状。多属阳证，常见于狂病等，多由暴怒气郁化火，煎津为痰，痰火扰乱心神所致；淡漠痴呆患者具有表情淡漠，神识痴呆，喃喃自语，哭笑无常，悲观失望的症状。多属阴证，常见于癫病、痴呆等，多由忧思气结，津凝为痰，痰浊蒙蔽心神，或先天禀赋不足所致；卒然昏倒指患者突然昏倒，口吐涎沫，两目上视，四肢抽搐，醒后如常的症状。属痫病，多由脏气失调，肝风夹痰上逆，阻闭清窍所致。

（2）望色　通过观察患者全身皮肤（尤其是面部皮肤）的颜色和光泽变化，了解病情、诊断疾病的方法。根据健康与疾病的状态，面色分为常色和病色两大类。

1）常色：健康人面部皮肤的色泽，具有明润、含蓄的特点，是精充、气足、神旺的表现。望色时首先要掌握正常的色泽，注意主色和客色的不同，再对比发现皮肤颜色的变化。

①主色：人之种族皮肤的正常色泽是为主色，又称正色。主色为人生来就有的基本肤色，属个体素质，终生基本不变。但由于种族、禀赋的原因，主色也有偏赤、白、青、黄、黑的差异。我国多数民族属于黄色人种，其主色的特点是红黄隐隐，明润含蓄。

②客色：因外界因素（如季节、昼夜、阴晴气候等）的不同，或生活条件的差别，而微有相应变化的正常肤色（特别是面色），谓之客色。客色属于常色范围，仍具有常色的明润、含蓄等基本特征。其变化不如主色明显，并且是暂时的，易于恢复成主色。此外，人的面色也可因情绪、运动、饮酒、水土、职业、日晒等影响而发生变化，但只要不失明润含蓄的特征，仍属常色的范畴。

2）病色：人体在疾病状态时面部显示的色泽，特点是晦暗、暴露。晦暗，即面部皮肤枯槁晦暗而无光泽；暴露，即某种面色异常明显地显露于外。一般而言，新病、轻病、阳证患者的面色鲜明显露但尚有光泽，而久病、重病、阴证则面色暴露与晦暗并见。观察病色的关键，在于分辨面色的善色与恶色。

①善色：指患者面色虽有异常，但仍光明润泽。这说明病变尚轻，脏腑精气未衰，胃气尚能上荣于面，多见于新病、轻病、阳证，其病易治，预后较好。

②恶色：指患者面色异常，且枯槁晦暗。这说明病变深重，脏腑精气已衰，胃气不能上荣于面，多见于久病、重病、阴证，其病难治，预后较差。

3）五色主病：依据患者面部赤、白、黄、青、黑五种颜色变化来诊察疾病的方法，即五色主病，或称"五色诊"。其具体表现和主病如下所述。

①赤色：主热证，亦可见于戴阳证。

患者满面通红者，属实热证，是因邪热亢盛，血行加速，面部脉络扩张，气血充盈所致；午后两颧潮红者，属阴虚证，是因阴虚阳亢，虚火炎上所致；若久病重病面色苍白，却时而泛红如妆、游移不定者，属戴阳证，是因久病肾阳虚衰，阴寒内盛，阴盛格阳，虚阳上越所致，属病重。

②白色：主虚证（包括血虚、气虚、阳虚）、寒证、失血证。

患者面色淡白无华，唇舌色淡者，多属血虚证或失血证；面色㿠白者，多属阳虚证；若㿠白虚浮，则多属阳虚水泛；面色苍白者，多属亡阳、气血暴脱或阴寒内盛。因阳气暴脱，脱血夺气，则气血不荣，面部脉络血少，血行迟滞而兼血瘀所致；若阴寒内盛，寒邪凝滞，面部脉络收缩而凝滞，亦可见面色苍白。

③黄色：主脾虚、湿证。

面色萎黄者，多属脾胃气虚，气血不足，因脾胃虚衰，水谷精微不足，气血化生无源，机体失养所致；面黄虚浮者，属脾虚湿蕴，是因脾运不健，机体失养，水湿内停，泛溢肌肤所致；面目一身俱黄者，为黄疸。其中面黄鲜明如橘皮色者属阳黄，乃湿热为患。面黄晦暗如烟熏色者属阴黄，乃寒湿为患。

④青色：主寒证、痛证、气滞、血瘀证和惊风证。

面色淡青或青黑者，属寒盛、痛剧，多因阴寒内盛，经脉挛急收引，不通而痛，以致面部脉络拘急，气血凝滞而色青；突见面色青灰，口唇青紫，肢凉脉微，则多为心阳暴脱，心血瘀阻之象；久病面色与口唇青紫者，多属心气、心阳虚衰，血行瘀阻，或肺气闭塞，呼吸不利；面色青黄（即面色青黄相兼，又称苍黄）者，可见于肝郁脾虚的患者；小儿眉间、鼻柱、唇周发青者，多属惊风，多因热闭心神，外引筋肉，面部脉络血行瘀阻所致。

⑤黑色：主肾虚、寒证、水饮、血瘀、剧痛。

患者面黑暗淡或黧黑者，多属肾阳虚，因阳虚火衰，水寒不化，浊阴上泛所致；面黑干焦者，多属肾阴虚，因肾精久耗，阴虚火旺，虚火灼阴，机体失养所致；眼眶周围发黑者，多属肾虚水饮或寒湿带下；面色黧黑，肌肤甲错者，多由血瘀日久所致。

4）望色十法：根据面部皮肤色泽的浮、沉、清、浊、微、甚、散、抟、泽、夭等十类变化，以分析病变性质、部位及其转归的方法，称为望色十法（表1-1-1）。

表1-1-1 望色十法

望色十法		望诊所见	主病	疾病的转归
浮沉	浮	面色浮显皮肤之外	主表证	由浮转沉，病由表入里
	沉	面色沉隐皮肤之内	主里证	由沉转浮，病自里达表
清浊	清	面色清明	主阳证	由清转浊，病从阳转阴
	浊	面色浊暗	主阴证	由浊转清，病由阴转阳
微甚	微	面色浅淡	主虚证	由微转甚，病因虚致实
	甚	面色深浓	主实证	由甚转微，病由实转虚
散抟	散	面色疏散	主新病，或病邪将解	由抟转散，病虽久而邪将解
	抟	面色壅滞	主久病，或病邪渐聚	由散转抟，病虽近而邪渐聚
泽夭	泽	面色润泽	主精气未衰，病轻易治	由泽转夭，病趋重危
	夭	面色枯槁	主精气已衰，病重难医	由夭转泽，病情好转

（3）望形体 通过观察患者形体的强弱、胖瘦和体质形态来诊察病情的一种方法，以了解脏腑功能和气血的盛衰。

1）形体强弱：观察形体强弱时，要将形体的外在表现与机体的功能状态、神的衰旺等结合起来，进行综合判断。

①体强：指身体强壮。表现为骨骼粗大，胸廓宽厚，肌肉充实，皮肤润泽，筋强力壮等。为形气有余，说明体魄强壮，内脏坚实，气血旺盛，抗病力强，不易生病，有病易治，预后较好。

②体弱：指身体衰弱。表现为骨骼细小，胸廓狭窄，肌肉瘦削，皮肤枯槁，筋弱无力等。为形气不足，说明体质虚衰，内脏脆弱，气血不足，抗病力弱，容易患病，有病难治，预后较差。

2）形体胖瘦：观察形体胖瘦时应注意其内在精气的强弱，并把形与气两者综合起来加以判断，才能得出正确的结论。

①肥胖：多表现头圆形，颈短粗，肩宽平，胸厚短圆，大腹便便，体形肥胖。若胖而能食，为形气有余；肥而食少，是形盛气虚。肥胖多因嗜食肥甘，喜静少动，脾失健运，痰湿脂膏积聚等所致。

②消瘦：体型特征为头长形，颈细长，肩狭窄，胸狭平坦，大腹瘦瘪，体形显瘦长。若形瘦食多，为中焦有火；形瘦食少，是中气虚弱。消瘦多因脾胃虚弱，气血亏虚，或病久消耗等所致。若久病卧床不起，骨瘦如柴者，为脏腑精气衰竭，气液干枯，属病危。

3）体质形态：体质是个体在其生长发育过程中形成的形体结构与功能方面的特殊性。体质在一定程度上反映了机体阴阳气血盛衰的禀赋特点和对疾病的易感受性，不同体质的人得病后的转归也有不同，故观察患者的体质形态有助于了解患者阴阳气血的盛衰和预测疾病的发展转归。

《黄帝内经》中就有关于人体体质形态的划分、体质与疾病关系的论述。目前一般主张将人的体质分为阴脏人、阳脏人、平脏人三种类型（表1-1-2）。

表1-1-2 不同体质形态者的表现及临床意义

体质	形态表现						临床意义
	体型	头型	颈项	肩部	胸廓	姿势	凉热	
阴脏人	矮胖	偏圆	粗短	宽大	宽厚	后仰	喜热	阳气较弱而阴气偏旺，患病易从阴化寒，多寒湿痰浊内停
阳脏人	瘦长	偏长	细长	窄小	薄平	前屈	喜凉	阴气较亏而阳气偏旺，患病易于从阳化热，导致伤阴伤津
平脏人	适中	适中	适中	适中	适中	挺直	适中	阴阳平衡，气血调匀，大多数人的体质类型

（4）望姿态 观察患者的动静姿态、衰惫姿态和异常动作以诊察病情的方法。

1）动静姿态：正常人能随意运动而动作协调，体态自然。若病及脑神，或筋骨经脉发生病变，常可使肢体动静失调，或不能运动，或处于强迫、被动、护持等特殊姿态。通过观察患者的坐、卧、立、行等姿态，从而诊察病情的阴阳寒热虚实等（表1-1-3）。其辨证意义一般是：动者、强者、仰者、伸者，多属阳证、热证、实证；静者、弱者、俯者、屈者，多属阴证、寒证、虚证。

表 1 – 1 – 3　动静姿态

姿态	主要表现	临床意义
坐形	坐而喜仰，喘粗痰多	多属肺实气逆
	坐而喜俯，少气懒言	多属肺虚体弱
	蹙额捧头，俯不欲仰	多为头痛
卧式	但卧不能坐，坐则晕眩，不耐久坐	多属肝阳化风、气血俱虚或脱血夺气
	但坐不得卧，卧则气逆	多属咳喘肺胀，或水饮停于胸胁
	卧时面常向外，躁动不安，身轻自能转侧	多属阳证、热证、实证
	卧时面常向里，喜静懒动，身重不能转侧	多属阴证、寒证、虚证
	仰卧伸足，掀去衣被	多属实热证
	蜷卧缩足，喜加衣被者	多属虚寒证
立姿	站立不稳，其态似醉，常并见眩晕	多属肝风内动或脑有病变
	不耐久站，站立时常欲依靠他物支撑	多属气血虚衰
	常以两手扪心，闭目不语	多见于心虚怔忡
	两手护腹，俯身前倾者	多为腹痛
行态	以手护腰，弯腰曲背，行动艰难	多为腰腿病
	行走之际，突然止步不前，以手护心	多为脘腹痛或心痛
	行走时身体震动不定	多为肝风内动，或筋骨受损，或脑有病变

2）衰惫姿态：脏腑精气虚衰和功能低下时，机体出现相应的衰惫姿态。观察这些衰惫姿态，可以了解脏腑的病变程度和预测疾病的转归（表 1 – 1 – 4）。

表 1 – 1 – 4　衰惫姿态

主要表现	临床意义
头部低垂，无力抬起，两目深陷，呆滞无光	精气神明将衰惫之象
后背弯曲，两肩下垂	心肺宗气将衰惫之象
腰酸软疼痛，不能转动	肾将衰惫之象
两膝屈伸不利，行则俯身扶物	筋将衰惫之象
不能久立，行则振摇不稳	髓不养骨，骨将衰惫之象

3）异常动作：不同的疾病可产生不同的病态，观察患者肢体的异常动作有助于相应疾病的诊断（表 1 – 1 – 5）。

表 1 – 1 – 5　异常动作

主要表现	临床意义
唇、睑、指、趾颤动	外感热病，多为动风先兆；内伤虚证，多为气血不足，筋脉失养，虚风内动
颈项强直，两目上视，四肢抽搐，角弓反张	常见于小儿惊风、破伤风、马钱子中毒等

续表

主要表现	临床意义
卒然跌倒，不省人事，口眼㖞斜，半身不遂	属中风病
卒倒神昏，口吐涎沫，四肢抽搐，醒后如常	属痫病
恶寒战栗	伤寒欲作战汗，或为疟疾
肢体软弱，行动不便	多属痿病
关节拘挛，屈伸不利	多属痹病
儿童手足伸屈扭转，挤眉眨眼，状似舞蹈不能自制	多由气血不足，风湿内侵所致

2. 局部望诊

（1）望头面　望头面主要观察头的大小，有无畸形，有无异常动态。小儿囟门情况。头发的色泽，有无稀疏、脱落。面部是否对称，有无歪斜、肿胀或特殊面容等。

1）望头部

①小儿囟门：囟门有前囟、后囟之分，后囟呈三角形，在出生后 2～4 个月内闭合；前囟呈菱形，在出生后 12～18 个月内闭合。囟门突起即囟填，主温病火邪上攻，或脑髓有病，或颅内水液停聚。囟门凹陷即囟陷，主吐泻伤津、气血不足和先天肾精亏虚、脑髓失充。囟门迟闭即解颅，是肾气不足、发育不良的表现，多见于佝偻病患儿。

②头形改变：小儿头颅增大，智力低下者，多属先天不足，肾精亏损，水液停聚于脑所致。小儿头颅狭小，智力低下者，多因肾精不足，颅骨发育不良所致。小儿头顶平坦，颅呈方形，主肾精不足或脾胃虚弱，见于佝偻病。头摇不能自主，多为肝风内动之兆，或气血虚衰、脑神失养所致。

③头发异常：发黄干枯，稀疏易落，多属精血不足。片状脱发，头皮光亮，称为斑秃，多为血虚受风所致。青壮年头发稀疏易落，见于肾虚或血热化燥。青年白发，见肾虚或劳神伤血。小儿发结如穗，枯黄无泽，多属于疳积。

2）望面部：面肿，多见于水肿病，由肺失宣降，或脾肾阳衰，或水气凌心所致。腮肿，见于痄腮病（外感温毒之邪），或为发颐病（阳明热毒上攻）。面削颧耸，又称面脱，因气血虚衰，脏腑精气耗竭所致。口眼㖞斜，见于风邪中络，或为中风病风痰阻络。惊恐貌，见于小儿惊风、狂犬病或瘿气。苦笑貌，见于新生儿脐风破、破伤风。

（2）望五官　望五官时应注意充分暴露受检部位，并进行病侧与健侧的对比，必要时借助器械检查。

1）望目：望目是望神的重点，可帮助了解脏腑精气的盛衰。

五轮学说：瞳仁属肾，称为"水轮"；黑睛属肝，称为"风轮"；两眦血络属心，称为"血轮"；白睛属肺，称为"气轮"；眼睑属脾，称为"肉轮"。

目赤肿痛，多属实热证。白睛发黄，见于黄疸病。目眦淡白，属血虚、失血。目胞色黑晦暗，多属肾虚。目胞浮肿，多为水肿的表现。眼窝凹陷，见于吐泻伤津或气血虚衰的患者。眼球突出，见于肺胀或瘿病。瞳孔散大，见于肾精耗竭，属病危。瞪目直视，见于脏腑精气耗竭，属病危。戴眼反折，见于太阳经绝症，属病重。横目斜视，见于肝风内动之征。昏睡露睛，见于脾胃虚衰，胞睑失养。

2）望耳：耳轮淡白，多属气血亏虚。耳轮红肿，多为肝胆湿热或热毒上攻。耳轮青黑，多见于阴寒内盛或有剧痛的患者。耳轮干枯焦黑，多属肾精亏虚，为病重。小儿耳背有红络，为麻疹先兆。耳廓瘦小而薄，主肾气不足。耳廓肿大，是邪气充盛之象。耳轮干枯萎缩，主肾精耗竭，属病危。耳轮皮肤甲错，多见血瘀日久。耳内流脓水，称为脓耳，多由肝胆湿热，蕴结日久所致。耳道局部红肿疼痛，为耳疖，多因邪热搏结耳窍所致。

3）望鼻：鼻色红黄明润，是胃气充足。鼻端微黄明润，多属胃气未伤或胃气来复。鼻端色白，多属气血亏虚，或见于失血患者。鼻端色赤，多属肺脾蕴热。鼻端色青，多见于阴寒腹痛患者。鼻端色微黑，常是肾虚寒水内停之象。鼻头红肿生疮，多属胃热或血热。鼻端生红色粉刺，称为酒齄鼻，多因肺胃蕴热所致。鼻翼扇动，多见于肺热或哮喘病。鼻流清涕，多属外感风寒。鼻流浊涕，多属外感风热。鼻流腥臭脓涕，多为鼻渊。鼻腔出血，称为鼻衄，多因肺胃蕴热灼伤鼻络，或外伤所致。

4）望口唇：口角流涎，多属脾虚湿盛或中风口歪。口腔肌膜糜烂成片，口气臭秽者，为口糜，多由湿热内蕴，上蒸口腔所致。小儿口腔、舌上出现片状白屑，见于鹅口疮，多因湿热秽浊上熏口舌所致。口噤，可见于中风、痫病、惊风、破伤风、马钱子中毒等。口撮，可见于新生儿脐风、破伤风。口僻，见于风邪中络或中风病风痰阻络。唇色淡白，多属血虚或失血。唇色深红，多属热盛或热极。嘴唇呈樱桃红色，多见于一氧化碳中毒。嘴唇青紫，多属血瘀证。嘴唇青黑，多属寒盛、痛极。口唇干裂，见于津液耗伤。口唇糜烂，见于脾胃积热。

5）望齿与龈：牙齿干燥，为胃阴已伤。牙齿光燥如石，为阳明热甚，津液大伤。牙齿燥如枯骨，多为肾阴枯竭、精不上荣所致。牙齿枯黄脱落，见于久病者，多为骨绝，属病重。齿根外露，见于肾虚或虚火上炎。牙关紧闭，多属风痰阻络或热极动风。睡中啮齿，多因胃热或虫积。牙龈淡白，多属血虚或失血。牙龈红肿疼痛，多为胃火亢盛。牙缝出血，称为齿衄，可因外力损伤，或胃火上炎，或脾虚失摄，或阴虚火旺。龈肉萎缩，牙根暴露，牙齿松动，称为牙宣，多属肾虚或胃阴不足。牙龈溃烂，甚则唇腐齿落者，称为牙疳，多因疫疠积毒上攻所致。

6）望咽喉：咽部深红肿痛，属肺胃热毒壅盛。咽部嫩红不痛，属肾亏虚火上炎。咽部肿势高突，红晕紧束，为脓已成。肿势散漫，色淡无界，为未成脓。咽部喉核肿痛，黄脓点易拭，多见于乳蛾，为肺胃火毒熏蒸。咽部灰白假膜，难拭而易复生，多见于白喉，是外感疫邪所致。

（3）望颈项　检查时应充分暴露，有怀疑时，可嘱患者做吞咽动作。观察颈项部动态时可嘱患者做转头动作看是否灵活，颈项强硬、转头不利时，要注意是否为患者睡眠姿势不当引起。

颈前结喉处有肿块突起，随吞咽而上下移动，为瘿瘤，与肝郁气结痰凝或地方水土有关。颈侧颌下有肿块如豆，累累如串珠，为瘰疬，多由肺肾阴虚或风火时毒所致。项部拘急或强硬，即项强，多因风寒侵袭太阳经脉或温病火邪上攻。颈项软弱无力，即项软，见于佝偻病或脏腑精气衰竭。颈脉搏动怒张，见于肝阳上亢、血虚重证、心血瘀阻、水气凌心等病。

（4）望胸胁　检查时应充分暴露观察部位，并注意进行两侧及前后的对比。

胸廓扁平，即扁平胸，见于肺肾阴虚或气阴两虚的患者。胸廓膨隆，即桶状胸，多为久病咳喘，肺气不宣。胸骨下部明显前突，即鸡胸，因肾气不充，骨骼发育异常所致。胸廓两侧不对称，多见于肺痿、悬饮、气胸等患者。肋如串珠，见于肾气不足、发育不良的佝偻病。乳房肿溃，见于肝气不舒，胃热壅滞，或外感邪毒。呼吸急促，胸部起伏显著者，见于实热证。呼吸微弱，胸廓起伏不显，见于虚寒证。

（5）望腹部　望腹部主要观察有无膨隆、凹陷、静脉曲张、脐疝等，注意鼓胀与水肿的区别。

腹部膨隆，多见于鼓胀、水肿、积聚患者。腹部凹陷，多属脾胃虚弱，气血不足，或见于吐泻太过、津液大伤的患者。腹皮甲错，深凹着脊，可见于长期卧床不起，肉消着骨的患者，为精气耗竭，属病危。腹壁青筋暴露，见于鼓胀病的重症。腹壁半球状物突起，多发于脐孔、腹正中线、腹股沟等处，多属疝气。

（6）望腰背　检查时可嘱患者做一些简单的动作，如弯腰、扭腰等以便于判断。

脊骨过度后弯，又名龟背，多由肾气亏虚、发育异常，或脊椎疾患所致。脊柱侧弯，多因发育期坐姿不良、先天不足、肾精亏损、发育异常，或一侧胸部有病。脊背后弯，反折如弓，即角弓反张，可见于肝风内动、破伤风等。腰部疼痛，转侧不利，即腰部拘急，多为寒湿内侵，或跌仆闪挫所致。腰部水疱，带状簇生，即缠腰火丹，为风热壅结，或湿热浸淫所致。

（7）望四肢　四肢的望诊主要是观察左右两侧肢体是否对称，有无形态或动态异常、爪甲色泽是否正常等。

1）形态异常：肌肉萎缩，多因气血亏虚或经络闭阻，肢体失养所致。肢体肿胀，多为瘀血或热壅血瘀（兼红肿疼痛），或为水肿病（兼全身浮肿）。膝部肿大，见于热痹，或鹤膝风，或膝关节受损。小腿青筋暴露，多因寒湿内侵，络脉血瘀。下肢畸形（"O"形或"X"形腿），属肾气不充，发育不良。手指关节呈梭状畸形，称为梭状指，多由风湿久蕴，痰瘀结聚所致。指（趾）末节膨大如杵者，称为杵状指，多由久病心肺气虚，血瘀痰阻而成。

2）动态异常：肢体肌肉萎缩，痿废不用，即痿病，因精津亏虚或湿热浸淫，筋脉失养所致。一侧肢体痿废不用，称为半身不遂，见于中风患者，多因风痰阻闭经络所致。双下肢痿废不用者，见于截瘫患者，多由腰脊外伤、瘀血阻络所致。四肢抽搐，见于惊风，多因肝风内动，筋脉拘急所致。手足拘急，多因寒邪凝滞或气血亏虚，筋脉失养所致。手足颤动，多有血虚筋脉失养或动风之兆。手足蠕动，多为脾胃气虚，筋脉失养，或阴虚动风所致。循衣摸床，撮空理线，为病重失神之象。

（8）望二阴　对女性二阴的诊察，由妇科医生负责检查，男医生需在女护士陪同下进行。

1）望前阴：阴肿无痒痛，见于水肿病。阴肿因小肠坠入阴囊，多为疝气。阴囊或阴户红肿灼痛，多为肝经湿热下注所致。阴户有物突出如梨状即阴挺，由脾虚中气下陷，或产后劳伤所致。小儿睾丸过小或触不到，多属先天发育异常，或痄腮后遗症。

2）望后阴：肛门红肿，刺痛流脓，为肛痈，多由湿热下注，或外感邪毒而发。肛门裂伤，疼痛流血，为肛裂，多因热结肠燥，便时撑伤。肛门内外肿块如峙，为痔疮，多由肠中湿热蕴结，血脉郁滞所致。肛门瘘管，外流脓水为肛瘘，因肛门部生痈肿或痔疮后久不敛口所致。直肠组织自肛门脱出，即脱肛，多由脾虚中气下陷所致。

（9）望皮肤

1）色泽异常：皮肤发赤边缘清楚，灼热肿胀者，见于丹毒。面目肌肤俱黄者，多为黄疸。其色黄鲜明如橘皮色者属阳黄，为湿热蕴结而发；色黄晦暗如烟熏色者属阴黄，为寒湿阻遏所致。皮肤白斑，界限清楚，为白驳风，多因风湿侵袭，气血失和，血不荣肤所致。

2）形态异常：皮肤干燥，多因阴津已伤，或营血亏虚。皮肤枯糙如鳞，即肌肤甲错，属血瘀日久，肌肤失养所致。周身肌肤肿胀，见于水肿病。其头面先肿，继及全身者，多属阳水；下肢先肿，继及全身者，多属阴水。

3）皮肤病证：色红或紫，点大成片，平铺于皮肤，抚之不碍手，压之不褪色者为斑。色红或紫，点小如粟，高出皮肤，抚之碍手，压之褪色者为疹。白色疱疹，晶莹如粟，擦破流水，多发于颈胸部，四肢偶见，面部不发者，为白痦，见于湿温病。粉红色斑丘疹或椭圆形小水疱，顶满晶莹，浆稀易破，大小不等，分批出现，见于水痘，因外感时邪，内蕴湿热所致。周身皮肤出现红斑，湿润糜烂，见于湿疹，多因湿热蕴结，复感风邪，郁于肌肤而发。患部红肿高大，焮热疼痛者为痈，多为湿热火毒蕴结，气血壅滞所致。患部漫肿无头，皮色不变者为疽，多为气血亏虚，阴寒凝滞而发。患部形小如粟，根深如钉者为疔，因感受疫毒、疠毒、火毒等邪所致。患部形小而圆，红肿热痛不甚者为疖，因外感火热毒邪或湿热蕴结所致。

3. 望分泌物、排泄物　望排出物变化总的规律是：凡色白、质稀者，多属虚证、寒证；凡色黄、质稠者，多属实证、热证。

（1）望痰涎　痰白清稀者，多属寒痰，因寒邪伤阳，津聚为痰。痰黄而稠，多属热痰，因邪热犯肺，煎津为痰。痰黏难咯，多属燥痰，因燥邪犯肺，耗伤肺津，或肺阴虚津亏，清肃失职所致。痰滑易咯，多属湿痰，因脾失健运，湿聚为痰。血色鲜红，称为咯血，因火热灼伤肺络所致。脓痰腥臭，为肺痈，是热毒蕴肺，血肉化腐成脓所致。清涎量多，多属脾胃虚寒。时吐黏涎，多属脾胃湿热。小儿口角流涎，涎渍颐下，即滞颐，多由脾虚不能摄津，或胃热虫积。

（2）望涕　鼻流清涕，是外感风寒。鼻流浊涕，是外感风热。稠涕腥臭，多为鼻渊，是湿热蕴阻所致。

（3）望呕吐物　呕吐物清稀无酸臭，多因胃阳亏虚，或寒邪犯胃。呕吐物秽浊酸臭，多因邪热犯胃，蒸化胃中腐浊。呕吐不消化食物，多属伤食，因暴饮暴食，损伤脾胃所致。呕吐清水痰涎，多属水饮停胃，胃失和降所致。吐血鲜红或紫暗，属胃有积热，或肝火犯胃，或胃腑血瘀所致。

（4）望大便　大便清稀水样，多为外感寒湿，或饮食生冷。大便黄褐如糜而臭，多为大肠湿热，或暑湿伤肠。大便完谷不化，多为脾胃虚寒，或脾肾阳虚。便黏冻，夹有脓血，多见于痢疾，为湿热邪毒蕴结大肠，肠传失职所致。大便燥结，干如羊屎，多因热盛伤津，或大肠液亏，也可见于噎膈患者。大便带血，血色鲜红，为近血，因肠风下血，或痔疮、肛裂出血等。大便带血，血色暗红，为远血，因内伤劳倦、肝胃瘀滞所致。

（5）望小便　小便清长，多属虚寒证。小便短黄，多属实热证。尿中带血，多为尿血、血淋，因热伤血络，或脾肾不固，或湿热蕴结膀胱所致。小便浑浊如米泔，称为尿浊，多因脾肾亏虚，或湿热下注所致。尿中有砂石，见于石淋，为湿热蕴结下焦，煎熬尿浊杂质所致。

4. 望小儿指纹　小儿指纹是指 3 岁以内小儿两手示指掌侧前缘部的浅表络脉。望小儿指纹是观察小儿指纹的形色变化以诊察病情的方法。

（1）望小儿指纹方法　诊察小儿指纹时，令家长抱小儿面向光亮，医生用左手拇指和示指握住小儿示指末端，再以右手拇指的侧缘蘸少许清水后在小儿示指掌侧前缘从指尖向指根部推擦几次，用力要适中，使指纹显露，便于观察小儿指纹的三关部位及浮沉、颜色、淡滞、长短、粗细和形状变化。

（2）正常小儿指纹　在示指掌侧前缘，隐隐显露于掌指横纹附近，纹色浅红略紫，呈单支且粗细适中。

（3）病理小儿指纹

1）指纹长短：指纹显于风关，主邪气入络，邪浅病轻。指纹达于气关，主邪气入经，邪深病重。指纹达于命关，主邪入脏腑，病情严重。指纹直达指端，又称"透关射甲"，病情凶险，预后不良。

2）指纹颜色：指纹偏红，主外感表证、寒证。指纹紫红，主里热证。指纹青色，主疼痛、惊风。指纹紫黑，主血络瘀闭。指纹淡白，主脾虚、疳积。

3）指纹形态：指纹浮而显露，主病邪在表，见于外感表证。指纹沉隐不显，主病邪在里，见于内伤里证。指纹淡细，主虚证。指纹浓粗，主实证。

三、望诊的注意事项

1. 对条件的选择

（1）光线　望诊应在充足、自然、柔和的光线下进行。若自然光不足，也可借助日光灯，但必要时需复查。此外，还要注意避开有色光源和颜色深的景物干扰。

（2）室温　诊室温度应适宜，不宜过冷或过热，以免引起皮肤色泽的变化，影响望诊所获资料的真实性，影响医生的判断。

（3）时间　望诊应尽可能选择合适的时间，避免在患者运动、远行之后进行望诊；某些发作性症状，如能在发作时观察，对于诊断有很大的帮助；排出物应及时观察，不要长时间留置，以免影响观察结果。

2. 对患者的要求

（1）充分暴露望诊部位　望诊时应嘱患者充分暴露望诊部位，便于及时发现问题，排除假象。

（2）不要化妆就诊　当怀疑患者化妆时，应主动询问化妆情况，同时指导患者就诊之前不要化妆，以免产生误诊。

3. 对医生的要求

（1）聚精会神，排除杂念　望诊时医生应集中注意力，排除杂念，这样才能发现异常体征，捕捉到疾病的相关信息。但不能长时间凝视患者，要在自然中发现变化。

（2）保护患者隐私 望诊时，要注意保护患者隐私，尽量在单独、安静的环境中进行。不要当面议论患者的特殊表现。在观察患者胸部和前后二阴等处时，应向患者做解释，并征得同意后在隐蔽环境下进行。男医生检查女性患者胸部和前后二阴时，应在女护士陪同下进行。

（3）辨别真假，排除假象 望诊时医生应注意辨识假象，如假神与疾病好转的区别。在对患者的面色、唇色进行望诊时，一定要注意是患者本来的颜色还是化妆使然。观察头发时，要注意是真发还是假发，头发颜色是本色还是染色等。

（4）注意非疾病因素的影响 由于人的面色受遗传、种族、季节、时辰、地理环境、饮酒、情绪等因素的影响而有相应的变换，属常色中的主色和客色，而非病色，应注意鉴别。

（5）排出物 望诊时应根据不同排出物选择不同的容器，采集的排出物应及时观察，不要长时间留置，以免影响观察结果，观察完毕，所有的排出物应立即倒入痰盂或废物桶，并将痰盂或废物桶放在指定地点，以便清洁消毒后备用。医生随即洗手并消毒，以防交叉感染。

第二节 舌 诊

舌诊是通过观察患者舌质和舌苔的变化以诊察疾病的一种方法，是望诊的重要内容，也是中医诊法的特色之一。舌诊主要诊察舌质和舌苔的形态、色泽、润燥等，以此判断疾病的性质、病势的浅深、气血的盛衰、津液的盈亏及脏腑的虚实等。

一、舌的组织结构

舌的上面称舌背，下面称舌底。舌背上人字沟至舌尖的部位为舌体，是望舌的主要部位。舌体的前端称为舌尖；舌体的中部称为舌中；舌体的后部、人字形界沟之前称为舌根；舌两边称为舌边。舌体的正中有一条纵行沟纹，称为舌正中沟。舌的下面正中有一黏膜皱襞，称为舌系带。在舌系带两侧各有一条纵行的大络脉，称为舌下络脉。

二、舌面脏腑分布

脏腑病变反映于舌面，具有一定的分布规律。即舌尖部反映上焦心肺的病变；舌中部分反映中焦脾胃的病变；舌根部多反映下焦肾的病变；舌两侧多反映肝胆的病变。

三、舌诊的方法

1. 望舌的体位 望舌时，医生的姿势可略高于患者，以俯视口舌部位。患者可采取坐位或仰卧位，面向自然光，头略仰起。

2. 伸舌姿态

（1）正确伸舌姿势 伸舌时必须自然地将舌伸出口外，舌体放松，舌面平展，舌尖略向下，尽量张口使舌体充分暴露（图 1-2-1）。

（2）错误伸舌姿势　患者凡有以下不正确的伸舌姿势，医生均应予纠正。

1）患者伸舌过分用力，伸舌过长（图1-2-2）。

2）患者害羞，伸舌不足（图1-2-3）。

3）患者牙齿轻咬舌，只露出短短的舌尖（图1-2-4）。

4）患者舌体过分紧张而卷曲、颤抖（图1-2-5）。

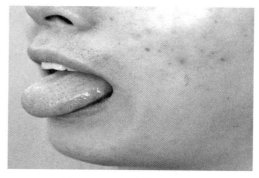

图1-2-1　正确伸舌姿势

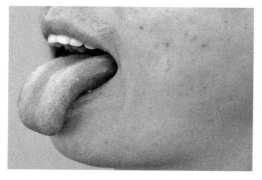

图1-2-2　伸舌过长

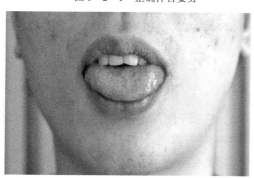

图1-2-3　伸舌不足

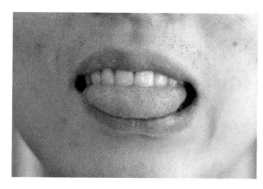

图1-2-4　伸舌咬舌

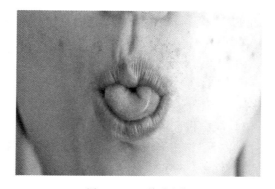

图1-2-5　伸舌卷曲

3. 望舌顺序　观察舌象，一般先看舌尖，再舌中、舌边，后舌根。先看舌体的色质，再看舌苔。如果一次望舌判断不清，令患者休息片刻后，重复望舌一次。根据临床需要，还可观察舌下络脉。

4. 观察舌下络脉　让患者静坐面对光亮处，将舌体向上腭翘起约45°，但勿用力太过，使舌下络脉充分暴露，便于观察。一次观察时间不超过10秒，如果一次看不清，可令患者休息1~3分钟后，重复望舌一次。

5. 揩舌或刮舌验苔　当舌苔太厚，或出现与病情不符的苔色，为确定其有根、无根，是否为染苔时，可采用揩舌或刮舌的方法以作鉴别。

（1）揩舌验苔　用消毒纱布条缠绕在示指上，蘸少许清洁水，以适中力量在舌面上揩抹数次（图1-2-6）。

（2）刮舌验苔 用已消毒的压舌板边缘，以适中的力量，在舌面上由舌根向舌尖刮 3 ~ 5 次（图 1 - 2 - 7）。

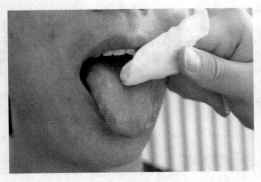
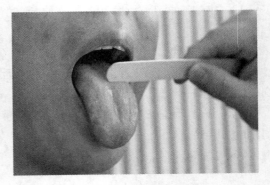

图 1 - 2 - 6 揩舌验苔法 　　　　　　　　　　　图 1 - 2 - 7 刮舌验苔法

四、舌诊的内容

1. 正常舌象 正常舌的特征是：舌体柔软灵活，舌色淡红明润，舌苔薄白均匀，苔质干湿适中。简称"淡红舌，薄白苔"。提示胃气旺盛，气血津液充盈，脏腑功能正常。

2. 望舌体

（1）望舌神 舌神主要表现在舌质的荣润和灵活方面。察舌神之法，关键在于辨荣枯。荣者，荣润光彩，表现为舌运动灵活，舌色红润，鲜明光泽、富有生气，是谓有神，虽病亦属善候；枯者，枯晦无彩，表现为舌运动不灵，舌质干枯，晦暗无光，是谓无神，属凶险恶候。

（2）望舌色

1）淡红舌：舌色淡红润泽、白中透红。为气血调和的征象，常见于正常人。病中见之多属于病轻。

2）淡白舌：舌色较正常舌浅淡，红色较少而白色偏多。舌色白，几乎无血色者，称为"枯白舌"，主气血亏虚、阳虚。枯白舌主脱血夺气。

3）红舌：较正常舌色红，甚至呈鲜红色。红舌可见于整个舌体，亦可只见于舌尖，舌两边。主热证、阴虚。

4）绛舌：较红舌颜色更深，或略带暗红色。主里热亢盛、阴虚火旺。

5）青紫舌：全舌呈现紫色，或舌的局部见青紫斑点。舌色淡而泛现青紫者，为淡紫舌；舌红而泛现紫色者，为紫红舌；舌绛而泛现紫色者，为绛紫舌；舌体局部出现青紫色斑点，大小不等，不高于舌面者，为斑点舌。主血行不畅。

（3）望舌形

1）老、嫩舌：老与嫩是相对而言。舌质纹理粗糙或皱缩，坚敛而不柔软，舌色较暗者，判断为老舌，多见于实证；舌质纹理细腻，浮胖娇嫩，舌色浅淡者，判断为嫩舌，多见于虚证。

2）胖、瘦舌：舌体胖、瘦是指舌体的大小和厚薄，注意观察口裂的大小并与之进行比较。舌体较正常舌大而厚，伸舌满口者，判断为胖大舌，主水湿内停；如果舌体肿大满口，甚者不能闭口，不能缩回者，称肿胀舌，主心脾热盛或中毒；舌体较正常舌小而薄，判断为瘦薄舌，多见于气、血虚。

3）齿痕舌：舌体边缘有压迫痕迹，可判断为齿痕舌，主脾虚或水湿内盛，也可见部分正常人。齿痕舌多与胖大舌同见，主病同胖大舌。

4）点、刺舌：点、刺是指舌面乳头肿大或高突的病理特征。舌面上突起的红色或紫红色星点，大者为星，称红星舌，小者为点，称红点舌。若舌乳头突起如刺，摸之棘手，呈红色或黄黑色点刺，判断为芒刺舌。点、刺时常并见，合成点刺舌。一般而言，点刺舌主脏腑热极，或血分热盛，点刺越多，邪热愈甚。

5）裂纹舌：舌面有明显的裂痕，可呈现"人""一""川"字等不同形状，多由邪热炽盛、阴液亏虚、血虚不润、脾虚湿侵所致。

若生来舌面上就有较浅的裂沟、裂纹，裂纹中一般有苔覆盖，且无不适感觉者，则为先天裂纹舌，为正常人。

（4）望舌态

1）痿软舌：舌体软弱无力，不能随意伸缩回旋。多主伤阴，或气血俱虚。

2）强硬舌：舌失柔和，板硬强直，屈伸不利，或不能转动。多见于热入心包，或高热伤津，或风痰阻络。

3）歪斜舌：舌体不正，伸舌时偏斜于一侧。多见于中风、暗痱，或中风先兆。

4）震颤舌：舌体震颤抖动，不能自主者。轻者仅伸舌时颤动，重者不伸舌时亦颤动难宁。为肝风内动的征象，因热盛、阳亢、阴亏、血虚等所致。

5）吐弄舌：舌体长时间伸出口外，不立即回缩者为吐舌，若舌反复吐而即回，或反复舐口唇四周，掉动不宁者为弄舌。多主心脾有热，或小儿智力发育不良。

6）短缩舌：舌体卷短、紧缩，不能伸长者。多见于病情危重的患者。若先天性舌系带过短，可明显出现舌短缩，但无辨证意义。

3. 望舌苔

（1）望苔质

1）薄、厚苔：透过舌苔能够隐隐见舌体为薄苔，透过舌苔不见舌体为厚苔。舌苔薄、厚主要反映邪正的盛衰和邪气的深浅。

2）润、燥苔：舌苔润泽有津，干湿适中，不滑不燥，称为润苔；舌面水分过多，伸舌欲滴，扪之湿而滑，称为滑苔。舌苔干燥少津，扪之无津，甚则舌苔干裂，称为燥苔；舌质粗糙，扪之碍手，甚则舌苔干裂，称为糙苔。主要反映体内津液的盈亏和输布情况。

3）腻、腐苔：苔质致密，颗粒细小，融合成片，如涂有油腻之状，中间厚边周薄，紧贴舌面，揩之不去，刮之不脱者，称为腻苔。苔质疏松，颗粒粗大，形如豆腐渣堆积舌面，边中皆厚，揩之易去者，称为腐苔。若舌上黏厚一层，有如疮脓，称为脓腐苔。通过舌苔的腻、腐，可以测知阳气与湿浊的消长，皆主痰浊、食积，脓腐苔主内痈。

4）剥（落）苔：舌面本有舌苔，突然全部或部分脱落，脱落处光滑无苔而可见舌质。一般主胃气不足，胃阴枯竭或气血两虚，亦是全身虚弱的一种征象。

5）偏、全苔：舌苔遍布舌面，称为全苔；仅布于前、后、左、右之某一局部，称为偏苔。病中见全苔，说明邪气散漫，多为湿痰阻滞证；舌苔偏于某处，常表示舌所分候的脏腑有邪气停聚。

6）真、假苔：舌苔紧贴于舌面，刮之难去，刮后仍留有苔迹，不露舌质，舌苔像从舌体上长出者，为真苔，又称为有根苔；舌苔不紧贴舌面，不像舌所自生而似涂于舌面，苔易刮脱，刮后无垢而舌质光洁者，为假苔，又称为无根苔。舌苔的真假对辨别疾病的轻重、预后有重要意义。

（2）望苔色

1）白苔：舌苔呈现白色即为白苔。苔白而薄，透过舌苔可看到舌体者，称为薄白苔；苔白而厚，不能透过舌苔见到舌体者，称为厚白苔。可为正常舌苔，病中多主表证、寒证、湿证，亦见于热证。

2）黄苔：舌苔呈现黄色即为黄苔。舌苔呈浅黄色，描述为"淡黄苔"或"微黄苔"；苔色黄而略深厚，描述为"深黄苔"或"正黄苔"；正黄色中夹有灰褐色苔，描述为"焦黄苔""老黄苔"。黄苔多主热证、里证，苔色愈黄，提示热邪愈重，即淡黄苔为热轻，深黄苔为热甚，焦黄苔为热极。

3）灰黑苔：苔色为浅黑色是灰苔，深者为黑苔。灰黑苔的分布，在人字界沟附近苔黑较深，越近舌尖，灰黑色渐浅。多主阴寒内盛，或里热炽盛。

4. 舌下络脉的诊察与判断　望舌下络脉主要观察其长度、形态、色泽、粗细、舌下小血络等变化。舌下络脉的管径不超过 2.7mm，长度不超过舌尖至舌下肉阜连线的五分之三，颜色暗红。脉络无怒张、紧束、弯曲、增生，排列有序。绝大多数为单支，极少有双支出现。

若舌下络脉短而细，周围小络脉不明显，舌色偏淡者，多属气血不足，脉络不充。舌下络脉粗胀，或呈青紫、绛、绛紫、紫黑色，或舌下细小络脉呈暗红色或紫色网络，或舌下络脉曲张如紫色珠子状大小不等的结节等改变，皆为血瘀的征象。

五、舌诊的注意事项

1. 光线影响　望舌以白天充足、柔和的自然光为佳，光线要直接照射到舌面。光照的强弱与色调，常常会影响正确的判断。

2. 伸舌姿势　伸舌过分用力、舌体紧张卷曲，都会影响舌体血液循环而引起舌色改变。

3. 饮食或药品影响　饮服某些食物或药物，可以使舌苔变色，称之为染苔。特征是暂时出现，不均匀分布，与病情不相符。发现疑问，询问患者的饮食、服药情况，必要时进行刮苔或揩苔，若能去除则为染苔。如饮牛乳、豆浆等可使舌苔变白，蛋黄、核黄素可将舌苔染成黄色。诸如此类，应予以排除。

4. 口腔对舌象的影响　牙齿残缺，可造成同侧舌苔偏厚；镶牙可以使舌边留下齿印；因鼻塞而张口呼吸可以使舌苔变干等。这些舌象异常，不能作为机体的病理征象，应予鉴别，避免误诊。

5. 患者的就诊情况　有些患者早晨刷牙时会用牙刷刮舌面，目的是让医生看清舌象，但恰因为这样，医生反而看不清楚；有些患者在伸舌之前，会特意咽一下口水，这样舌苔会显得干燥。因此，就诊前嘱患者放松精神，自然伸舌，不要吞咽口水。对有刮舌习惯的患者，应交代下次就诊前不要刮舌。

6. 生理变异　由于个体的差别和环境的影响，舌象也会发生变化，这些变化不属于病态。另外，由于体质因素，有些人会出现先天性纹舌、齿痕舌、地图舌等，而不属于病态。

第三节　闻　诊

医生通过听觉和嗅觉，了解由病体发出的各种异常声音和气味，以诊察病情的方法，包括听声音和嗅气味两方面的内容。

一、闻诊的方法

1. 听声音的方法

（1）注意发声的高低　患者讲述病情时，若患者发声高亢有力，多为阳证、实证、热证；发声低微细弱，多为阴证、虚证、寒证。

（2）注意语言的多寡　患者语言连续多言者，是阳盛气实、功能亢进的表现；断续懒言者，是禀赋不足、气血虚损的征象。

（3）注意呼吸的气息　一般情况下，病而呼吸正常，是形病气未病；呼吸异常，是形气俱病。呼吸气粗，疾出疾入者，多属实证；呼吸气微，徐出徐入者，多属虚证。

（4）注意咳声与咳嗽　首先应分辨咳声和痰的色、量、质的变化，其次参考时间、病史及兼症等，以鉴别病证的寒热虚实性质。

（5）注意呕吐、嗳气与呃逆　呕吐、嗳气与呃逆均是胃气上逆所致，要根据其所发出声音的大小、伴随症状以及兼见症状，来判断疾病的寒热虚实等。

2. 嗅气味的方法

（1）注意气味、分泌物及排泄物　一般来说，病室、病体的气味比较明显，分泌物、排泄物色黄稠，不易排出者，多为实证、热证；反之，气味不明显，分泌物、排泄物色白清稀，容易排出者，多为虚证、寒证。

（2）注意四诊合参　对于口、鼻或身体其他隐蔽部位发出的异常气味，不应局限于闻诊，而应结合望诊、问诊、切诊进行综合诊察，做出正确判断。

二、闻诊的内容

1. 听声音的内容

（1）声音

1）正常声音：正常人的声音具有发声自然、应答切题、语音清晰的特点。

2）发声异常：语声高亢、洪亮有力、声音连续者，多属阳证、实证、热证；语声低微细弱，懒言而沉静，声音断续者，多属阴证、虚证、寒证；语声重浊者，称为声重，多属外感风寒，或湿浊阻滞。

3）音哑与失音：语声嘶哑者为音哑，语而无声者为失音，或称瘖（喑）。二者病因病机基本相同，病位在肺。新病音哑或失音者，多为实证，属"金实不鸣"；久病音哑或失音者，多为虚证，属"金破不鸣"。

4）鼻鼾：俗称"打呼噜"，体胖、老年之人较常见。若昏睡不醒或神识昏迷而鼾声不绝者，多属高热神昏，或中风入脏之危候。

5）呻吟：新病声高，多为实证、剧痛；久病声低，多为虚证。

6）惊呼：小儿阵发惊呼，多为受惊。成人发出惊呼，除惊恐外，多属剧痛，或精神失常。

（2）语言

1）谵语：神识不清，语无伦次，声高有力，属热扰心神。

2）郑声：神识不清，语言重复，语声低弱，属脏腑衰竭，心神散乱。

3）独语：自言自语，喃喃不休，见人语止，属心气不足，或气郁痰结。

4）错语：语言错乱，语后自知，多属心气不足，神失所养，或痰湿瘀血阻碍心窍。

5）狂言：精神错乱，语无伦次，狂躁妄言，多属痰火扰神。

6）言謇：语言謇涩、舌强并见，多属风痰阻络。

（3）呼吸

1）喘：又称"气喘"，指呼吸困难、急迫，张口抬肩，甚至鼻翼扇动，难以平卧。新病气喘多为实证，久病气喘多为虚证。

2）哮：指呼吸急促似喘，喉间有哮鸣音的症状。临床上哮与喘常同时出现，所以常并称为哮喘。

3）短气：以呼吸短促，不相接续为特点。虽有虚实之分，但以肺气不足为多。

4）少气：指呼吸微弱而声低，气少不足以息，言语无力的症状。属诸虚劳损。

（4）咳嗽　咳嗽是肺失宣降、肺气上逆的表现。若咳声重浊紧闷，多属实证；咳声轻清低微，多属虚证；咳声不扬，痰稠色黄，不易咯出，多属热证；咳有痰声，痰多易咳，多属痰湿阻肺所致；干咳无痰或少痰，多属燥邪犯肺或阴虚肺燥所致。

1）顿咳（百日咳）：咳声短促，呈阵发性、痉挛性，连续不断，咳后有鸡鸣样回声，并反复发作者，多因风邪与痰热搏结所致，常见于小儿。

2）白喉：咳声如犬吠，伴有声音嘶哑，吸气困难，是肺肾阴虚，疫毒攻喉所致。

（5）呕吐、嗳气与呃逆

1）呕吐：吐势徐缓，声音微弱，呕吐物清稀者，多属虚寒证；吐势较猛，声音壮厉，呕吐出黏稠黄水，或酸或苦者，多属实热证；呕吐酸腐味的食糜，多因暴饮暴食，或过食肥甘厚味。

2）嗳气：嗳气酸腐，兼脘腹胀满者，多因宿食内停；嗳气频作而响亮，因情志变化而增减者，多为肝气犯胃；嗳气频作，兼脘腹冷痛，多为寒邪犯胃；嗳声低沉断续，无酸腐气味，兼见纳呆食少者，为胃虚气逆。

3）呃逆：新病呃声频作，高亢而短，其声有力者，多属实证。久病或重病呃声低沉，声弱无力，多属虚证。

2. 嗅气味的内容

（1）病体气味

1）口气：正常人说话时没有口气，病者口气异常，轻者多见口腔不洁、龋齿及消化不良，重者多属胃热、食积或内有疮疡溃脓所致。

2）汗气：汗出腥膻，是风湿热邪久蕴皮肤所致；腋下随汗散发阵阵臊臭气味者，可见于狐臭病。

3）痰、涕之气：咳吐浊痰脓血，腥臭异常者，多是肺痈；咳痰黄稠味腥者，是肺热壅盛所致；咳吐痰涎清稀味咸，无特异气味者，属寒证；鼻流浊涕腥秽如鱼脑者，为鼻渊；鼻流清涕无气味者，为外感风寒。

4）二便、妇人经带之气：一般而言，湿热或热邪致病，其排出物多浑浊而有臭秽、难闻的气味；寒邪或寒湿邪气致病，其排出物多清稀而味腥或无气味。

5）呕吐物之气：呕吐物清稀无臭味者，多属胃寒；气味酸腐臭秽者，多属胃热。呕吐未消化食物，气味酸腐者为食积。呕吐脓血而腥臭者为内有溃疡。

（2）病室气味　病室气味是由病体本身或排出物、分泌物散发而形成。病室有血腥味，病者多患失血；病室散有腐臭气，病者多患溃腐疮疡；病室尸臭，多为脏腑衰败，病情重笃；病室尿臊气（氨气味），见于肾衰；病室有烂苹果样气味（酮体气味），多为消渴患者，属危重病证；病室有蒜臭气味，多见于有机磷中毒。

三、闻诊的注意事项

1. 注意正常声音的生理性差异　由于年龄、性别、禀赋以及情志变化等个体的差异，正常人的声音有所不同。

2. 注意饮食、环境对嗅气味的影响　正常人进食大蒜、韭菜等有特殊气味的食物，或吸烟、饮酒后，口中散发相应的气味，不属病态；夏季炎热，出汗较多，未及时清洗应与病理性汗味相鉴别；室内存放汽油、油漆等化学物品等，亦注意鉴别。

第四节　问　诊

问诊是医生通过对患者或陪诊者进行有目的地询问，以了解病情的方法。

一、问诊方法

1. 问诊的内容与顺序　在问诊时，因为门诊问诊和病房问诊、初诊和复诊的情况不同，问诊的内容与顺序也有差异。

（1）门诊问诊　在门诊初诊问诊时，患者通常需要填写门诊手册封面，内容应包括患者姓名、性别、年龄、工作单位或住址、药物过敏史等项目。因此，医师在询问时往往以"怎么不舒服了""哪里不舒服了，多久了"等问题开始询问主诉，并围绕主诉询问起病情况、病变和治疗经过、现在症状，而后再询问既往病史，根据病情有目的地询问个人史、婚育史、女性患者的月经史和家族史等相关内容。复诊时，则主要询问治疗后主诉和病情的变化、辅助检查的情况，或者是否出现新的症状，既往病史、个人史、家族史等内容则无需重复询问。治疗后的病情变化，除了对疗效判断有意义外，对于诊断正确性判断同样具有重要意义。

（2）病房问诊　在病房问诊时，医师通常需要按照一定的顺序进行详细询问，除了一般情况、既往史、个人史、婚育史、女性患者的月经史、家族史外，病房问诊的主诉、现病史等内容比门诊问诊更为系统、全面和详尽，尽量不要出现缺项、漏项。

2. 问诊的询问方式　常用的询问方式有开放性询问和封闭式询问，问诊时要注意二者相结合，合理运用。

（1）开放性询问　一般采用"哪里""怎么""什么"等疑问词提出问题，这种提问没有可供选择的答案，只是引导患者总结、回忆某些方面的情况，让患者按照时间顺序，用自己的表达方式和观念来叙述，不受医师的思考范围和思维方式限制。避免问诊时出现暗示、引诱的情况，要让患者尽可能地叙述病情，提出疑惑，有利于从中捕捉有助于诊断的信息。

（2）封闭式询问　通常采用"是……还是……""有没有……""是不是……"等询问方式，其询问有明确的对象、特定的答案，患者只能在有限的答案中进行选择。常用于询问症状和体征以及核实相关情况。

3. 问诊的思路　医师在问诊时，以主诉为中心展开，除了可按照一定的顺序进行询问外，还应当充分发挥自己的主观能动性，分析问诊所获得的病情相关资料，根据患者出现的症状体征和未出现的症状体征进行鉴别、排除，做到边问边辨，边辨边问。

二、问诊内容

1. 一般情况　一般情况通常是问诊的第一项内容，包括患者的姓名、性别、年龄、籍贯、婚姻状况、职业、工作单位、住址等项目。

2. 主诉　主诉是患者就诊时最痛苦的症状、体征及其持续时间，如"发热、咳嗽三天，加重一天。"主诉往往是疾病的主要矛盾所在，一般只有一两个症状，即主症。通过主诉常可初步估计疾病的范畴和类别、病情的轻重缓急。

问诊时还要将主诉所述的症状或体征的部位、性质、程度、时间等情况询问清楚，不能笼统、含糊。

3. 现病史　现病史是目前患者所要治疗的最主要的疾病的病史，包括从起病之初到本次就诊期间病情演变与诊察治疗的全部过程、就诊时全部自觉症状，具体可分为发病情况、病变过程、诊治经过、现在症状四方面的询问。

（1）发病情况　通常采取下述询问方式，如发病的时间，是突然发作还是缓慢发生？发病的原因或诱因？最初的症状及其性质、部位？当时曾做何处理？

（2）病变过程　一般可按疾病发生的时间顺序进行询问，如最先出现哪些症状，症状的性质、程度？何时病情好转或加重？何时出现新的病情？病情有无变化规律？

（3）诊治经过　一般采取以下询问方式，如是否就诊过？就诊时做过哪些检查，结果怎样？做过何种诊断，诊断的依据是什么？经过哪些治疗，治疗的效果及反应如何？

（4）现在症状　围绕中医十问歌采集其他现病史。

4. 既往史　既往史又称过去病史，主要包括患者平素身体健康状况，以及过去患病情况。如询问既往的身体状况如何？患者过去曾患过何种疾病？是否接受过预防接种？有无药物或其他物品的过敏史？有无做过手术治疗等问题。小儿应当注意询问预防接种、传染病和传染病接触史。

5. 个人生活史　个人生活史主要包括患者的生活经历、精神情志、饮食起居、婚姻生育等。

（1）生活经历　询问生活经历时，可询问出生地在哪？现在居住哪里？去过哪些地方，接触过哪些人？特别注意某些地方病或传染病的流行区域。以前和现在的工作情况？

（2）精神情志　询问精神情志时，可询问患者最近的精神状态怎么样？生活、工作是否顺心等问题。

（3）饮食起居　可询问患者饮食有无偏好？是否喜食酸、甜、辣？是否吸烟、喝酒？生活起居习惯有哪些？居住条件怎么样？

（4）婚姻生育　可采取下述询问方式，如是否结婚？结婚年龄？配偶的健康状况，以及有无传染病或遗传性疾病？女性患者的月经史？已婚妇女的生育情况？

此外，小儿需问母亲在妊娠期及产育期的营养健康状况，有何疾病，曾服何药？以及小儿出生、哺乳、生长发育等情况。

6. 家族史　询问家族史时，可询问患者家庭成员的健康、患病情况？直系亲属的死亡原因？有无遗传性、传染性疾病？

三、问诊的注意事项

1. 问诊的环境要安静适宜。
2. 医生态度要严肃认真、和蔼可亲。
3. 医生询问病情，切忌使用医学术语询问。
4. 全面收集有关临床资料，以避免遗漏病情。
5. 医生在问诊时，重视主诉的询问。

第五节　脉　诊

脉诊又称切脉，是医生用手指对患者身体某些特定部位的动脉进行切按，体验脉动应指的形象，以了解健康或病情，辨别病证的一种诊察方法。

一、脉诊部位

自从《难经》提出"独取寸口"以来，中医临床脉诊主要是诊寸口脉。寸口诊法是指医生通过切按桡骨茎突内侧的动脉，探察脉象，以推测人体生理、病理状况的一种诊察方法。

1. 寸、关、尺定位　通常以腕后高骨（桡骨茎突）为标记，其内侧的部位关前（腕侧）为寸，关后（肘侧）为尺。两手各有寸、关、尺三部，共六部脉。临床上因诊者三指有肥厚，病者臂有长短，因此确定关位是很重要的。诊脉时要求先根据高骨定得关位，然后以关为中心，确定寸和尺（图1-5-1）。

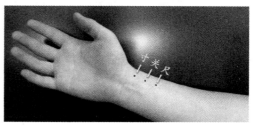

图1-5-1　寸、关、尺定位

2. 三部九候　寸、关、尺三部根据指力的轻、中、重不同可施行浮、中、沉三候。《难经·十八难》说："三部者，寸、关、尺也；九候者，浮、中、沉也。"

3. 寸口脉脏腑分候

（1）寸、关、尺分候脏腑　现在临床上通行的脏腑分候法是，左寸候心，右寸候肺，并统括胸以上及头部的疾病；左关候肝胆，右关候脾胃，统括膈以下至脐以上部位的疾病；两尺候肾，并包括脐以下至足部疾病。

（2）浮、中、沉分候脏腑　在长期的实践中，也有医家提出浮、中、沉分候脏腑的方法。如以左手浮取候心，中取候肝，沉取候肾；右手浮取候肺，中取候脾，沉取候肾（命门）。

二、脉诊方法

1. 脉诊时间　诊脉时间，以清晨（平旦）未起床、未进食时为佳。但对门诊、急诊患者不必拘泥平旦诊脉，但诊脉时应保持诊室安静，且应让患者在比较安静的环境中休息片刻，以减少各种因素的干扰，方可诊得患者的真实脉象。

每次诊脉时间至少应在1分钟以上，一则有利于仔细辨别脉象的节律变化，再则切脉时初诊和久按的指感有可能不同，对临床辨证有一定意义。

2. 脉诊体位

（1）正确体位　诊脉时患者取坐位或正卧位，前臂自然向前平展，与心脏置于同一水平，手腕伸直，手掌向上，手指微微弯曲，在腕关节下面垫一松软的脉枕，使寸口部充分暴露伸展，气血畅通，便于诊察脉象（图1-5-2）。

持脉枕时，医者以拇指、中指夹持，示指置于脉枕总长外四分之一处。将脉枕垫放于患者腕关节下时，患者腕横纹应位于脉枕宽度的四分之一处。

（2）错误体位　诊脉时若患者取侧卧，下面手臂受压；或上臂扭转，脉气不能畅通；或手臂过高或过低，与心脏不在一个水平面时；或手表、挎包等压迫脉管，都可以影响气血的运行，使脉象失真。

诊脉时若脉枕位置太前或太后，亦容易使脉象失真。因此，诊脉时必须注意患者的体位，只有采取正确的体位，才能获得比较真切的指感。

3. 诊脉指法

（1）选指　医者在诊脉时应当选用左手或右手的示指、中指和无名指三个手指指目，手指指端平齐，手指略呈弓形倾斜，与受诊者体表约呈45°为宜，这样的角度可以使指目紧贴于脉搏搏动处（图1-5-3）。

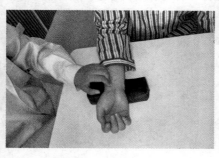

图1-5-2　诊脉姿势

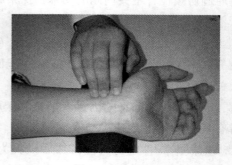

图1-5-3　选指

（2）布指　医生下指时，先以中指按在掌后高骨内侧动脉处，称为中指定关，然后用示指按在关前（腕侧）定寸，用无名指按在关后（肘侧）定尺。切脉时布指的疏密要得当，要与患者手臂长短和医生的手指粗细相适应。小儿寸口部位甚短，一般多用"一指（拇指或示指）定关法"，而不必细分寸、关、尺三部。

（3）运指

1）举法：指医生手指用较轻的力按在寸口脉搏跳动部位以体察脉象。又称为"浮取"。

2）按法：指医生手指用力较重，甚至按到筋骨以体察脉象。又称为"沉取"。

3）寻法：寻即寻找的意思，指医生手指用力不轻不重，按至肌肉，并调节适当指力，或左右推寻，以细细体察脉象。又称为"中取"。

4）总按：即三指同时用大小相等的指力诊脉的方法，从总体上辨别寸、关、尺三部和左右两手脉象的形态、脉位、脉力等。

5）单诊：用一个手指诊察一部脉象的方法。主要用于分别了解寸、关、尺各部脉象的位、次、形、势等变化特征。

4. 诊脉平息　平息是指医者在诊脉时要保持呼吸调匀，清心宁神。平息的意义有二：一方面医生以自己的一次正常呼吸为时间单位，来检测患者的脉搏搏动次数。正常人每次呼吸脉动为 4 ~ 5 次。另一方面，平息有利于医生思想集中，专注指下，以仔细地辨别脉象。

5. 五十动　指医生对患者诊脉的时间一般不应少于 50 次脉跳的时间。每次诊脉每手应不少于 1 分钟，两手以 3 分钟左右为宜。

三、脉诊的内容

1. 正常脉象　正常脉象也称为平脉、常脉。表现为寸关尺三部皆有脉，不浮不沉，不快不慢，一息四五至，相当于 72 ~ 80 次/分（成年人），不大不小，从容和缓，节律一致，尺部沉取有一定的力量，并随生理活动、气候、季节和环境等的不同而有相应变化。古人将正常脉象的特点概括称为"有胃""有神""有根"。

2. 病理脉象

（1）脉位异常

1）浮脉：轻取即得，按之稍减而不空；举之有余，按之不足。

浮脉可理解为"浅脉"，形容为"浮如水漂木""浮如水上负轻舟"。浮脉的脉管搏动在皮下较浅表的部位，即位于皮下浅层。因此，轻取即得，按之稍减而不空。临床常见于表证，亦见于虚阳外越证。

2）散脉：浮大无根，应指散漫，按之消失。

散脉为浮而无根之脉，形容其为"散似杨花无定踪"。浮取散漫，中候似无，沉候不应，并常伴有脉动不规则，时快时慢而不匀（但无明显歇止），或脉力往来不一致。故临床见于元气离散，脏腑精气衰败之证。

3）芤脉：浮大中空，如按葱管。

芤脉的脉动为应指浮大而软，按之上下或两边实而中间空。说明芤脉位偏浮、形大、势软而中空。临床常见于失血、伤阴。

4）革脉：浮而搏指，中空外坚，如按鼓皮。

浮取感觉脉管搏动的范围较大而且较硬，有搏指感，但重按则乏力，有豁然而空之感，因而恰似以指按压鼓皮上的外急内空之状。临床多见于亡血、失精、半产、漏下等病证。

5）沉脉：轻取不应，重按始得，举之不足，按之有余。

沉脉显现的部位较正常脉深，故可理解为"深脉"。其脉管搏动的部位在皮肉之下靠近筋骨之处，因此用轻指力按触不能察觉，用中等指力按触搏动也不明显，只有用重指力按到筋骨间才能感觉到脉搏明显的跳动。临床多见于里证，若有力为里实、无力为里虚；亦可见于正常人。

6）伏脉：重按推筋着骨始得，甚则暂伏而不显。

伏为深沉与伏匿之象，伏脉的脉象特点是脉管搏动的部位比沉脉更深，隐伏于筋下，附着于骨上。因此，诊脉时浮取、中取均不见，需用重指力直接按至骨上，然后推动筋肉才能触到脉动，甚至伏而不见。临床常见于邪闭、厥病和痛极的患者。

7）牢脉：沉取实大弦长，坚牢不移。

"牢"者，深居于内，坚固牢实之义。牢脉的脉位沉长，脉势实大而弦。牢脉轻取、中取均不应，沉取始得，但搏动有力，势大形长，为沉、弦、大、实、长五种脉象的复合脉。临床多见于阴寒内盛，疝气癥积之实证。

（2）脉率异常

1）迟脉：脉来迟慢，一息不足四至。

迟脉脉管搏动的频率小于正常脉率，相当于每分钟脉搏在60次以下。临床常见于寒证，若迟而有力为实寒、迟而无力为虚寒；亦见于邪热结聚之实热证。

2）缓脉：一息四至，来去缓怠。

缓脉脉搏的跳动不疾不徐，从容和缓稍慢于正常而快于迟脉。缓脉有两种临床意义：一是脉来和缓，一息四至（每分钟60～70次），应指均匀，是脉有胃气的一种表现，称为平缓，多见于正常人。二是脉来怠缓无力，弛纵不鼓的病脉，多见于湿病，脾胃虚弱。

3）数脉：脉来急促，一息五至以上而不满七至。

数脉的脉率较正常为快，脉搏每分钟在90～130次之间。临床多见于热证，亦见于里虚证。

4）疾脉：脉来急疾，一息七八至。

疾脉的脉率比数脉更快，相当于脉搏每分钟140～160次。临床多见于阳极阴竭，元气欲脱之证。

（3）脉力度异常

1）虚脉：三部脉举之无力，按之空豁，应指松软。

虚脉的脉搏搏动力量软弱，寸、关、尺三部，浮、中、沉三候均无力。是脉管的紧张度减弱，脉管内充盈度不足的状态。虚脉亦是无力脉象的总称。临床见于虚证，多为气血两虚。

2）实脉：三部脉充实有力，其势来去皆盛，应指幅幅。

实脉的脉搏搏动力量强，寸、关、尺三部，浮、中、沉三候均有力量，脉管宽大。实脉亦为有力脉象的总称。临床见于实证。亦见于常人。

（4）脉宽度异常

1）洪脉：脉体宽大，充实有力，来盛去衰，状若波涛汹涌。

洪脉的脉象特征主要表现在脉搏显现的部位、形态和气势三个方面。脉体宽大，搏动部位浅表，指下有力。由于脉管内的血流量增加，且充实有力，来时具有浮、大、强的特点。脉来如波峰高大陡峻的波涛，汹涌盛满，充实有力即所谓"来盛"；脉去如落下之波涛，较来时势缓力弱，其力渐渐衰减，并在较长时间内消失，即波幅较平坦且长，即所谓"去衰"。临床多见于阳明气分热盛。

2）大脉：脉体宽大，但无脉来汹涌之势。

大脉的特点为寸、关、尺三部皆脉大而和缓、从容。临床多见于健康人，或为病进。

3）细脉：脉细如线，但应指明显。

细脉的脉道狭小，指下寻之往来如线，但按之不绝，应指起落明显。临床多见于气血两虚、湿邪为病。

4）濡脉：浮细无力而软。

濡脉的脉象特点是位浮、形细、势软。其脉管搏动的部位在浅层，形细而软，如絮浮水，轻取即得，重按不显，故又称软脉。临床多见于虚证或湿困。

5）弱脉：沉细无力而软。

弱脉的脉象特点是位沉、形细、势软。由于脉管细小不充盈，其搏动部位在皮肉之下靠近筋骨处，指下感到细而无力。临床多见于阳气虚衰、气血俱虚。

6）微脉：极细极软，按之欲绝，若有若无。

微脉的脉形极细小，脉势极软弱，以致轻取不见，重按起落不明显，似有似无。临床多见于气血大虚，阳气衰微。

（5）脉长度异常

1）长脉：首尾端直，超过本位。

长脉的脉搏搏动范围较长，超过寸、关、尺三部。临床常见于阳证、热证、实证，亦可见于平人。

2）短脉：首尾俱短，常只现于寸或关部，尺脉多不显。

短脉的脉搏搏动范围短小，脉体不如平脉之长，脉动不满本位，多在关部及寸部应指较明显，而尺部常不能触及。临床多见于气虚或气郁。

（6）脉流利度异常

1）滑脉：往来流利，应指圆滑，如盘走珠。

滑脉的脉搏形态应指圆滑，如同圆珠流畅地由尺部向寸部滚动，浮、中、沉取皆可感到。临床多见于痰湿、食积和实热等病证。亦是青壮年的常脉，妇女的孕脉。

2）动脉：见于关部，滑数有力。

动脉具有短、滑、数三种脉象的特点，其脉搏搏动部位在关部明显，应指如豆粒动摇，故《脉经》曰："动脉见于关上，无头尾，大如豆，厥厥然动摇。"临床常见于惊恐、疼痛等症。

3）涩脉：形细而行迟，往来艰涩不畅，脉势不匀。

涩脉的脉形较细，脉势滞涩不畅，如"轻刀刮竹"；至数较缓而不匀，脉力大小亦不均，呈三五不调之状。临床多见于气滞、血瘀、痰食内停和精伤、血少。

（7）脉紧张度异常

1）弦脉：端直以长，如按琴弦。

弦脉的脉形端直而似长，脉势较强、脉道较硬，切脉时有挺然指下、直起直落的感觉，故形容为"从中直过""挺然于指下"。其弦硬程度随病情轻重而不同，轻则如按琴弦，重则如按弓弦，甚至如循刀刃。临床多见于肝胆病、疼痛、痰饮等，或为胃气衰败者。亦见于老年健康者。

2）紧脉：绷急弹指，状如牵绳转索。

紧脉的脉势紧张有力，坚搏抗指，脉管的紧张度、力度均比弦脉高，其指感比弦脉更加绷急有力，且有旋转绞动或左右弹指的感觉，但脉体较弦脉柔软。临床见于实寒证、疼痛和食积等。

（8）脉均匀度异常

1）结脉：脉来缓慢，时有中止，止无定数。

结脉的脉来迟缓，脉律不齐，有不规则的歇止。《脉经》曰："结脉往来缓，时一止复来。"临床多见于阴盛气结、寒痰血瘀，亦可见于气血虚衰。

2）代脉：脉来一止，止有定数，良久方还。

代脉的脉律不齐，表现为有规则的歇止，歇止的时间较长，脉势较软弱。临床见于脏气衰微，疼痛、惊恐、跌仆损伤等病证。

3）促脉：脉来数而时有一止，止无定数。

促脉的脉率较快且有不规则的歇止。临床多见于阳盛实热、气血痰食停滞；亦见于脏气衰败。

四、脉诊的注意事项

1. 诊脉环境　脉诊应该在安静的环境下进行，同时应注意调节室温，以确保患者在舒适环境中诊脉。

2. 患者情绪　患者必须平心静气，自然放松。如果急走、远行或情绪激动时，应让其休息片刻，待其平静后方可诊脉，以避免干扰。

3. 脉诊体位　保持正确的脉诊体位，保证手臂与心脏在同一水平，不要佩戴手表或其他首饰诊脉，避免脉管受压迫。

4. 医生情志　应调匀呼吸，静心凝神，悉心从寸、关、尺和浮、中、沉中体会患者的脉象。

5. 脉诊时间　平旦诊脉，或要求患者在相对安静适宜的环境中诊脉，每次诊脉保证时间，并可根据病情的需要适当延长。

6. 诊脉手指　在诊脉时，医生需注意修齐指甲，以避免对患者的损伤，同时也避免携带病菌；在天气寒冷时，医生应注意保持双手的温度，以减少对患者的刺激，避免对脉象的影响。

第六节　按　诊

按诊是医生用手直接触摸或按压患者某些部位，以了解局部冷热、润燥、软硬、压痛、肿块或其他异常变化，从而推断疾病部位、性质和病情轻重等情况的一种诊断方法。

一、按诊的方法

1. **体位**　患者取坐位、仰卧位或侧卧位，医生站于患者右侧，用右手或双手按诊。按胸腹取仰卧位，令患者屈膝，使腹肌松弛；按腹内肿块或腹肌紧张时，让患者做深呼吸，以便切按。

2. **按诊的手法**

（1）**触法**　是医生将自然并拢的第二、三、四、五手指掌面或全手掌轻轻接触或轻柔地进行滑动触摸患者局部皮肤，以了解肌肤的凉热、润燥等情况。

（2）**摸法**　是医生用掌指稍用力寻抚局部，探明局部的感觉情况，如有无疼痛和肿物，肿胀部位的范围及肿胀程度等，以辨别病位及病性的虚实。

（3）**按法**　是医生以重手按压或推寻局部，了解深部有无压痛或肿块，肿块的形态、大小，质地的软硬、光滑度，活动程度。

（4）**叩法**　即叩击法。是医生用手叩击患者身体某部，使之震动产生叩击音、波动感或震动感，以此确定病变的性质和程度的一种检查方法。

1）直接叩击法：是医生用中指指尖或并拢的二、三、四、五指的掌面轻轻地直接叩击或拍打按诊部位，通过听音响和叩击手指的感觉来判断病变部位的情况（图1-6-1）。

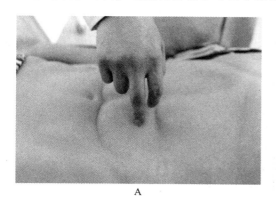
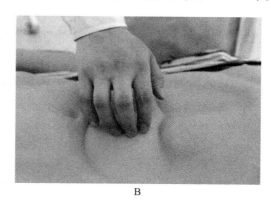

| A | B |

图1-6-1　直接叩击法

2）间接叩击法

①拳掌叩击法：是医生用左手掌平贴在患者的诊察部位，右手握成空拳叩击左手背，边叩边询问患者叩击部位的感觉，有无局部疼痛（图1-6-2）。医生根据患者感觉以及左手震动感，以推测病变部位、性质和程度。

②指指叩击法：是医生用左手中指第二指节紧贴病体需诊察的部位，其他手指稍微抬

起，勿与体表接触，右手指自然弯曲，第二、四、五指微翘起，以中指指端叩击左手中指第二指节前端，叩击方向应与叩击部位垂直，叩时应用腕关节与掌指关节活动之力，指力要均匀适中，叩击动作要灵活、短促、富有弹性，叩击后右手中指应立即抬起，以免影响音响（图1-6-3）。

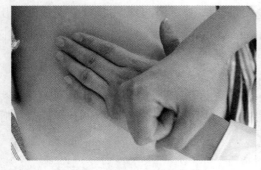

图1-6-2 拳掌叩击法

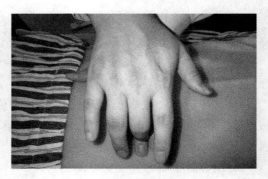

图1-6-3 指指叩击法

二、按诊的内容

1. 按胸胁

（1）按虚里 虚里搏动微弱为不及，是宗气内虚。虚里动而应衣为太过，是宗气外泄。按之弹手，洪大而搏，或绝而不应者，是心肺气绝，属于危候。虚里搏动数急而时有一止，为宗气不守。搏动迟弱，或久病体虚而动数者，多为心阳不足。

（2）按乳房 乳房局部压痛，可见于乳痈、乳发、乳疽等病变。若发现乳房内肿块时，应注意肿块的数目、部位、大小、外形、硬度、压痛和活动度，以及腋窝、锁骨下淋巴结的情况，以辨别是乳癖、乳核或乳痨。

（3）按胸膺 前胸高起，叩之膨膨然，其音清者，多为肺胀、气胸。按之胸痛，叩之音实者，见于饮停胸膈，或痰热壅肺。胸部局部青紫肿胀而拒按者，见于胸部外伤。心之部位疼痛，见于心痛。

（4）按胁部 胁痛喜按，胁下按之空虚无力，为肝虚。胁下肿块，刺痛拒按，为气滞血瘀。右胁下肿块，质地坚硬，按之表面凹凸不平，边缘不规则，见于肝癌。疟疾后左胁下可触及痞块，按之硬者，为疟母。

2. 按脘腹

（1）按脘部 脘部痞满，按之较硬而疼痛者，属实证，多因实邪聚结胃脘所致。脘部痞满，按之濡软而无痛者，属虚证，多因胃腑虚弱所致。脘部按之有形而胀痛，漉漉有声，为胃中有水饮。

（2）按腹部

1）腹部凉热：腹部按之肌肤凉而喜温者，属寒证。腹部按之肌肤灼热而喜凉者，属热证。腹痛喜按者，多属虚证。腹痛拒按者，多属实证。

2）腹部胀满：腹部按之饱满，充实而有弹性、有压痛者，多为实满。腹部膨满，按之手下虚软而缺乏弹性，无压痛者，多属虚满。腹部胀大如鼓，称为鼓胀；按之如囊裹水，为水鼓；击之膨膨然，为气鼓；按之柔软而无病痛，多见于肥胖。

3）腹部肿块：肿块推之不移，痛有定处，为癥积，病属血分。肿块推之可移，痛无定处，为瘕聚，病属气分。左少腹痛，按之有硬，为肠中有宿粪。右少腹痛而拒按，按之包块应手，多为肠痈。腹部肿块增大，属病深。腹部肿块形状不规则，表面不光滑，属病重。腹部肿块坚硬如石，属恶候。腹中结块，聚散不定，或按之形如筋状，多为肠中虫积。

3. 按肌肤

（1）诊寒热　肌肤寒冷，体温偏低者，为阳气衰少。肌肤厥冷，大汗淋漓，脉微欲绝者，为亡阳之征。肌肤灼热，体温升高者，属阳热亢盛。肌肤尚温，汗出如油，脉疾无力者，为亡阴之征。身灼热而肢厥，属真热假寒证。外感病汗出热退身凉，为表邪已解。皮肤无汗而灼热者，为热甚。身热初按热甚，久按热反转轻者，为热在表。身热初按热甚，久按其热反甚者，为热在里。皮肤不热，红肿不明显者，多为阴证。皮肤灼热而红肿疼痛者，多为阳证。

（2）诊润燥滑涩　皮肤干燥者，尚未出汗。皮肤干瘪者，为津液不足。皮肤湿润者，身已出汗。肌肤滑润者，为气血充盛。肌肤枯涩者，为气血不足。新病皮肤多滑润而有光泽，为气血未伤。久病肌肤枯涩者，为气血两伤。肌肤甲错者，多为血虚失荣，或瘀血所致。

（3）诊疼痛　肌肤濡软，按之痛减者，为虚证。肌肤硬痛，按之痛甚者，为实证。轻按即痛者，病在表浅。重按方痛者，病在深部。

（4）诊肿胀　按之凹陷，不能即起者，为水肿。按之凹陷，举手即起者，为气肿。

（5）诊疮疡　肿硬不热者，属寒证。肿处灼手而有压痛者，属热证。根盘平塌漫肿者，属虚证。根盘收束而隆起者，属实证。患处坚硬，多无脓。边硬顶软，已成脓。

4. 按手足　手足俱冷者，为阳虚寒盛。手足俱热者，多为阳盛热炽。热证见手足热者，属顺候。热证反见手足逆冷者，属逆候，是真热假寒证。手足背热甚于手足心者，多为外感发热。手足心热甚于手足背者，多为内伤发热。额上热甚于手心热者，为表热。手心热甚于额上热者，为里热。阳虚之证，四肢犹温，为阳气尚存，病重可治。阳虚之证，四肢厥冷，为阳气已竭，预后不良。

5. 按腧穴　按腧穴是指按压身体的某些特定穴位，通过穴位的变化和反应来判断内脏某些疾病的方法。按诊时要注意发现穴位上是否有结节或条索状物，有无压痛或其他敏感反应，然后结合望、闻、问诊所得资料综合分析判断疾病。诊断脏腑病变常用腧穴见表1-6-1。

表1-6-1　诊断脏腑病变常用腧穴

脏腑病变	常用腧穴	脏腑病变	常用腧穴
肺病	中府、肺俞、太渊	大肠病	天枢、大肠俞
心病	巨阙、膻中、大陵	小肠病	关元
肝病	期门、肝俞、太冲	胆病	日月、胆俞
脾病	章门、太白、脾俞	胃病	胃俞、足三里
肾病	气海、太溪	膀胱病	中极

三、按诊的注意事项

1. 根据不同疾病要求的诊察目的和部位，选择适当的体位和方法。

2. 手法要轻巧柔和，避免突然暴力或冷手按诊，影响诊察的准确性。

3. 注意争取患者的主动配合，使患者能准确地反映病位的感觉。

4. 要边检查边注意观察患者的反应及表情变化，注意对侧部位以及健康部位与疾病部位的比较，以了解病痛所在的准确部位及程度。

5. 一边检查一边通过谈话了解病情，以转移患者的注意力，减少患者因精神紧张而出现的假象反应。

第二章　常用针灸穴位

第一节　手太阴肺经

1. 尺泽（Chǐzé，LU 5）合穴

【定位】　在肘区，肘横纹上，肱二头肌腱桡侧缘凹陷处。

【主治】　①咳嗽、气喘、咯血、咽喉肿痛等肺系实热性病证；②肘臂挛痛；③急性吐泻、中暑、小儿惊风等急症。

【操作】　直刺 0.8～1.2 寸，或点刺出血。

2. 孔最（Kǒngzuì，LU 6）郄穴

【定位】　在前臂前区，腕掌侧远端横纹上 7 寸，尺泽与太渊连线上。

【主治】　①咯血、咳嗽、气喘、咽喉肿痛等肺系病证；②肘臂挛痛。

【操作】　直刺 0.5～1.0 寸。

3. 列缺（Lièquē，LU 7）络穴；八脉交会穴（通于任脉）

【定位】　在前臂，腕掌侧远端横纹上 1.5 寸，拇短伸肌腱和拇长展肌腱之间，拇长展肌腱沟的凹陷中。简便取穴法：两手虎口自然平直交叉，一手示指按在另一手桡骨茎突上，指尖下凹陷中是穴。

【主治】　①咳嗽、气喘、咽喉肿痛等肺系病证；②头痛、齿痛、项强、口眼歪斜等头项部疾患；③手腕痛。

【操作】　向上斜刺 0.5～0.8 寸。

4. 鱼际（Yújì，LU 10）荥穴

【定位】　在手外侧，第 1 掌骨桡侧中点赤白肉际处。

【主治】　①咳嗽、咯血、咽干、咽喉肿痛、失音等肺系热性病证；②掌中热；③小儿疳积。

【操作】　直刺 0.5～0.8 寸。治小儿疳积可用割治法。

5. 少商（Shàoshāng，LU 11）井穴

【定位】　在手指，拇指末节桡侧，指甲根角侧上方 0.1 寸。

【主治】　①咽喉肿痛、鼻衄、高热等肺系实热证；②中暑、发热；③昏迷、癫狂。

【操作】　浅刺 0.1 寸，或点刺出血。

第二节　手阳明大肠经

6. 商阳（Shāngyáng，LI 1）井穴

【定位】　在手指，示指末节桡侧，指甲根角侧上方 0.1 寸。

【主治】 ①齿痛、咽喉肿痛等五官疾患；②热病、昏迷等热证、急症；③手指麻木。

【操作】 浅刺0.1寸，或点刺出血。

7. 合谷（Hégǔ，LI 4）原穴

【定位】 在手背，第2掌骨桡侧的中点处。简便取穴法：以一手的拇指指间关节横纹，放在另一手拇、示指之间的指蹼缘上，当拇指尖下是穴。

【主治】 ①头痛、目赤肿痛、齿痛、鼻衄、口眼歪斜、耳聋等头面五官诸疾；②发热恶寒等外感病证；③热病无汗或多汗；④经闭、滞产等妇产科病证；⑤牙拔除术、甲状腺手术等口面五官及颈部手术针麻常用穴。

【操作】 直刺0.5~1寸，针刺时手呈半握拳状。孕妇不宜针。

8. 手三里（Shǒusānlǐ，LI 10）

【定位】 在前臂，肘横纹下2寸，阳溪穴与曲池穴连线上。

【主治】 ①手臂无力、上肢不遂等上肢病证；②腹痛，腹泻；③齿痛，颊肿。

【操作】 直刺0.8~1.2寸。

9. 曲池（Qūchí，LI 11）

【定位】 在肘区，尺泽与肱骨外上髁连线的中点处。

【主治】 ①手臂痹痛、上肢不遂等上肢病证；②热病；③眩晕；④癫狂；⑤腹痛、吐泻等肠胃病证；⑥咽喉肿痛、齿痛、目赤肿痛等五官热性病证；⑦瘾疹、湿疹、瘰疬等皮肤科疾患。

【操作】 直刺1~1.5寸。

10. 肩髃（Jiānyú，LI 15）

【定位】 在三角肌区，肩峰外侧缘前端与肱骨大结节两骨间凹陷中。简便取穴法：屈臂外展，肩峰外侧缘呈现前后两个凹陷，前下方的凹陷即是本穴。

【主治】 ①肩臂挛痛、上肢不遂等肩、上肢病证；②瘾疹。

【操作】 直刺或向下斜刺0.8~1.5寸。肩周炎宜向肩关节直刺，上肢不遂宜向三角肌方向斜刺。

11. 迎香（Yíngxiāng，LI 20）

【定位】 在面部，鼻翼外缘中点旁，鼻唇沟中。

【主治】 ①鼻塞、鼻衄等鼻病；②口歪、面痒等面部病证；③胆道蛔虫症。

【操作】 略向内上方斜刺或平刺0.3~0.5寸。

第三节　足阳明胃经

12. 地仓（Dìcāng，ST 4）

【定位】 在面部，口角旁开0.4寸。

【主治】 口角歪斜、流涎、三叉神经痛、颊肿等头面五官病证。

【操作】 斜刺或平刺0.5~0.8寸。可向颊车穴透刺。

13. 下关（Xiàguān，ST 7）

【定位】 在面部，颧弓下缘中央与下颌切迹之间凹陷中。

【主治】　①牙关不利、面痛、三叉神经痛、齿痛、口眼歪斜等面口病证；②耳聋、耳鸣、聤耳等耳部病证。

【操作】　直刺0.5~1寸。留针时不可做张口动作，以免弯针、折针。

14. 头维（Tóuwéi，ST 8）

【定位】　在头部，额角发际直上0.5寸，头正中线旁4.5寸。

【主治】　头痛、目眩、目痛等头目病证。

【操作】　平刺0.5~1寸。

15. 天枢（Tiānshū，ST 25）大肠募穴

【定位】　在腹部，横平脐中，前正中线旁开2寸。

【主治】　①腹痛、腹胀、便秘、腹泻、痢疾等胃肠病证；②月经不调、痛经等妇科疾患。

【操作】　直刺1~1.5寸。

16. 梁丘（Liángqiū，ST 34）郄穴

【定位】　在股前区，髌底上2寸，股外侧肌与股直肌肌腱之间。

【主治】　①急性胃痛；②膝肿痛、下肢不遂等下肢病证；③乳痈、乳痛等乳疾。

【操作】　直刺1~1.2寸。

17. 犊鼻（Dúbí，ST 35）

【定位】　在膝前区，髌韧带外侧凹陷中。

【主治】　膝痛、屈伸不利、下肢麻痹等下肢、膝关节疾患。

【操作】　向后内斜刺0.5~1寸。

18. 足三里（Zúsānlǐ，ST 36）合穴；胃下合穴

【定位】　在小腿外侧，犊鼻穴下3寸，胫骨前嵴外1横指处，犊鼻与解溪连线上。

【主治】　①胃痛、呕吐、噎膈、腹胀、腹泻、痢疾、便秘等胃肠病证；②下肢痿痹；③癫狂等神志病；④乳痈、肠痈等外科疾患；⑤虚劳诸证，为强壮保健要穴。

【操作】　直刺1~2寸。强壮保健常用温灸法。

19. 条口（Tiaokǒu，ST 38）

【定位】　在小腿外侧，犊鼻下8寸，犊鼻与解溪连线上。

【主治】　①下肢痿痹，转筋；②肩臂痛；③脘腹疼痛。

【操作】　直刺1~1.5寸。

20. 丰隆（Fēnglóng，ST 40）络穴

【定位】　在小腿外侧，外踝尖上8寸，胫骨前肌外缘；条口穴外侧一横指处。

【主治】　①头痛，眩晕；②癫狂；③咳嗽痰多等痰饮病证；④下肢痿痹；⑤腹胀、便秘。

【操作】　直刺1~1.5寸。

21. 内庭（Nèitíng，ST 44）荥穴

【定位】　在足背，第2、3趾间，趾蹼缘后方赤白肉际处。

【主治】　①齿痛、咽喉肿痛、鼻衄等五官热性病证；②热病；③吐酸、腹泻、痢疾、便秘等肠胃病证；④足背肿痛，跖趾关节痛。

【操作】　直刺或斜刺 0.5~0.8 寸。

第四节　足太阴脾经

22. 公孙（Gōngsūn，SP 4）络穴；八脉交会穴（通于冲脉）
【定位】　第 1 跖骨基底部的前下方，赤白肉际处。
【主治】　①胃痛、呕吐、腹痛、腹泻、痢疾等脾胃肠腑病证；②心烦、失眠、狂证等神志病证；③逆气里急、气上冲心（奔豚气）等冲脉病证。
【操作】　直刺 0.6~1.2 寸。

23. 三阴交（Sānyīnjiāo，SP 6）
【定位】　在小腿内侧，内踝尖上 3 寸，胫骨内侧面后缘。
【主治】　①肠鸣腹胀、腹泻等脾胃虚弱诸症；②月经不调、带下、阴挺、不孕、滞产等妇产科病证；③遗精、阳痿、遗尿等生殖泌尿系统疾患；④心悸、失眠、高血压；⑤下肢痿痹；⑥阴虚诸症。
【操作】　直刺 1~1.5 寸。孕妇禁针。

24. 地机（Dìjī，SP 8）郄穴
【定位】　在小腿内侧，阴陵泉穴下 3 寸，胫骨内侧缘后际。
【主治】　①痛经、崩漏、月经不调等妇科病证；②腹痛、腹泻等脾胃病证；③小便不利、水肿等脾不运化水湿病证。
【操作】　直刺 1~2 寸。

25. 阴陵泉（Yīnlíngquán，SP 9）合穴
【定位】　在小腿内侧，胫骨内侧髁下缘与胫骨内侧缘之间的凹陷中。
【主治】　①腹胀、腹泻、水肿、黄疸、小便不利等脾不运化水湿病证；②阴部痛、痛经、遗精；③膝痛。
【操作】　直刺 1~2 寸。

26. 血海（Xuèhǎi，SP 10）
【定位】　在股前区，髌底内侧端上 2 寸，肌内侧肌隆起处。简便取穴法：患者屈膝，医者以左手掌心按于患者右膝髌骨上缘，第 2~5 指向上伸直，拇指约呈 45°斜置，拇指尖下是穴。对侧取法仿此。
【主治】　①月经不调、痛经、经闭等妇科病证；②瘾疹、湿疹、丹毒等血热性皮肤病；③膝股内侧痛。
【操作】　直刺 1~1.5 寸。

第五节　手少阴心经

27. 通里（Tōnglǐ，HT 5）络穴
【定位】　在前臂前区，腕掌侧远端横纹上 1 寸，尺侧腕屈肌腱的桡侧缘。
【主治】　①心悸、怔忡等心病；②舌强不语、暴喑；③腕臂痛。

【操作】 直刺 0.3~0.5 寸。不宜深刺，以免伤及血管和神经。留针时，不可做屈腕动作。

28. 神门 （Shénmén，HT 7） 输穴；原穴

【定位】 在腕前区，腕掌侧远端横纹尺侧端，尺侧腕屈肌腱的桡侧缘。

【主治】 ①心痛、心烦、惊悸、怔忡、健忘、失眠、痴呆、癫狂痫等心与神志病证；②高血压；③胸胁痛。

【操作】 直刺 0.3~0.5 寸。

第六节 手太阳小肠经

29. 后溪 （Hòuxī，SI 3） 输穴；八脉交会穴（通于督脉）

【定位】 微握拳，第 5 指掌关节后尺侧的远侧掌横纹头赤白肉际。

【主治】 ①头项强痛、腰背痛、手指及肘臂挛痛等痛证；②耳聋，目赤；③癫狂痫；④疟疾。

【操作】 直刺 0.5~1 寸。治手指挛痛可透刺合谷穴。

30. 天宗 （Tiānzōng，SI 11）

【定位】 在肩胛区，肩胛冈中点与肩胛骨下角连线上 1/3 与下 2/3 交点凹陷中。

【主治】 ①肩胛疼痛、肩背部损伤等局部病证；②气喘。

【操作】 直刺或斜刺 0.5~1 寸。遇到阻力不可强行进针。

31. 听宫 （Tīnggōng，SI 19）

【定位】 在面部，耳屏正中与下颌骨髁状突之间的凹陷中。

【主治】 ①耳鸣、耳聋、聤耳等耳疾；②齿痛。

【操作】 张口，直刺 1~1.5 寸。留针时应保持一定的张口姿势。

第七节 足太阳膀胱经

32. 攒竹 （Cuánzhú，BL 2）

【定位】 在面部，眉头凹陷中，额切迹处。

【主治】 ①头痛，眉棱骨痛；②眼睑𥆧动、眼睑下垂、口眼歪斜、目视不明、流泪、目赤肿痛等目部病证；③呃逆。

【操作】 可向眉中或向眼眶内缘平刺或斜刺 0.5~0.8 寸。禁灸。

33. 天柱 （Tiānzhù，BL 10）

【定位】 在颈后区，后发际正中直上 0.5 寸（哑门穴），旁开 1.3 寸，当斜方肌外缘凹陷中。

【主治】 ①后头痛、项强、肩背腰痛等痹证；②鼻塞；③癫狂痫；④热病。

【操作】 直刺或斜刺 0.5~0.8 寸，不可向内上方深刺，以免伤及延髓。

34. 肺俞 （Fèishū，BL 13） 肺之背俞穴

【定位】 在脊柱区，第 3 胸椎棘突下，后正中线旁开 1.5 寸。

【主治】 ①咳嗽、气喘、咯血等肺疾；②骨蒸潮热、盗汗等阴虚病证。

【操作】 斜刺0.5~0.8寸。

35. 膈俞（Géshū，BL 17）八会穴之血会

【定位】 在脊柱区，第7胸椎棘突下，后正中线旁开1.5寸。

【主治】 ①呕吐、呃逆、气喘、吐血等上逆之证；②贫血；③瘾疹，皮肤瘙痒；④潮热，盗汗。

【操作】 斜刺0.5~0.8寸。

36. 胃俞（Wèishū，BL 21）胃之背俞穴

【定位】 在脊柱区，第12胸椎棘突下，后正中线旁开1.5寸。

【主治】 ①胃脘痛、呕吐、腹胀、肠鸣等胃疾；②多食善饥，身体消瘦。

【操作】 斜刺0.5~0.8寸。

37. 肾俞（Shènshū，BL 23）肾之背俞穴

【定位】 在脊柱区，第2腰椎棘突下，后正中线旁开1.5寸。

【主治】 ①头晕、耳鸣、耳聋、腰酸痛等肾虚病证；②遗尿、遗精、阳痿、早泄、不育等生殖泌尿系疾患；③月经不调、带下、不孕等妇科病证。

【操作】 直刺0.5~1寸。

38. 大肠俞（Dàchángshū，BL 25）大肠之背俞穴

【定位】 在脊柱区，第4腰椎棘突下，后正中线旁开1.5寸。

【主治】 ①腰腿痛；②腹胀、腹泻、便秘等胃肠病证。

【操作】 直刺0.8~1.2寸。

39. 次髎（Cìliáo，BL 32）

【定位】 在骶区，第2骶后孔中，约当髂后上棘下与后正中线之间。

【主治】 ①月经不调、痛经、带下等妇科病证；②小便不利；③遗精；④疝气；⑤腰骶痛，下肢痿痹。

【操作】 直刺1~1.5寸。

40. 委中（Wěizhōng，BL 40）合穴；膀胱下合穴

【定位】 腘横纹中点，当股二头肌肌腱与半腱肌肌腱的中间。

【主治】 ①腰背痛、下肢痿痹等腰及下肢病证；②腹痛，急性吐泻；③小便不利，遗尿；④丹毒。

【操作】 直刺1~1.5寸，或用三棱针点刺腘静脉出血。针刺不宜过快、过强、过深，以免损伤血管和神经。

41. 秩边（Zhìbiān，BL 54）

【定位】 平第4骶后孔，骶正中嵴旁开3寸。

【主治】 ①腰骶痛、下肢痿痹等腰及下肢病证；②小便不利；③便秘，痔疾；④阴痛。

【操作】 直刺1.5~2寸。

42. 承山（Chéngshān，BL 57）

【定位】 在小腿后区，腓肠肌两肌腹与肌腱交角处。

【主治】 ①腰腿拘急、疼痛；②痔疾，便秘；③腹痛，疝气。

【操作】　直刺1~2寸。不宜做过强的刺激，以免引起腓肠肌痉挛。

43. 昆仑（Kūnlún，BL 60）经穴

【定位】　在踝区，外踝尖与跟腱之间的凹陷处。

【主治】　①后头痛、项强、腰骶疼痛、足踝肿痛等痛证；②癫痫；③滞产。

【操作】　直刺0.5~0.8寸。孕妇禁用，经期慎用。

44. 申脉（Shēnmài，BL 62）八脉交会穴（通于阳跷脉）

【定位】　外踝直下方凹陷中。

【主治】　①头痛，眩晕；②癫狂痫证、失眠等神志疾患；③腰腿酸痛。

【操作】　直刺0.3~0.5寸。

45. 至阴（Zhìyīn，BL 67）井穴

【定位】　足小趾外侧趾甲根角旁0.1寸。

【主治】　①胎位不正，滞产；②头痛，目痛；③鼻塞，鼻衄。

【操作】　浅刺0.1寸。胎位不正用灸法。

第八节　足少阴肾经

46. 涌泉（Yǒngquán，KI 1）井穴

【定位】　足趾跖屈时，约当足底（去趾）前1/3凹陷处。

【主治】　①晕厥、中暑、小儿惊风等急症，以及癫狂痫、失眠等神志病患；②头痛，头晕，目眩；③咯血、咽喉肿痛、喉痹等肺系病证；④大便难，小便不利；⑤奔豚气；⑥足心热。

【操作】　直刺0.5~0.8寸。临床常用灸法或药物贴敷。

47. 太溪（Tàixī，KI 3）输穴；原穴

【定位】　内踝高点与跟腱后缘连线的中点凹陷处。

【主治】　①头痛、目眩、失眠、健忘、遗精、阳痿等肾虚证；②咽喉肿痛、齿痛、耳鸣、耳聋等阴虚性五官病证；③咳嗽、气喘、咯血、胸痛等肺部疾患；④消渴，小便频数，便秘；⑤月经不调；⑥腰脊痛，下肢厥冷。

【操作】　直刺0.5~0.8寸。

48. 照海（Zhàohǎi，KI 6）八脉交会穴（通于阴跷脉）。

【定位】　内踝高点正下缘凹陷处。

【主治】　①失眠、癫痫等精神、神志疾患；②咽喉干痛、目赤肿痛等五官热性疾患；③月经不调、带下、阴挺等妇科病证；④小便频数，癃闭。

【操作】　直刺0.5~0.8寸。

第九节　手厥阴心包经

49. 内关（Nèiguān，PC 6）络穴；八脉交会穴（通于阴维脉）

【定位】　腕横纹上2寸，掌长肌腱与桡侧腕屈肌腱之间。

【主治】 ①心痛、胸闷、心动过速或过缓等心疾；②胃痛、呕吐、呃逆等胃腑病证；③中风；④失眠、郁证、癫狂痫等神志病证；⑤眩晕症，如晕车、晕船、耳源性眩晕；⑥肘臂挛痛。

【操作】 直刺0.5~1寸。

50. 大陵（Dàlíng，PC 7）输穴；原穴

【定位】 腕横纹中央，掌长肌腱与桡侧腕屈肌腱之间。

【主治】 ①心痛，心悸，胸胁满痛；②胃痛、呕吐、口臭等胃腑病证；③喜笑悲恐、癫狂痫等神志疾患；④臂、手挛痛。

【操作】 直刺0.3~0.5寸。

51. 中冲（Zhōngchōng，PC 9）井穴

【定位】 中指尖端的中央。

【主治】 中风昏迷、舌强不语、中暑、昏厥、小儿惊风等急症。

【操作】 浅刺0.1寸；或点刺出血。

第十节 手少阳三焦经

52. 外关（Wàiguān，SJ 5）络穴；八脉交会穴（通于阳维脉）

【定位】 腕背横纹上2寸，尺骨与桡骨正中间。

【主治】 ①热病；②头痛、目赤肿痛、耳鸣、耳聋等头面五官病证；③瘰疬；④胁肋痛；⑤上肢痿痹不遂。

【操作】 直刺0.5~1寸。

53. 支沟（Zhīgōu，SJ 6）经穴

【定位】 腕背横纹上3寸，尺骨与桡骨正中间。

【主治】 ①便秘；②耳鸣，耳聋；③暴喑；④瘰疬；⑤胁肋疼痛；⑥热病。

【操作】 直刺0.5~1寸。

54. 翳风（Yìfēng，SJ 17）

【定位】 乳突前下方与下颌角之间的凹陷中。

【主治】 ①耳鸣、耳聋等耳疾；②口眼歪斜、面风、牙关紧闭、颊肿等面、口病证；③瘰疬。

【操作】 直刺0.5~1寸。

第十一节 足少阳胆经

55. 风池（Fēngchí，GB 20）

【定位】 胸锁乳突肌与斜方肌上端之间的凹陷中，平风府穴。

【主治】 ①中风、癫痫、头痛、眩晕、耳鸣、耳聋等内风所致的病证；②感冒、鼻塞、鼻衄、目赤肿痛、口眼歪斜等外风所致的病证；③颈项强痛。

【操作】 针尖微下，向鼻尖斜刺0.8~1.2寸，或平刺透风府穴。深部中间为延髓，

必须严格掌握针刺的角度与深度。

56. 肩井（Jiānjǐng，GB 21）

【定位】　肩上，大椎穴与肩峰连线的中点。

【主治】　①颈项强痛，肩背疼痛，上肢不遂；②难产、乳痈、乳汁不下、乳癖等妇产科及乳房疾患；③瘰疬。

【操作】　直刺 0.5 ~ 0.8 寸。内有肺尖，慎不可深刺；孕妇禁针。

57. 环跳（Huántiào，GB 30）

【定位】　在臀部，侧卧屈股，当股骨大转子高点与骶管裂孔连线的外 1/3 与内 2/3 交界处。

【主治】　①腰胯疼痛、下肢痿痹、半身不遂等腰腿疾患；②风疹。

【操作】　直刺 2 ~ 3 寸。

58. 阳陵泉（Yánglíngquán，GB 34）合穴；胆之下合穴；八会穴之筋会

【定位】　在小腿外侧，腓骨小头前下方凹陷中。

【主治】　①黄疸、胁痛、口苦、呕吐、吞酸等肝胆犯胃病证；②膝肿痛、下肢痿痹及麻木等下肢、膝关节疾患；③小儿惊风。

【操作】　直刺 1 ~ 1.5 寸。

59. 悬钟（Xuánzhōng，GB 39）八会穴之髓会

【定位】　在小腿外侧，外踝尖上 3 寸，腓骨前缘。

【主治】　①痴呆、中风等髓海不足疾患；②颈项强痛，胸胁满痛，下肢痿痹。

【操作】　直刺 0.5 ~ 0.8 寸。

第十二节　足厥阴肝经

60. 行间（Xíngjiān，LR 2）荥穴

【定位】　在足背，第 1、2 趾间，趾蹼缘后方赤白肉际处。

【主治】　①中风、癫痫、头痛、目眩、目赤肿痛、青盲、口歪等肝经风热所致的头目病证；②月经不调、痛经、闭经、崩漏、带下等妇科经带病证；③阴中痛、疝气；④遗尿、癃闭、五淋等泌尿系病证；⑤胸胁满痛。

【操作】　直刺 0.5 ~ 0.8 寸。

61. 太冲（Tàichōng，LR 3）输穴；原穴

【定位】　在足背，第 1、2 跖骨间，跖骨底结合部前方凹陷中，或触及动脉搏动。

【主治】　①中风、癫狂痫、小儿惊风、头痛、眩晕、耳鸣、目赤肿痛、口歪、咽痛等肝经风热病证；②月经不调、痛经、经闭、崩漏、带下等妇科经带病证；③黄疸、胁痛、腹胀、呕逆等肝胃病证；④癃闭，遗尿；⑤下肢痿痹、足跗肿痛。

【操作】　直刺 0.5 ~ 0.8 寸。

62. 期门（Qīmén，LR 14）肝之募穴

【定位】　乳头直下，第 6 肋间隙，前正中线旁开 4 寸。

【主治】　①胸胁胀痛、呕吐、吞酸、呃逆、腹胀、腹泻等肝胃病证；②奔豚气；

③乳痈。

【操作】　斜刺或平刺0.5~0.8寸，不可深刺，以免伤及内脏。

第十三节　督　脉

63. 腰阳关（Yāoyángguān，GV 3）

【定位】　在脊柱区，第4腰椎棘突下凹陷中，后正中线上。

【主治】　①腰骶疼痛，下肢痿痹；②月经不调、赤白带下等妇科病证；③遗精、阳痿等男科病证。

【操作】　向上斜刺0.5~1寸。多用灸法。

64. 命门（Mìngmén，GV 4）

【定位】　在脊柱区，第2腰椎棘突下凹陷中，后正中线上。

【主治】　①腰脊强痛，下肢痿痹；②月经不调、赤白带下、痛经、经闭、不孕等妇科病证；③遗精、阳痿、精冷不育、小便频数等男性肾阳不足性病证；④小腹冷痛，腹泻。

【操作】　向上斜刺0.5~1寸。多用灸法。

65. 大椎（Dàzhuī，GV 14）

【定位】　在脊柱区，第7颈椎棘突下凹陷中，后正中线上。

【主治】　①热病、疟疾、恶寒发热、咳嗽、气喘等外感病证；②骨蒸潮热；③癫狂痫、小儿惊风等神志病证；④项强，脊痛；⑤风疹，痤疮。

【操作】　向上斜刺0.5~1寸。

66. 百会（Bǎihuì，GV 20）

【定位】　在头部，前发际正中直上5寸，或当头部正中线与两耳尖连线的交点处。

【主治】　①痴呆、中风、失语、瘫痪、失眠、健忘、癫狂痫证、癔病等神志病证；②头风、头痛、眩晕、耳鸣等头面病证；③脱肛、阴挺、胃下垂、肾下垂等气失固摄而致的下陷性病证。

【操作】　平刺0.5~0.8寸；升阳举陷可用灸法。

67. 神庭（Shéntíng，GV 24）

【定位】　前发际正中直上0.5寸。

【主治】　①癫狂痫、失眠、惊悸等神志病证；②头痛、目眩、目赤、目翳、鼻渊、鼻衄等头面五官病证。

【操作】　平刺0.5~0.8寸。

68. 水沟（Shuǐgōu，GV 26）

【定位】　在面部，人中沟的上1/3与下2/3交界处。

【主治】　①昏迷、晕厥、中风、中暑、休克、呼吸衰竭等急症，为急救要穴之一；②癔病、癫狂痫证、急慢惊风等神志病证；③鼻塞、鼻衄、面肿、口歪、齿痛、牙关紧闭等面鼻口部病证；④闪挫腰痛。

【操作】　向上斜刺0.3~0.5寸，强刺激；或指甲掐按。

第十四节　任　脉

69. 中极（Zhōngjí，CV 3）膀胱募穴

【定位】　在下腹部，前正中线上，脐中下 4 寸。

【主治】　①遗尿、小便不利、癃闭等泌尿系病证；②遗精、阳痿、不育等男科病证；③月经不调、崩漏、阴挺、阴痒、不孕、产后恶露不尽、带下等妇科病证。

【操作】　直刺 1～1.5 寸；孕妇慎用。

70. 关元（Guānyuán，CV 4）小肠募穴

【定位】　在下腹部，前正中线上，脐下 3 寸。

【主治】　①中风脱证、虚劳冷惫、羸瘦无力等元气虚损病证；②少腹疼痛，疝气；③腹泻、痢疾、脱肛、便血等肠腑病证；④五淋、尿血、尿闭、尿频等泌尿系病证；⑤遗精、阳痿、早泄、白浊等男科病证；⑥月经不调、痛经、经闭、崩漏、带下、阴挺、恶露不尽、胞衣不下等妇科病证；⑦保健灸常用穴。

【操作】　直刺 1～1.5 寸；多用灸法。孕妇慎用。

71. 气海（Qìhǎi，CV 6）肓之原穴

【定位】　在下腹部，前正中线上，脐下 1.5 寸。

【主治】　①虚脱、形体羸瘦、脏气衰惫、乏力等气虚病证；②水谷不化、绕脐疼痛、腹泻、痢疾、便秘等肠腑病证；③小便不利、遗尿；④遗精、阳痿、疝气；⑤月经不调、痛经、经闭、崩漏、带下、阴挺、产后恶露不止、胞衣不下等妇科病证；⑥保健灸常用穴。

【操作】　直刺 1～1.5 寸；多用灸法。孕妇慎用。

72. 神阙（Shénquè，CV 8）

【定位】　脐窝中央。

【主治】　①虚脱、中风脱证等元阳暴脱；②腹痛、腹胀、腹泻、痢疾、便秘、脱肛等肠腑病证；③水肿、小便不利；④保健灸常用穴。

【操作】　一般不针，多用艾条灸或艾炷隔盐灸法。

73. 中脘（Zhōngwǎn，CV 12）胃之募穴；八会穴之腑会

【定位】　在上腹部，前正中线上，脐中上 4 寸。

【主治】　①胃痛、腹胀、纳呆、呕吐、吞酸、呃逆、小儿疳积等脾胃病证；②黄疸；③癫狂、脏躁。

【操作】　直刺 1～1.5 寸。

74. 膻中（Dànzhōng，CV 17）心包募穴；八会穴之气会

【定位】　在胸部，前正中线上，平第 4 肋间隙；或两乳头连线与前正中线的交点处。

【主治】　①咳嗽、气喘、胸闷、心痛、噎膈、呃逆等胸中气机不畅的病证；②产后乳少、乳痈、乳癖等胸乳病证。

【操作】　平刺 0.3～0.5 寸。

75. 印堂（Yìntáng，CV 29）

【定位】　在头部，两眉头内侧端中间的凹陷中。

【主治】 ①痴呆、痫症、失眠、健忘等神志病证；②头痛、眩晕；③鼻衄、鼻渊；④小儿惊风，产后血晕，子痫。

【操作】 提捏局部皮肤，平刺0.3～0.5寸，或用三棱针点刺出血。

第十五节 经外奇穴

76. 四神聪（Sìshéncōng，EX－HN1）

【定位】 在头顶部，当百会前后左右各1寸，共4穴。

【主治】 ①头痛、眩晕、失眠、健忘、癫痫等神志病证；②目疾。

【操作】 平刺0.5～0.8寸。

77. 太阳（Tàiyáng，EX－HN5）

【定位】 在颞部，当眉梢与目外眦之间，向后约1横指的凹陷处。

【主治】 ①头痛；②目疾；③面瘫。

【操作】 直刺或斜刺0.3～0.5寸，或点刺出血。

78. 定喘（Dìngchuǎn，EX－B1）

【定位】 在脊柱区，横平第7颈椎棘突下，后正中线旁开0.5寸。

【主治】 ①哮喘、咳嗽；②肩背痛、落枕。

【操作】 直刺0.5～0.8寸。

79. 夹脊（Jiájǐ，EX－B2）

【定位】 在脊柱区，第1胸椎至第5腰椎棘突下两侧，后正中线旁开0.5寸，一侧17穴，左右共34穴。

【主治】 适应范围较广，其中上胸部的穴位治疗心肺、上肢疾病；下胸部的穴位治疗胃肠疾病；腰部的穴位治疗腰腹及下肢疾病。

【操作】 直刺0.3～0.5寸，或用梅花针叩刺。

80. 十宣（Shíxuān，EX－UE11）

【定位】 在手十指尖端，距指甲游离缘0.1寸（指寸），左右共10穴。

【主治】 ①昏迷；②癫痫；③高热、咽喉肿痛；④手指麻木。

【操作】 浅刺0.1～0.2寸，或点刺出血。

第三章 针刺技能

针刺疗法是用金属制成各种不同形状、型号的针，采用一定的手法，刺激人体腧穴的一种治疗方法。此法可通过刺激腧穴，激发经络之气，调整脏腑功能，以调和阴阳、疏通经络、行气活血、扶正祛邪，从而达到防病治病的目的。临床上常用的方法有毫针刺法、三棱针刺法、皮肤针刺法、皮内针刺法等。

第一节 毫针刺法

【适应证】

适用于内、外、妇、儿、五官等各科病证，尤其是各种痛证，效果迅速而显著，如头痛、胁痛、胃脘痛、腹痛、腰痛、痛经、牙痛、咽喉肿痛等。

【禁忌证】

1. 过于饥饿、疲劳、精神高度紧张者，不宜立即针刺。

2. 体质虚弱者，刺激不宜过强，并尽可能采取卧位。

3. 小儿囟门未闭时，头顶部腧穴不宜针刺。

4. 有出血倾向或患有血液系统疾病的患者，不宜针刺。

5. 皮肤有溃疡、瘢痕或肿瘤的部位，禁止针刺。

6. 乳中及神阙等穴，禁止针刺。

【物品准备】

治疗盘、清洁弯盘、无菌持物镊、无菌毫针盒、碘伏、消毒干棉球、棉签、污物缸等。

【操作方法及步骤】

1. **针具选择** 根据患者的性别、年龄、体型、病情、病位及所取腧穴部位，选取长短、粗细适宜的针具。针刺前仔细检查毫针针柄有无松动、针尖有无弯曲带钩等情况，以免伤及患者。

2. **体位选择** 选择患者体位以医生能够正确取穴、施术方便，患者感到舒适自然，持久留针为原则。临床针刺时常用的体位有仰卧位、俯卧位、侧卧位、仰靠坐位、俯伏坐位及侧伏坐位等。

3. **穴位定位** 根据患者的病情，按照腧穴的定位方法，逐穴定取。用手指按压，以探求患者的感觉和反应，在取穴范围内，酸胀感较为明显处即是。

4. **消毒** 包括针具消毒、腧穴部位的消毒、医者手指的消毒以及治疗室内消毒。

（1）针具消毒

1）高压蒸汽灭菌法：将毫针等针具用布包好，放在高压蒸汽锅内，在 $1.0 \sim 1.4 kg/cm^2$

的压力，115～123℃的高温下保持30分钟以上，可达到消毒灭菌的要求。

2）煮沸消毒：将毫针等器具用纱布包好后，放入清水锅内，待沸腾后再继续煮15分钟左右即可。

3）药物消毒：将针具放入75%乙醇内浸泡30～60分钟，取出后用消毒纱布擦干即可使用。

（2）医者手指消毒 应先用肥皂水将手刷洗干净，待干后用75%乙醇棉球擦拭，然后方可持针。

（3）针刺部位消毒 可用75%乙醇棉球擦拭消毒，或先用2.5%碘伏棉球擦拭后再用酒精棉球涂擦消毒。擦拭时应从腧穴部位的中心点向外绕圈消毒。穴位皮肤消毒后，必须保持洁净，防止再污染。

（4）治疗室内消毒 治疗台上用的物品，定期消毒。治疗室内保持空气流通，卫生洁净，并定期用专用消毒灯照射消毒。

5. 持针 临床上一般用右手持针操作，主要是拇指、示指和中指夹持针柄，其状如同持笔，将针刺入穴位，故右手称为"刺手"。左手爪切按压所刺部位或辅助固定针身，故称左手为"押手"（图3-1-1）。

6. 进针

（1）单手进针法 用刺手拇指、示指夹持针柄，中指指端靠近穴位，指腹抵住针身中部，当拇、示指向下用力时，中指随之屈曲，使针快速刺入腧穴，适用于短针进针（图3-1-2）。

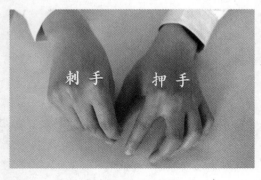

图3-1-1 持针法

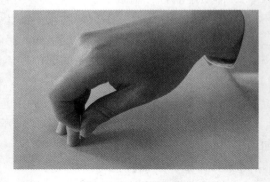

图3-1-2 单手进针法

（2）双手进针法

1）指切进针法：又称爪切进针法，用押手拇指或示指指端切按在腧穴位置旁，刺手持针，紧靠押手指甲面将针刺入。此法适用于短针的进针（图3-1-3）。

2）夹持进针法：用押手拇、示指夹捏消毒干棉球，夹住针身下端，将针尖固定在腧穴表面，刺手捻动针柄，双手配合迅速将针刺入腧穴，此法适用于长针的进针（图3-1-4）。

3）提捏进针法：用押手拇、示指将针刺部位的皮肤捏起，刺手持针从捏起的上端将针刺入（图3-1-5）。此法主要用于皮肉薄部位的腧穴。

4）舒张进针法：用押手拇、示指将所刺腧穴部位的皮肤向两侧撑开，使皮肤绷紧，刺手持针，使针从左手拇、示二指的中间刺入（图3-1-6）。此法主要用于皮肤松弛或有皱褶部位的腧穴。

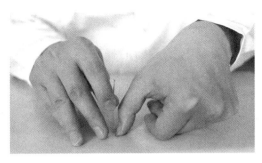

图 3 - 1 - 3　指切进针法

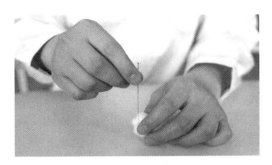

图 3 - 1 - 4　夹持进针法

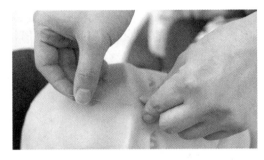

图 3 - 1 - 5　提捏进针法

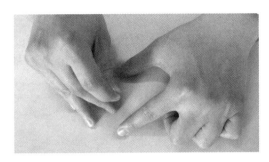

图 3 - 1 - 6　舒张进针法

（3）针管进针法　指利用针管将针刺入穴位的方法。将针先插入用玻璃、塑料或金属制成的比针短 2~3 分的小针管内，放在穴位皮肤上，押手压紧针管，刺手示指对准针柄一击，使针尖迅速刺入皮肤，然后将针管去掉，再将针刺入穴内。此法多用于儿童和惧针者。

7. 针刺的角度和深度

（1）角度　指进针时的针身与皮肤表面所形成的夹角（图 3 - 1 - 7）。

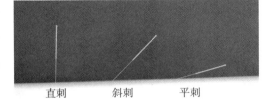

直刺　　　斜刺　　　平刺

图 3 - 1 - 7　针刺角度

1）直刺：针身与皮肤表面呈 90°角左右垂直刺入。此法适于大部分腧穴。

2）斜刺：针身与皮肤表面呈 45°角左右倾斜刺入。此法适用于肌肉较浅薄处，或内在重要脏器，或不宜于直刺、深刺的穴位。

3）平刺：即横刺、沿皮刺。针身与皮肤表面呈 15°角左右沿皮刺入。此法适于皮薄肉少的部位，如头部的腧穴等。

（2）深度　针刺的深度是指针身刺入人体内的深浅度数，每个腧穴的针刺深度，要结合患者的体质、年龄、病情、部位而决定。

1）年龄：年老体弱，气血衰退，小儿娇嫩，稚阴稚阳，均不宜深刺；中青年身强体壮者，宜深刺。

2）体质：对身体瘦弱者，宜相应浅刺；身强体肥者，宜深刺。

3）病情：阳证、新病宜浅刺；阴证、久病宜深刺。

4）部位：头面、胸背及皮薄肉少处的腧穴，宜浅刺；四肢、臀、腹及肌肉丰满处的腧穴，宜深刺。

8. 行针

（1）基本手法

1）提插法：是将针刺入腧穴的一定深度后，施以上提下插的操作手法。把针从浅层向下刺入深层为插；由深层向上退到浅层为提。如此反复做上下纵向运动就是提插法。

2）捻转法：是将针刺入腧穴的一定深度后，用拇指和中、示指夹持住针柄，做一前一后左右交替旋转捻动的方法。

（2）辅助手法

1）循法：用手指于所刺腧穴的四周或沿经脉的循行部位，进行徐和循按的方法（图3-1-8）。

2）刮柄法：是将针刺入腧穴一定深度后，用拇指或示指的指腹抵住针尾，用拇指、示指或中指爪甲，由下而上地频频刮动针柄的方法（图3-1-9）。

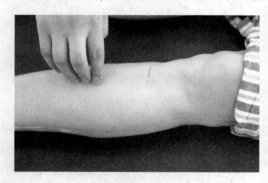

图3-1-8 循法

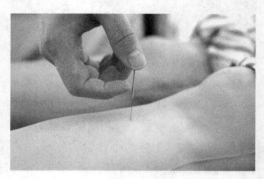

图3-1-9 刮柄法

3）弹柄法：是将针刺入腧穴后，以手指轻轻弹针柄，使针身产生轻微的震动，以增强针感（图3-1-10）。

4）搓柄法：是将针刺入后，以右手拇、示、中指持针柄单向捻转，如搓线状，每次搓2~3周或3~5周，但搓时应与提插法同时配合使用，以免针身缠绕肌肉纤维（图3-1-11）。

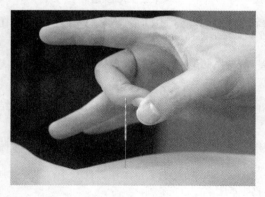

图3-1-10 弹柄法

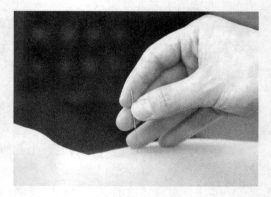

图3-1-11 搓柄法

5）摇柄法：是将针刺入后，拇、示指持针柄进行摇动，如摇橹或摇辘轳状摇动针柄，可起行气作用（图3-1-12）。

6）震颤法：针刺入后，右手持针柄，用小幅度、快频度地提插捻转动作，使针身产生轻微的震颤，以增强针感（图3-1-13）。

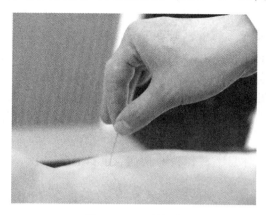

图3-1-12　摇柄法

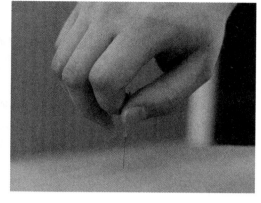

图3-1-13　震颤法

9. 得气　得气也称针感，是指将针刺入腧穴后所产生的特殊感应。当产生得气时，医生会感到针下有徐和（或）沉紧的感觉，同时患者也会在针下有相应的酸、麻、胀、重感，甚或沿着一定部位，向一定方向扩散传导。若没有得气，医生感到针下空虚无物，患者亦无酸、胀、麻、重等感觉。

10. 针刺补泻手法

（1）单式补泻手法

1）捻转补泻法：针刺得气后，在针下得气处小幅度捻转，拇指向前左转时用力重，指力沉重向下；拇指向后右转还原时用力轻，反复操作，即为补法。反之为泻法。

2）提插补泻法：针刺得气后，在针下得气处小幅度上下提插，重插轻提，针上提时速度宜快，用力宜轻，下插时速度宜慢，用力宜重，即为补法。反之为泻法。

3）疾徐补泻法：将针刺入皮肤后，先在浅层得气，随之将针徐徐刺入到一定深度，急速退针至皮下，出针时快速出针并按其穴，即为补法。反之为泻法。

4）呼吸补泻法：患者呼气时将针刺入，得气后，吸气时出针，即为补法。反之为泻法。

5）开阖补泻法：缓慢出针，疾按针孔，用押手按揉针孔片刻为补法。急速出针，出针时摇大针孔，出针后不按压针孔或缓压针孔为泻法。

6）迎随补泻法：针尖顺着经脉循行去的方向刺入而施行的手法为补法，反之为泻法。

7）平补平泻法：进针得气后施行均匀的提插、捻转手法。

（2）复式补泻手法

1）烧山火：将腧穴的可刺深度分成浅、中、深三层（即天、人、地三部），先浅后深，每层依次各做紧按慢提（或者用捻转补法）九数，然后退至浅层，称为一度。如此反复操作数度，使针下产生热感，最后将针按至深层留针，出针后按压针孔。在操作过程中可配合呼吸补法。此方法用于治疗冷痹、虚寒性疾病等。

2）透天凉：将腧穴的可刺深度分成浅、中、深三层（即天、人、地三部），先直插深层，得气后按深、中、浅的顺序，每层各紧提慢按（或捻转泻法）六数，称为一度。如此反复操作数度，使针下产生凉感，最后将针提至浅层留针，出针后不按针孔。在操作过程中，可以配合呼吸泻法。多用于治疗热痹、急性痈肿等实热性疾病。

11. 观察　将针刺入腧穴并施行手法后，使针留置穴内称为留针。一般留针 10～20 分钟。在留针过程中，询问患者有无不适感，观察有无弯针、晕针、滞针、折针等现象。如患者出现不适，应立即停止针刺，让患者平卧休息。

12. 出针　出针时，先用左手拇、示指将消毒干棉球或棉签按于针孔周围皮肤，右手持针作轻微捻转并慢慢提至皮下，然后退出。出针后要核对针数，以防遗漏。

13. 整理　针刺结束后，帮患者穿好衣服，取舒适卧位，并嘱患者休息片刻，注意保持针孔部位的清洁。整理物品，洗手。

14. 医嘱　嘱咐患者针刺治疗期间，应注意休息，并保持心情愉快；饮食宜清淡、易消化，忌生冷油腻之品。

【注意事项】

1. 怀孕三个月以下者，小腹部禁针。三个月以上者，腹部、腰骶部不宜针刺，怀孕期间合谷、三阴交、昆仑、至阴等一些通经活血的腧穴禁刺。

2. 禁止刺伤重要脏器和大血管，对胸、胁、腰、背脏腑所居之处的腧穴，不宜直刺和深刺。

3. 针刺眼区、颈部、小腹部以及脊柱部的腧穴时，要掌握进针角度、深度、幅度和留针时间。

4. 严格执行无菌操作，一穴一针，防止交叉感染。

【异常情况处理与预防】

1. 晕针

（1）原因　患者精神紧张、体质虚弱、饥饿疲劳、大汗、大泄、大出血后，或体位不当，或医者手法过重而致。

（2）症状　患者突然出现精神疲倦、头晕目眩、面色苍白、恶心欲呕、多汗、心慌、四肢发冷、血压下降、脉象沉细或神志昏迷、仆倒在地、唇甲青紫、二便失禁、脉微细欲绝。

（3）处理　首先将针全部取出，使患者平卧，头部稍低，注意保暖，轻者在饮温开水或糖水后即可恢复正常；重者在上述处理的基础上，可指掐或针刺人中、素髎、内关、足三里，灸百会、气海、关元等穴，必要时应配合其他急救措施。

（4）预防　对于初次接受针刺治疗和精神紧张者，应先做好思想工作，消除顾虑；正确选择舒适持久的体位，尽可能采取卧位，取穴宜少，手法不宜过重；对于过度饥饿、疲劳者，不予针刺。留针过程中，医者应随时注意观察患者的神色，询问患者的感觉，一旦出现晕针先兆，可及早采取处理措施。

2. 滞针

（1）原因　患者精神紧张。针刺入后，局部肌肉强烈收缩，或因行针时捻转角度过大，或连续进行单向捻转，而使肌肉组织缠绕针身而成。若留针时间过长，也可出现滞针。

（2）症状　进针后，出现提插捻转及出针困难。若勉强捻转、提插时，患者痛苦不堪。

（3）处理　嘱患者消除紧张状态，使局部肌肉放松。因单向捻转而致者，需反向捻转。如属肌肉一时性紧张，可延长留针时间，再行捻转出针。也可以按揉局部，或在附近部位加刺一针，以宣散气血，而缓解肌肉紧张。

（4）预防　对精神紧张者，先做好解释工作，消除紧张顾虑，注意操作手法和避免单向捻转。

3. 弯针

（1）原因　医者进针手法不熟练，用力过猛，或碰到坚硬组织；留针中患者改变体位；针柄受到外物的压迫和碰撞等。

（2）症状　针身弯曲，针柄改变了进针时刺入的方向和角度，提插捻转及出针均感困难，患者感觉疼痛。

（3）处理　如系轻微弯曲，不能再行提插捻转，应慢慢将针退出；弯曲角度过大时，应顺着弯曲方向将针退出；如因患者改变体位而致，应嘱患者恢复原体位，使局部肌肉放松，再行退针，切忌强行拔针。

（4）预防　医生操作手法要熟练，指力要轻巧，患者体位要舒适，留针时不得随意改动体位，针刺部位和针柄不能受外物碰撞和压迫，如有滞针及时正确处理。

4. 断针

（1）原因　针具质量欠佳，针身或针根有剥蚀损坏；针刺时，针身全部刺入；行针时，强力捻转提插，肌肉强烈收缩或患者改变体位；滞针和弯针现象未及时正确处理。

（2）症状　针身折断，残端留在患者体内。

（3）处理　嘱患者不要紧张，切勿变动体位，以防断端向肌肉深层陷入。如断端还在体外，可用指或镊子取出；如断端与皮肤相平，可用拇指、示指垂直向下挤压针孔两旁，使断端暴露体外，用镊子取出；如针身完全陷入肌肉，应以 X 线下定位，用外科手术取出。

（4）预防　认真检查、筛选针具，避免过猛、过强行针。在行针或留针时，嘱患者不要随意更换体位。针刺时，不要将针身全部刺入，应留一部分在体外。进针时，如发生弯针，应立即出针，不可强行刺入。对于滞针和弯针，应及时正确处理，不可强行拔出。

5. 血肿

（1）原因　针尖弯曲带钩，使皮肉受损或针刺时误伤血管。

（2）症状　出针后，局部呈青紫色或肿胀疼痛。

（3）处理　微量出血或针孔局部小块青紫，一般不必处理，可自行消退。如局部肿胀、疼痛较剧，青紫面积大而影响到活动功能时，在先行冷敷止血后再行热敷，或按揉局部，以促使局部瘀血消散。

（4）预防　仔细检查针具，熟悉解剖部位，避开血管针刺。

第二节　三棱针刺法

三棱针刺法是用三棱针刺破血络或腧穴，放出适量血液，或挤出少量液体，或挑断皮下纤维组织，以治疗疾病的方法。其中放出适量血液以治疗疾病的方法属刺络法或刺血法，又称放血疗法。三棱针刺法有点刺法、刺络法、散刺法和挑刺法四种，多用于瘀血证、实热证和急症等。

【适应证】

三棱针刺法具有行气活血、消肿止痛、泻热开窍等作用，临床主要用于气滞证、血瘀证、实热证等，以疼痛、发热、肿胀等症状为主要表现的疾病，并常用于急症的治疗。采用三棱针刺法放出一定量的血液，对疑难杂症有特殊的疗效。

【禁忌证】

1. 动脉血管和较大的静脉血管，禁刺。

2. 大病体弱、贫血、孕妇和有自发性出血倾向者慎用。

3. 重度下肢静脉曲张处禁用本法。

4. 患者出现暂时性劳累、饥饱、情绪失常、气血不足等情况时，慎用本法。

【物品准备】

治疗盘、三棱针、碘伏、75% 乙醇棉球、消毒干棉球、棉签、镊子、弯盘、污物缸、止血带等。

【操作方法及步骤】

1. 持针姿势　一般以右手持针，用拇、示两指捏住针柄中段，中指指腹紧靠三棱针的侧面，露出针尖 2～3mm（图 3－2－1）。检查针具时，可用干棉球轻触针尖，若针尖有钩或缺损，则棉絮易被带动。

2. 体位选择　选择患者体位以医生能够正确取穴、施术方便，患者感到舒适、自然为原则。

3. 穴位定位　根据患者的病情，选择部位或腧穴。

4. 消毒　用碘伏或 75% 乙醇棉球常规消毒穴位皮肤。

5. 针刺

（1）点刺法　在腧穴部位上下推按，血液积聚局部，常规消毒后，左手拇、示指固定点刺部位，右手持针对准穴位迅速刺入 2～3mm，快进快出，挤压针孔周围使出血数滴或液体少许，并用干棉球将血液或液体及时擦去（图 3－2－2）。此法多用于指（趾）末端、面部、耳部的穴位，如井穴、十宣、印堂、攒竹、耳尖、扁桃体、四缝等穴位。

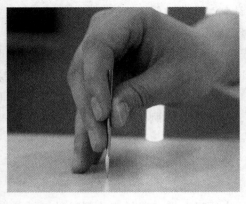
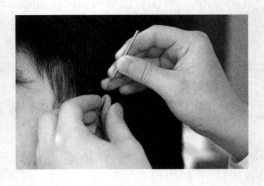

图 3－2－1　持针姿势　　　　　　　　　图 3－2－2　点刺法

（2）刺络法

1）浅刺：常规消毒后，右手持针垂直点刺，快进快出，动作要求稳、准、快（图3-2-3）。一次可出血5~10ml。此法多用于有小静脉随病显现的部位，如下肢后面、额部、颞部、耳背、足背等部位。

2）深刺：先用橡皮管结扎在针刺部位的上端（近心端），局部消毒后，左手拇指按压在被刺部位的下端，右手持三棱针对准静脉向心斜刺，迅速出针，让血液自然流出，松开橡皮管，待出血停止后，以无菌干棉球按压针孔，并以75%乙醇棉球清理创口周围的血液（图3-2-4）。深刺法出血量较大，一次治疗可出血几十甚至上百毫升，多用于肘窝、腘窝部的静脉。

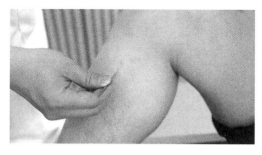

图3-2-3 刺络浅刺法

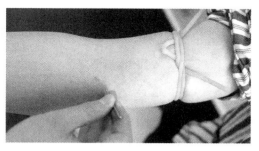

图3-2-4 刺络深刺法

（3）散刺法　局部消毒后，根据病变部位的大小，可连续垂直点刺10~20针以上，由病变外缘环行向中心点刺，促使瘀热、水肿、脓液得以排除（图3-2-5）。

（4）挑刺法　局部消毒后，左手捏起施术部位皮肤，右手持针先横刺进入皮肤，挑破皮肤0.2~0.3cm，再将针深入皮下，挑断皮下白色纤维组织，以挑尽为止，并可挤出一定量血液；或挤出少量液体，然后以胶布固定无菌敷料保护创口。对于一些畏惧疼痛者，可先用2%利多卡因局部麻醉后再挑刺（图3-2-6）。

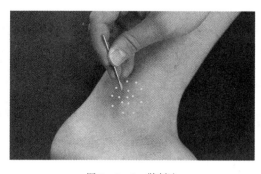

图3-2-5 散刺法

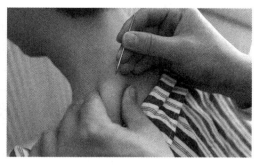

图3-2-6 挑刺法

6. 观察　在施针过程中，应观察患者面色、神情，询问有无不适反应，预防晕针。如患者出现不适，应立即停止针刺，让患者平卧。

7. 整理　针刺结束后，帮患者穿好衣服，取舒适卧位，并嘱患者休息片刻，注意保持针孔部位的清洁。整理物品，洗手。

8. 医嘱　嘱咐患者针刺治疗期间，应注意休息，并保持心情愉快，饮食宜清淡、易消化，忌生冷油腻之品。

【注意事项】

1. 对于放血量较大患者，术前做好解释工作。

2. 由于创面较大，必须无菌操作，以防感染。

3. 操作手法要稳、准、快，一针见血。

4. 若穴位和血络不吻合，施术时宁失其穴，勿失其络。

5. 点刺穴位不宜太浅，深刺血络要深浅适宜，针尖以刺中血管，让血液自由流出为度。

6. 为了提高疗效，应保证出血量，出针后可立即加用拔罐。

7. 点刺穴位及浅刺血络、散刺时，可每日或隔日1次；挑刺、深刺血络法宜5~7日1次。

8. 避开动脉血管，若误伤动脉出现血肿，以无菌干棉球按压局部止血。

第三节　皮肤针刺法

皮肤针刺法是运用皮肤针叩刺人体一定部位或穴位，激发经络功能，调整脏腑气血，从而达到防治疾病目的的方法。

【适应证】

本法主要用于高血压病、头痛、胁痛、脊背痛、腰腿痛；肌肤麻木、顽癣、斑秃；改善近视及小儿麻痹后遗症等。

【禁忌证】

皮肤有破溃、瘢痕及有出血倾向者慎用。

【物品准备】

治疗盘、弯盘、镊子、无菌皮肤针、碘伏、消毒干棉球、棉签、污物缸等。

【操作方法及步骤】

1. 针具的选择　皮肤针有软柄和硬柄两种类型。软柄皮肤针一般用牛角制成，富有弹性；硬柄皮肤针一般用有机玻璃或硬塑制作。检查针具时，可用干棉球轻触针尖，若针尖有钩或缺损，则棉絮易被带动。

2. 持针姿势

（1）软柄皮肤针　将针柄末端置于掌心，拇指居上，示指在下，余指呈握拳状固定针柄末端（图3-3-1）。

（2）硬柄皮肤针　用拇指和中指夹持针柄两侧，示指置于针柄中段的上面，无名指和小指将针柄末端固定于大小鱼际之间（图3-3-2）。

3. 定位　根据患者的病情，确定治疗的腧穴或经脉，选择合理体位。松开衣着，暴露皮肤，并注意患者保暖。

4. 消毒　针具在使用前进行高温灭菌处理。穴位皮肤用碘伏或75%乙醇棉球常规消毒，消毒后必须保持皮肤洁净，防止再污染。

5. 叩刺　皮肤针的针尖对准叩刺部位，运用灵活的腕力垂直叩刺，即将针尖垂直叩击在皮肤上，并立刻弹起，如此反复进行。

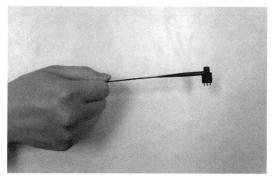

图 3 - 3 - 1 持软柄皮肤针

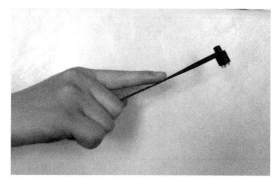

图 3 - 3 - 2 持硬柄皮肤针

（1）循经叩刺 指沿着与疾病有关的经脉循行路线叩刺（图 3 - 3 - 3）。主要用于项、背、腰、骶部的督脉和膀胱经，其次是四肢肘、膝以下的三阴经、三阳经，可治疗相应脏腑经络病变。

（2）穴位叩刺 指选取与疾病相关的穴位叩刺。主要用于背俞穴、夹脊穴、某些特定穴和阳性反应点（图 3 - 3 -4）。

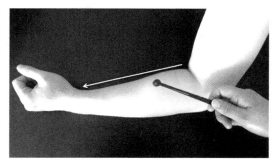

图 3 - 3 - 3 循经叩刺法

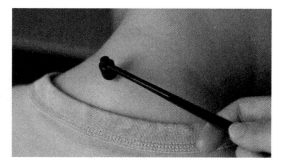

图 3 - 3 - 4 穴位叩刺法

（3）局部叩刺 指在病变局部叩刺。如治疗头面五官疾病、关节疾病、局部扭伤、顽癣等疾病，可叩刺病变局部（图 3 - 3 -5）。

6. 刺激强度 叩刺强度是根据刺激的部位、患者体质及病情不同而决定的，一般分为弱、中、强三种（表 3 - 3 - 1）。

7. 观察 在叩刺过程中，应观察患者面色、神情，询问有无不适反应，如患者出现不适，应立即停止叩刺，让患者平卧。

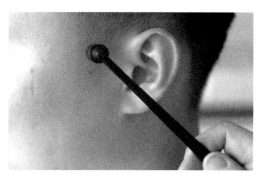

图 3 - 3 - 5 局部叩刺法

表 3 - 3 - 1 皮肤针叩刺强度

刺激强度	腕力	冲力	表现	适应证
弱刺激	轻	小	局部皮肤略见潮红 患者无疼痛感	年老体弱、小儿、初诊患者 头面五官肌肉浅薄处
强刺激	重	大	局部皮肤可见出血 患者有明显疼痛感	年壮体强患者 腰背、四肢等肌肉丰厚处
中等刺激	适中	适中	局部皮肤潮红 患者稍觉疼痛	多数患者 除头面五官肌肉浅薄处均可

8. 整理　叩刺结束后，帮患者穿好衣服，取舒适卧位，并嘱患者休息片刻，注意保持皮肤的清洁。整理物品，洗手。

9. 医嘱　嘱咐患者在治疗期间，应注意休息，并保持心情愉快，饮食宜清淡、易消化，忌生冷油腻之品。

【注意事项】

1. 施术前应检查针具，对于针尖有钩曲、缺损、参差不齐，针柄有松动的针具，需及时修理或更换，方可使用。

2. 操作时运用灵活的腕力垂直叩刺，并立即弹起。避免斜刺、拖刺、压刺。

3. 针具及针刺局部皮肤必须消毒。叩刺后皮肤如有出血，需用消毒干棉球擦拭干净，保持清洁，以防感染。

4. 循经叩刺时，每隔 1cm 左右叩刺 1 下，一般可叩刺 8～16 次。

5. 皮肤针刺法可配合拔罐，应在治疗前做好准备。

第四节　皮内针刺法

皮内针刺法指以特制的皮内针刺入并固定在腧穴部位内或皮下，利用较长时间的刺激以治疗疾病的方法。

【适应证】

本法适用于一些慢性顽固性疾病以及经常发作的疼痛性疾病。如高血压、偏头痛、三叉神经痛、神经衰弱、面肌痉挛、支气管哮喘、月经不调、牙痛、胃脘痛、肋间神经痛、关节痛、腰腿痛、痛经、小儿遗尿等症。此外，还常用于戒毒、减肥等。

【禁忌证】

局部皮肤有炎症、冻伤、外伤或有出血倾向及水肿的患者禁用。有习惯流产史的孕妇禁用。

【物品准备】

治疗盘、弯盘、镊子、麦粒型皮内针、图钉型皮内针、碘伏、75% 乙醇棉球、消毒干棉球、棉签、污物缸等。

【操作方法及步骤】

1. 针具的选择

（1）图钉型（揿钉型）　图钉型皮内针的针身长 2～25mm，针身直径 0.28～

0.32mm，针柄呈圆形，其直径4mm，针身与针柄垂直。

（2）麦粒型（颗粒型） 麦粒型皮内针的针身长5mm，针身直径0.28mm，针柄呈圆形，其直径3mm，针身与针柄在同一平面并连为一体，针身冒出圆环针柄的实际长度约5mm。

2. 定位 根据患者的病情，选择合理体位。松开衣着，暴露施术部位皮肤，并注意患者保暖。

3. 消毒 用碘伏或75%乙醇棉球常规消毒针具、穴位皮肤。

4. 针刺 医者用镊子或持针钳夹住针柄，根据病情和施术部位，选择图钉型皮内针法或麦粒型皮内针法。

（1）图钉型皮内针法 医者用镊子或持针钳夹住针柄，将针尖对准选定的穴位垂直刺入，按平整后以10mm×10mm胶布将针柄固定于皮肤上。也可将针柄放在预先剪好的10mm×10mm胶布上粘住，用镊子捏起胶布的一角，针尖对准穴位直刺并按压固定。常用于面部、耳部的穴位埋针。

（2）麦粒型皮内针法 左手拇、示指将穴位的皮肤向两侧撑开绷紧固定，右手用镊子夹住针柄（针身在下），针尖对准穴位将针体平刺入穴位的真皮。针刺方向，一般与穴位所在经脉的循行方向呈十字交叉。针刺入后，使针柄平整地留在穴位皮肤上，然后在针柄和相应的皮肤之间粘贴一块小胶布，最后用一块较大的胶布覆盖在针柄上。麦粒型皮内针适用于全身各个部位的穴位埋针。

5. 埋针时间 可根据病情与时令季节决定。一般1~2天，夏季炎热天气，不宜超过2天，冬季寒冷时，最长埋针的时间为6~7天，平时注意检查，以防感染。埋针期间，可每天按压数次，以增加刺激量。

6. 整理 针刺结束后，帮患者穿好衣服，取舒适卧位，并嘱患者休息片刻，注意保持针孔部位的清洁。整理物品，洗手。

7. 医嘱 嘱咐患者在治疗期间，应注意休息，并保持心情愉快，饮食宜清淡、易消化，忌生冷油腻之品。

【注意事项】

1. 埋针宜选用较易固定和不妨碍肢体运动的穴位。

2. 埋针后，若患者感觉局部刺痛，应将针取出重埋或改用其他穴位。

3. 埋针期间，针处不要着水，以免感染。

4. 热天出汗较多，埋针的时间不宜过长。

5. 若发现埋针局部感染，应将针取出，并对症处理。

6. 年老体弱及高血压、动脉粥样硬化患者，针刺前后应适当休息。

第四章 灸法技能

灸法是用艾绒或其他药物为灸材，点燃后放置于体表的腧穴或病变部位，进行烧灼和温熨，借灸火的温热刺激及药物作用，通过经络的传导，温通气血、扶正祛邪，达到防治疾病目的的一种外治方法。临床上常用的方法有艾炷灸法、艾条灸法、温针灸法、灯火灸法等。

第一节 艾炷灸法

一、瘢痕灸

【适应证】

全身各系统顽固病症，如哮喘、肺结核、慢性肠胃病、骨髓炎、关节病等。

【禁忌证】

1. 面部穴位、乳头、大血管等处不宜用此法。

2. 孕妇的腹部和腰骶部不宜施灸。

3. 实热证、阴虚发热者慎用。

【物品准备】

治疗盘、弯盘、镊子、艾绒、75%乙醇消毒棉球、消毒干棉球、凡士林、淡药膏、无菌纱布、胶布、火柴、污物缸等。

【操作方法及步骤】

1. 制作艾炷 制作艾炷5~7个，方法如下：将大小合适的艾团夹在左手拇、示指指腹之间，示指在上，拇指在下，用右手拇、示指将艾团向内向左挤压，捏成上尖下平的三棱形小体，即为艾炷。根据临床的需要，常分为三种规格，小炷如麦粒大，中炷如半截枣核大，大炷如半截橄榄大（图4-1-1）。

2. 定位 根据患者的病情，确定施术部位。选择合理体位，以患者能够保持身体平直，并处于一种舒适而又能持久的位置为宜。

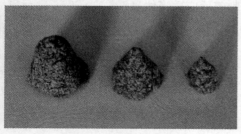

图4-1-1 艾炷规格

3. 置炷 将凡士林涂抹于灸穴皮肤表面，然后将艾炷粘置于选定的穴位上。

4. 点燃艾炷 用火点燃艾炷，待艾炷燃烧（图4-1-2）。

5. 更换艾炷 待艾炷燃尽熄灭后，除去灰烬再重新更换艾炷并点燃。亦可不待艾炷燃尽，当其将灭未灭之时，在余烬上再添新艾炷。一般可灸 5 ~ 7 壮。

6. 观察 艾炷燃烧过半时，灸穴处疼痛难忍，医者用手轻轻拍打或抓挠穴区四周，分散患者的注意力，以减轻施灸时的疼痛（图 4 - 1 - 3）。

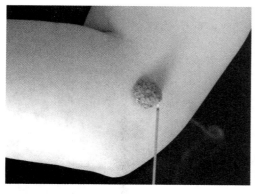

图 4 - 1 - 2 点燃艾炷

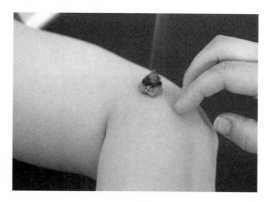

图 4 - 1 - 3 减轻施灸疼痛

7. 封护 灸满数壮后，在灸穴上敷贴淡药膏，可每天换贴 1 次。或揩尽灰烬，覆盖无菌敷料。化脓后，可每隔 1 ~ 2 天更换淡药膏或干敷料。

8. 整理 艾灸结束后，帮患者穿好衣服，取舒适卧位，并嘱患者休息片刻。整理物品，洗手。

9. 医嘱 嘱咐患者在治疗期间，应注意休息，并保持心情愉快，忌食生冷瓜果，忌大怒、大劳、大饥、大倦、受热和冒寒等。

【注意事项】

1. 因灸后留下瘢痕，施灸前需征得患者同意方可操作。

2. 灸后不可马上饮热茶，恐解火气。

3. 一般灸后 1 周左右施灸部位化脓成灸疮，疮面勿用手搔，以保痂皮，保持清洁，防止感染。

4. 及时熄灭艾火，防止复燃，注意安全。

二、无瘢痕灸

【适应证】

适用于气血虚弱、小儿发育不良及虚寒轻证等。

【禁忌证】

1. 面部穴位、乳头、大血管等处不宜用此法。

2. 孕妇的腹部和腰骶部不宜施灸。

3. 实热证、阴虚发热者慎用。

【物品准备】

治疗盘、弯盘、镊子、艾绒、75% 乙醇消毒棉球、消毒干棉球、凡士林、无菌纱布、胶布、火柴、污物缸等。

【操作方法及步骤】

1. 制作艾炷 制作大小合适的艾炷 5 ~ 7 个。

2. 定位　选择合理体位，暴露施术部位。取准穴点，用龙胆紫做记号。点定穴点后，嘱患者不可随意变动体位。

3. 置炷　将凡士林涂抹于灸穴皮肤表面，然后将艾炷粘置于选定的穴位上。

4. 点燃艾炷　用火点燃艾炷，待艾炷燃烧（图4-1-4）。

5. 更换艾炷　待艾炷燃烧近皮肤，患者有温热或轻微灼痛感时，用镊子移去艾炷，再灸第2壮（图4-1-5）。一般可灸3~7壮。

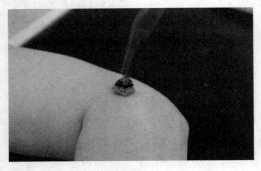

图4-1-4　点燃艾炷

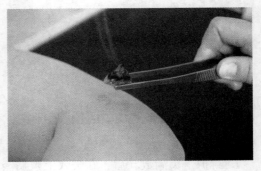

图4-1-5　更换艾炷

6. 观察　医者用手轻轻拍打穴区四周，以减轻疼痛感。若皮肤呈黄褐色，可涂一点冰片油以防止起疱。

7. 整理　灸满数壮后，移去艾炷，用消毒棉球擦拭施术部位。协助患者穿好衣服，并嘱患者休息片刻。整理物品，洗手。

8. 医嘱　嘱咐患者在治疗期间，应注意休息，并保持心情愉快，忌食生冷油腻等。

【注意事项】

1. 施灸部位：先灸头部、腰背部；后灸胸腹、四肢。

2. 施灸时以局部皮肤充血、红晕为度。

3. 施灸过程中，观察艾炷的燃烧程度，防止皮肤起疱。若局部出现小水疱，注意勿擦破，可自行吸收。若水疱较大，可用消毒的毫针刺破水疱，放出水液，或用无菌注射器抽出水液后，再涂红花油，覆盖消毒纱布，保持干燥，防止感染。

4. 及时熄灭艾火，防止复燃，注意安全。

三、隔姜灸

【适应证】

有温中、祛寒、止呕、解表作用，适用于感冒、呕吐、腹痛、泄泻、遗精、阳痿、早泄、不孕、痛经、面瘫及风寒湿痹等。

【禁忌证】

1. 面部穴位、乳头、大血管等处不宜用此法。

2. 孕妇的腹部和腰骶部不宜施灸。

3. 实热证、阴虚发热者慎用。

【物品准备】

治疗盘、弯盘、镊子、艾绒、鲜姜、三棱针、75%乙醇消毒棉球、消毒干棉球、凡士林、无菌纱布、胶布、火柴、污物缸等。

【操作方法及步骤】

1. 制作艾炷　制作大小合适的艾炷5~10个。

2. 制作姜片　将鲜姜切成厚约0.3cm的薄片，中间用三棱针穿刺数孔备用（图4-1-6）。

3. 定位　选择合理体位，暴露施术部位。取准穴点，用龙胆紫做记号。点定穴点后，嘱患者不可随意变动体位。

4. 点燃艾炷　在所选穴位上放置姜片，上置艾炷，然后用火点燃（图4-1-7）。

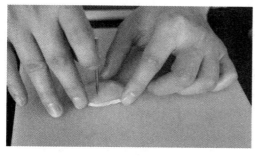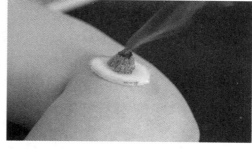

图4-1-6　制作姜片　　　　　　　　图4-1-7　点燃艾炷

5. 更换艾炷　待艾炷燃烧尽后易炷再灸。一般可灸5~10壮。

6. 观察　若患者有灼痛感，可将姜片提起，使之离开皮肤片刻，旋即放下，再行灸治，反复进行。

7. 整理　灸满数壮后，以局部皮肤红晕不起疱为度，移去姜片，并嘱患者休息片刻。整理物品，洗手。

8. 医嘱　嘱咐患者在治疗期间，应注意休息，并保持心情愉快，忌食生冷油腻等。

【注意事项】

1. 施灸部位：先灸头部、腰背部；后灸胸腹、四肢。

2. 施灸时以局部皮肤充血、红晕为度。

3. 施灸过程中，观察艾炷的燃烧程度，防止皮肤起疱。若局部出现小水疱，注意勿擦破，可自行吸收。若水疱较大，可用消毒的毫针刺破水疱，放出水液，或用无菌注射器抽出水液后，再涂红花油，覆盖消毒纱布，保持干燥，防止感染。

4. 及时熄灭艾火，防止复燃，注意安全。

四、隔蒜灸

【适应证】

有消肿、拔毒、散结、止痛作用，适用于治疗痈、疽、疮、疖之未溃者，肺痨、腹中积块及蛇蝎毒虫所伤者。

【禁忌证】

1. 面部穴位、乳头、大血管等处不宜用此法。

2. 孕妇的腹部和腰骶部不宜施灸。

3. 实热证、阴虚发热者慎用。

【物品准备】

治疗盘、弯盘、镊子、艾绒、独头大蒜、三棱针、75% 乙醇消毒棉球、消毒干棉球、凡士林、无菌纱布、胶布、火柴、污物缸等。

【操作方法及步骤】

1. 制作艾炷　制作大小合适的艾炷 5~10 个。

2. 制作蒜片　将独头大蒜切成厚约 0.3cm 的薄片，中间用三棱针穿刺数孔备用（图4 –1–8）。

3. 定位　选择合理体位，暴露施术部位。取准穴点，用龙胆紫做记号。点定穴点后，嘱患者不可随意变动体位。

4. 施灸　在所选穴位上放置蒜片，上置艾炷，然后用火点燃，待艾炷燃烧尽后易炷再灸。一般可灸 5~10 壮。施灸过程中，若患者有灼痛感，可将蒜片提起，使之离开皮肤片刻，旋即放下，再行灸治，反复进行（图4–1–9）。

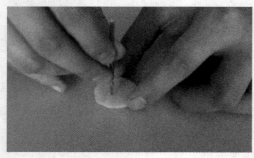

图4–1–8　制作蒜片

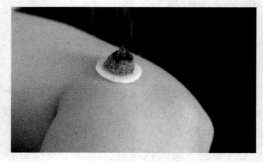

图4–1–9　施灸

5. 整理　灸满数壮后，以局部皮肤红晕不起疱为度，移去蒜片，并嘱患者休息片刻。整理物品，洗手。

6. 医嘱　嘱咐患者在治疗期间，应注意休息，并保持心情愉快，忌食生冷油腻等。

【注意事项】

1. 施灸部位：先灸头部、腰背部；后灸胸腹、四肢。

2. 施灸时以局部皮肤充血、红晕为度。

3. 施灸过程中，观察艾炷的燃烧程度，防止皮肤起疱。若局部出现小水疱，注意勿擦破，可自行吸收。若水疱较大，可用消毒的毫针刺破水疱，放出水液，或用无菌注射器抽出水液后，再涂红花油，覆盖消毒纱布，保持干燥，防止感染。

4. 及时熄灭艾火，防止复燃，注意安全。

五、隔盐灸

【适应证】

此法有回阳、救逆、固脱的作用，适用于急性腹痛、吐泻、痢疾、四肢厥冷和脱证等。

【禁忌证】

实热证、阴虚发热者慎用。

【物品准备】

治疗盘、弯盘、镊子、艾绒、鲜姜、食盐、三棱针、75%乙醇消毒棉球、消毒干棉球、凡士林、无菌纱布、胶布、火柴、污物缸等。

【操作方法及步骤】

1. 制作艾炷　制作大小合适的艾炷 5～10 个。

2. 制作姜片　将鲜姜切成厚约 0.3cm 的薄片，中间用毫针穿刺数孔备用。

3. 定位　患者取仰卧位，松开衣着，暴露脐部，注意患者保暖。

4. 施灸　将干燥食盐纳入脐中，填平脐孔。盐上放一薄姜片，姜片上置艾炷施灸，待艾炷燃尽后，即可更换艾炷再灸。一般灸 3～7 壮，但对急性病证则可多灸，不拘壮数。

5. 观察　若患者有灼痛感，可将姜片提起，使之离开皮肤片刻，旋即放下，再行灸治，反复进行。

6. 整理　灸满数壮后，去除姜片及食盐，用消毒棉签擦拭脐部。并嘱患者休息片刻，整理物品，洗手。

7. 医嘱　嘱咐患者在治疗期间，应注意休息，并保持心情愉快，忌食生冷油腻等。

【注意事项】

1. 急症施灸时不拘壮数，以脉起、肢温、症候改善为度。

2. 施灸时，注意观察艾炷燃烧情况，防止皮肤起疱。若局部出现小水疱，注意勿擦破，可自行吸收。若水疱较大，可用消毒的毫针刺破水疱，放出水液，或用无菌注射器抽出水液后，再涂红花油，覆盖消毒纱布，保持干燥，防止感染。

3. 及时熄灭艾火，防止复燃，注意安全。

第二节　艾条灸法

一、悬起灸

【适应证】

1. 温和灸适用于一切灸法的主治病证。

2. 回旋灸适用于风寒湿痹证和瘫痪。

3. 雀啄灸多用于昏厥急救、小儿疾患、胎位不正、无乳等。

【禁忌证】

1. 孕妇的腹部和腰骶部不宜施灸。

2. 实热证、阴虚发热者慎用。

【物品准备】

治疗盘、弯盘、艾条、75%乙醇消毒棉球、消毒干棉球、火柴、污物缸等。

【操作方法及步骤】

1. 定位　选择合理体位，确定穴位，暴露施术部位。

2. 施灸

（1）温和灸　点燃艾条一端，对准腧穴部位或患处，距离皮肤 2～3cm 进行熏烤，一般每穴灸10~15分钟，至皮肤红晕潮湿为度（图4-2-1）。

（2）回旋灸 点燃艾条一端，悬于腧穴部位或患处上方3cm高处，做左右往返移动或反复旋转运动，一般每穴灸10~15分钟，移动范围在3cm左右（图4-2-2）。

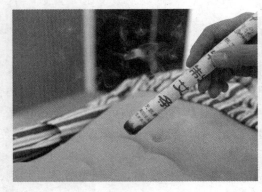

图4-2-1 温和灸

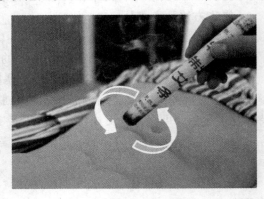

图4-2-2 回旋灸

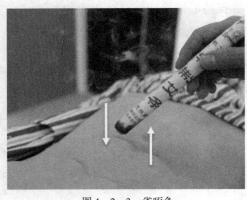

图4-2-3 雀啄灸

（3）雀啄灸 点燃艾条一端于穴位上方3cm高处，做一起一落，忽近忽远上下移动，如鸟雀啄食样（图4-2-3）。至皮肤红晕为度。

3. 观察 施灸过程中，询问患者有无不适感。如患者出现不适，应立即停止施灸，让患者平卧休息。

4. 整理 艾灸结束后，嘱患者休息片刻。整理物品，洗手。

5. 医嘱 嘱咐患者在治疗期间，应注意休息，并保持心情愉快，忌食生冷油腻等。

【注意事项】

1. 施灸部位：先灸头部、腰背部；后灸胸腹、四肢。

2. 治疗昏厥或局部知觉减退的患者或小儿时，医者将示、中两指置于施灸部位两侧，来测知患者的局部的受热程度，防止烫伤。

3. 施灸时注意观察艾条与所灸部位的距离，防止皮肤起疱。若局部出现小水疱，注意勿擦破，可自行吸收。若水疱较大，可用消毒的毫针刺破水疱，放出水液，或用无菌注射器抽出水液后，再涂红花油，覆盖消毒纱布，保持干燥，防止感染。

4. 以患者局部有温热感而无灼痛为宜。

5. 及时熄灭艾火，防止复燃，注意安全。

二、实按灸

【适应证】

适用于风寒湿痹、痿证及虚寒证。

【禁忌证】

1. 面部穴位、乳头、大血管等处不宜用此法。

2. 孕妇的腹部和腰骶部不宜施灸。

3. 实热证、阴虚发热者慎用。

【物品准备】

治疗盘、弯盘、雷火针、太乙神针、75% 乙醇消毒棉球、消毒干棉球、棉纸、火柴、污物缸等。

【操作方法及步骤】

1. 定位　选择合理体位，确定穴位，暴露施术部位。

2. 施灸　在施灸部位上铺 6～7 层棉纸或布，点燃艾条，对准穴位直按其上，稍停 1～2 秒，使热气透达深部，每次每穴按 7～10 下（图 4－2－4）。

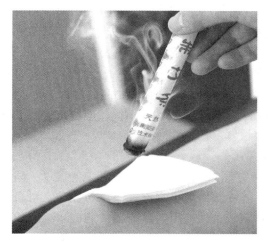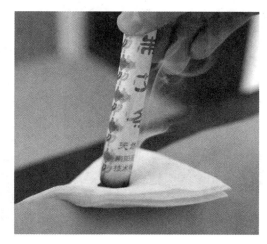

图 4－2－4　实按灸

3. 观察　施灸过程中，询问患者有无不适感。如患者出现不适，应立即停止施灸，让患者平卧休息。

4. 整理　艾灸结束后，嘱患者休息片刻。整理物品，洗手。

5. 医嘱　嘱咐患者在治疗期间，应注意休息，并保持心情愉快，忌食生冷油腻等。

【注意事项】

1. 施灸过程中，若艾火熄灭，可再点然艾条再按施术部位。

2. 施灸以患者局部皮肤红晕为度。

3. 及时熄灭艾火，防止复燃，注意安全。

第三节　温针灸法

【适应证】

适用于既需要留针而又适宜用艾灸的病证。

【禁忌证】

1. 面部穴位、乳头、大血管等处不宜用此法。

2. 孕妇的腹部和腰骶部不宜施灸。

3. 实热证、阴虚发热者慎用。

【物品准备】

治疗盘、弯盘、镊子、艾绒、艾条、毫针、75%乙醇消毒棉球、消毒干棉球、火柴、污物缸等。

【操作方法及步骤】

1. 定位　选择合理体位，确定穴位，暴露施术部位。

2. 消毒并针刺　用碘伏或75%乙醇棉球常规消毒穴位皮肤，将针刺入腧穴得气后，并给予适当的补泻手法。

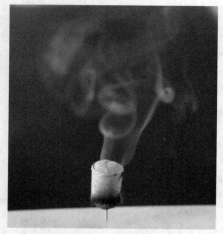

图4-3-1　温针灸

3. 施灸　留针时，将艾绒捏在针尾上，或用长1~2cm的艾条插在针尾上，点燃施灸（图4-3-1）。

4. 观察　施灸过程中，询问患者有无不适感。如出现不适，应立即停止施灸，让患者平卧休息。

5. 整理　待艾绒或艾条烧完后，除去灰烬，将针取出，并嘱患者休息片刻。整理物品，洗手。

6. 医嘱　嘱咐患者在治疗期间，应注意休息，并保持心情愉快，忌食生冷油腻等。

【注意事项】

1. 施灸过程中，密切观察所灸部位的温度，防止皮肤起疱。若局部出现小水疱，注意勿擦破，可自行吸收。若水疱较大，可用消毒的毫针刺破水疱，放出水液，或用无菌注射器抽出水液后，再涂红花油，覆盖消毒纱布，保持干燥，防止感染。

2. 针柄上的艾绒团必须捏紧，防止艾灰脱落灼伤皮肤或烧坏衣物。

3. 及时熄灭艾火，防止复燃，注意安全。

4. 所用针具严格消毒，防止感染。

第四节　灯火灸法

【适应证】

本法具有疏风解表、行气化痰、开窍熄风的功用，适用于小儿惊风、脐风、抽搐、昏迷、腮腺炎、急性扁桃体炎等。

【禁忌证】

1. 高热、烦渴、咯血等热盛者不宜用本法。

2. 动静脉浅表处、孕妇腹部不宜施灸。

【物品准备】

治疗盘、弯盘、镊子、灯芯草、麻油、甲紫（龙胆紫）、无菌纱布、消毒干棉球、酒精灯、污物缸等。

【操作方法及步骤】

1. 定位　选择烧灼部位，用甲紫在皮肤上作出标记，并嘱患者选择舒适体位。

2. 施灸　取长 10～15cm 灯芯草 1 根，蘸麻油少许，浸渍长 3～4cm，右手拇、示指捏住灯芯草下 1/3 处。点燃后迅速向选定部位点灸灼烧，一触即提，可听到"叭"的一响。如无此声，可重复 1 次。

3. 整理　施灸后，嘱患者休息片刻。整理物品，洗手。

4. 医嘱　嘱咐患者在治疗期间，应注意休息，并保持心情愉快，忌食生冷油腻等。

【注意事项】

1. 灯芯草蘸油不宜过多，否则易滴到患者身上，造成烧伤。

2. 幼儿、体弱以及敏感者，颜面部位施灸时点灼宜轻。

3. 灸后局部注意防止感染，一般不留瘢痕。

4. 及时灭火，防止复燃，注意安全。

第五章 拔罐技能

拔罐疗法是以罐为工具，利用燃烧、抽吸、挤压等方法排除罐内空气，造成负压，使罐吸附于体表腧穴或患处产生刺激，造成充血或瘀血，起到调整机体功能、祛除疾病作用，以防病治病的方法。

第一节 拔火罐

【适应证】

1. 内科疾病　感冒、咳嗽、肺痈、哮喘、心悸、不寐、多寐、健忘、百合病、胃脘痛、呕吐、反胃、呃逆、痞满、泄泻、便秘、腹痛、痿证、眩晕、胁痛、郁证、水肿、淋证、癃闭、遗尿、遗精、阳痿、阳强等。

2. 外科疾病　红丝疔、丹毒、有头疽、疖病、乳痈、脱肛、落枕、痹证等。

3. 妇科疾病　痛经、闭经、月经不调、带下病、妊娠呕吐、产后缺乳、脏躁、阴挺、阴吹、阴痒、不孕症、产后发热等。

4. 儿科疾病　小儿发热、小儿呕吐、小儿腹泻、小儿厌食、小儿夜啼、小儿遗尿、百日咳、腮腺炎等病症。

5. 皮肤科疾病　腰缠火丹、银屑病、牛皮癣、斑秃、湿疹、瘾疹、各种瘙痒症、漆疮、疥疮、白癜风等。

6. 五官科疾病　针眼、眼弦赤烂、流泪症、沙眼、目痒、目赤肿痛、目翳、鼻塞、鼻渊、咽喉肿痛、乳蛾、口疮、牙痛等。

【禁忌证】

1. 破伤风、狂犬病、癫痫等不宜拔罐。

2. 精神失常、精神病发作期不宜拔罐。

3. 身体极度消耗、恶性肿瘤中晚期不宜拔罐。

4. 皮肤易过敏、易起疱、易发红者，均不宜拔罐。

5. 孕妇下腹部及乳房部不宜拔罐。

6. 患者心、肾或呼吸功能衰竭者，不宜拔罐。

7. 血小板减少症、出血性疾病、白血病等不宜拔罐。

【物品准备】

治疗盘、弯盘、止血钳、玻璃罐、毫针、三棱针、凡士林、95%乙醇棉球、消毒干棉球、棉签、打火机、酒精灯、污物缸等。

【操作方法及步骤】

1. 选择罐具　根据患者的施术部位选择玻璃罐的大小，并检查罐口有无缺损、裂缝等情况，以免伤及患者。

2. 定位　根据患者的病情，选择合理体位，充分暴露拔罐部位。以患者感到舒适自然、可持久留罐为原则。

3. 点火

（1）闪火法　用止血钳夹95%乙醇棉球点燃，深入罐内绕1～3圈后，将火退出，迅速将罐子扣在应拔部位上（图5－1－1）。此法因罐内无火，比较安全，是最常用的拔罐方法。但需注意切勿将罐口烧热，以免烫伤皮肤。

（2）投火法　将易燃纸片或棉花，点燃后投入罐内，趁火旺时将罐迅速扣在应拔的部位，即可吸附在皮肤上。此法由于罐内有易燃物质，容易落下烫伤皮肤，故适用于侧面横拔。

（3）贴棉法　取直径1～2cm脱脂棉，蘸少量95%乙醇后，紧贴在罐内壁的中下段或罐底，用火点燃后，将罐子迅速扣在应拔的部位上。

（4）架火法　将小瓶盖放在应拔部位上，上置小块95%乙醇棉球，点燃后迅速将罐子扣上。这种方法吸附力强。

（5）滴酒法　将95%乙醇滴入罐内1～3滴，沿罐内壁摇匀，用火点燃后，迅速将罐子扣在应拔的部位上。切勿滴酒过多，以免拔罐时流出，烧伤皮肤。

4. 拔罐

（1）留罐法　又称坐罐法，即将罐吸附在体表后，使罐子吸拔留置于施术部位10～15分钟，然后将罐起下（图5－1－2）。此法是常用的一种方法，一般疾病均可应用，而且单罐、多罐皆可应用。

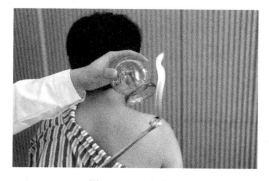

图5－1－1　闪火法

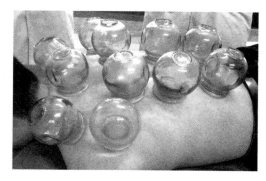

图5－1－2　留罐法

（2）闪罐法　指将罐吸拔在应拔部位后，立即起下，如此反复多次地拔住起下，起下拔住，直至皮肤潮红、充血或瘀血为度。多用于局部皮肤麻木、疼痛或功能减退等疾患，尤其适用于不宜留罐的患者，如小儿、年轻女性的面部。

（3）走罐法　亦称推罐法，即拔罐时先在所拔部位的皮肤或罐口上，涂一层凡士林等润滑剂，再将罐吸住。然后，医者用手握罐体，均匀用力，将罐沿着一定的路线往返推动，直至走罐部位的皮肤红润、充血，甚或瘀血时，将罐起下（图5－1－3）。此法适宜于面积较大、肌肉丰厚部位，如脊背、腰臀、大腿等部位。

（4）刺血拔罐法　又称刺络拔罐法，即在应拔部位的皮肤消毒后，用三棱针点刺出血或用皮肤针叩刺出血后，再将火罐吸拔于点刺的部位，以加强刺血治疗的效果。一般刺血后拔罐留置10～15分钟，多用于治疗丹毒、急慢性软组织损伤、痤疮等。

（5）留针拔罐法　简称针罐法，即在针刺留针时，将罐拔在以针为中心的部位上，持续10～15分钟，待皮肤红润、充血或瘀血时，将罐起下，然后将针起出（图5－1－4）。此法能起到针罐配合的作用。

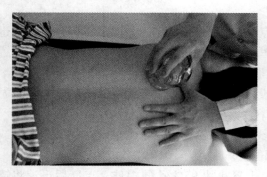
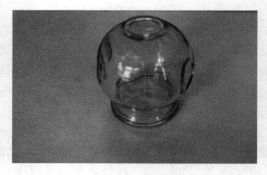

图5－1－3　走罐法　　　　　　　　　　　　　　　图5－1－4　留针拔罐

5. 观察　拔火罐过程中，询问患者有无不适感。若出现疼痛、过紧，应及时起罐。

6. 起罐　用左手夹住火罐，右手拇指或示指按压罐口边缘的皮肤，使空气进入罐内，即可将罐取下。

7. 整理　起罐后，如现小水疱可任其自行吸收，仅敷以消毒纱布，防止擦破即可。当水疱较大时，用消毒针将水疱刺破放出水液，涂以甲紫。若出血应用棉球擦拭干净。若皮肤破损，应常规消毒，并用无菌敷料覆盖。整理物品，洗手。

8. 医嘱　拔罐后，嘱患者休息片刻才能离开治疗室。并嘱咐患者拔罐治疗期间，应注意休息，不能抓挠施术部位。

【注意事项】

1. 起罐时，若罐吸附力过强，切不可用力猛拔，以免擦伤皮肤。

2. 拔罐时要选择适当的体位和肌肉丰满的部位。若体位不当、有所移动或骨骼凸凹不平、毛发较多的部位，均不可用。

3. 拔罐时要根据所拔部位的面积大小而选择大小适宜的罐。动作必须迅速，才能使罐拔紧，吸附有力。

4. 拔罐时注意勿灼烧或烫伤皮肤，防止因烫伤或留罐时间太长而致皮肤起疱。

5. 皮肤有过敏、溃疡、水肿及大血管分布部位，不宜拔罐。高热抽搐者，以及孕妇的腹部、腰骶部，亦不宜拔罐。

第二节　拔水罐

【适应证】

适应证同拔火罐。

【禁忌证】

禁忌证同拔火罐。

【物品准备】

治疗盘、弯盘、镊子、竹罐、干毛巾、消毒干棉球、棉签、污物缸等。

【操作方法及步骤】

1. 选择罐具 根据需拔罐的部位选择竹罐的大小，并检查罐口有无缺损、裂缝等情况。

2. 定位 根据患者的病情，选择合理体位，暴露拔罐部位。

3. 拔罐

（1）水煮法 将竹罐放入水中煮沸 2~3 分钟，然后用镊子将罐倒置夹起，迅速用干毛巾捂住罐口片刻，吸去水液，立即将罐扣在应拔部位（图 5-2-1）。此法消毒彻底，温热作用强，适用于任何部位拔留罐、排罐。

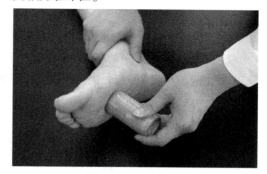

图 5-2-1 水煮法

（2）蒸汽法 将适量水在小水壶内煮沸，至水蒸气从壶嘴或套于壶嘴的皮管内大量喷出时，将壶嘴或皮管插入罐内 2~3 秒后取出，迅速扣于吸拔部位。

4. 观察 拔罐过程中，询问患者有无不适感。若出现疼痛、过紧，应及时起罐。

5. 起罐 若吸拔部位呈水平面，应先将拔罐部位调整为侧面。左手夹住竹罐，右手拇指或示指在罐口旁边按压一下，使空气进入罐内，即可将罐取下。

6. 整理 起罐后，用消毒棉球轻轻擦拭拔罐部位紫红色罐斑上的小水珠，并嘱患者休息片刻。整理物品，洗手。

7. 医嘱 嘱咐患者不可抓挠施术部位，并注意休息。

【注意事项】

1. 起罐时，若罐吸附力过强时，切不可用力猛拔，以免擦伤皮肤。

2. 拔罐时要选择适当的体位和肌肉丰满的部位。若体位不当、有所移动或骨骼凸凹不平、毛发较多的部位，均不可用。

3. 拔罐时要根据所拔部位的面积大小而选择大小适宜的罐。动作必须迅速，才能使罐拔紧，吸附有力。

4. 拔罐时注意勿烫伤皮肤，防止因烫伤或留罐时间太长而致皮肤起疱。

5. 皮肤有过敏、溃疡、水肿及大血管分布部位，不宜拔罐。高热抽搐者，以及孕妇的腹部、腰骶部，亦不宜拔罐。

第六章 推拿技能

推拿是以现代医学的神经、循环、内分泌、消化、运动等系统的解剖生理学为基础，在中医理论的指导下，运用推、拿、按、摩、揉、捏、点、拍等形式多样的手法，对患者的某些特定部位施加压力、摩擦力和振动等刺激，以达到治疗疾病的目的。

【适应证】

推拿的治疗范围广，随着推拿学科的迅速发展，推拿的适应证也在逐渐扩大。

1. 运动系统疾病　各种扭挫伤、肩关节周围炎、肱骨外上髁炎、肱骨内上髁炎、桡骨茎突狭窄性腱鞘炎、桡侧腕伸肌肌腱周围炎、腕部腱鞘囊肿、胸椎小关节紊乱症、腰椎后关节紊乱症、胸肋关节紊乱症、腰椎间盘突出症、梨状肌损伤综合征、臀上皮神经损伤综合征、臀大肌损伤症、膝关节侧副韧带损伤症、髌骨软化症、髌腱周围炎等。

2. 消化系统疾病　胃脘痛、胃下垂、呕吐、泄泻、便秘、腹痛、胃肠神经官能症等。

3. 呼吸系统疾病　呼吸道感染、慢性鼻炎、支气管哮喘等。

4. 神经系统疾病　头痛、失眠、眩晕、记忆力下降、脑血管意外后遗症、肋间神经痛、三叉神经痛等。

【禁忌证】

1. 急腹症、严重创伤性疾患、休克、由化脓菌或结核菌引起的运动器官的疾病不宜推拿。

2. 肿瘤局部、出血性疾病、皮肤破溃部位、传染病不宜推拿。

3. 妊娠腹部及腰骶部禁用本法。

4. 危重的心、脑、肝、肾的病变及合并症不宜推拿。

【物品准备】

治疗巾、大毛巾、介质（如葱油、麻油、冬青膏、红花油等）。

【操作步骤】

1. 推拿前准备　向患者解释推拿的作用、方法，以取得合作。腰腹部推拿时，嘱患者排空小便。

2. 体位　选择合理体位，松开衣着，充分暴露施术部位。冬季注意保暖。

3. 推拿手法　根据患者疾病情况准确取穴，并选用适宜的手法和刺激强度进行推拿。具体详见临床常用推拿手法。

4. 观察　操作过程中，随时观察患者的一般情况，若有不适，随时调整力度或停止操作，以免发生意外。

5. 整理　操作后协助患者穿着衣服，安排舒适体位。

6. 医嘱　嘱咐患者在治疗期间，应注意休息，并保持心情愉快，饮食宜清淡。

【临床常用推拿手法】

1. 㨰法

（1）操作方法

1）鱼际㨰法：拇指自然伸直，余指自然屈伸，无名指与小指的掌指关节屈曲约90°，余指屈曲的角度则依次减小，手背沿掌横弓排列呈弧面，以第五掌指关节背侧为吸定点吸附于体表施术部位上。以肘关节为支点，前臂主动做推旋运动，带动腕关节做较大幅度的屈伸活动，使小鱼际和手背尺侧部在施术部位上持续不断地来回㨰动（图6-1）。

2）立㨰法：用小指、无名指、中指背侧及其掌指关节着力于治疗部位，肘关节伸直，靠前臂的旋转及腕关节的屈伸，使产生的力持续地作用在治疗部位上（图6-2）。

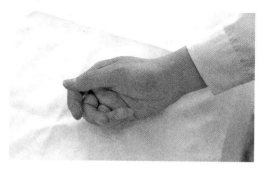

图6-1 鱼际㨰法

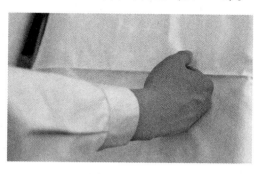

图6-2 立㨰法

3）拳㨰法：拇指自然伸直，余指半握空拳状，以示指、中指、无名指和小指的第一节指背着力于施术部位上。肘关节屈曲20°~40°，前臂主动施力，在无旋前圆肌参与的情况下，单纯进行推拉摆动，带动腕关节做无尺、桡侧偏移的屈伸活动，使示指、中指、无名指和小指的第一节指背、掌指关节背侧、指间关节背侧为㨰动着力面，在施术部位上进行持续不断地㨰动（图6-3）。

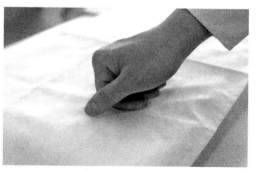

图6-3 拳㨰法

（2）操作要点

1）肩关节放松下垂，垂肘，肘关节自然屈曲120°~140°，上臂中段距胸壁一拳左右，腕关节、示指放松，手指自然弯曲，不能过度屈曲或挺直。

2）操作过程中，腕关节屈伸幅度应在120°左右（即前至极限时屈腕约80°，回至极限时伸腕约40°）。

3）㨰法对体表产生轻重交替的刺激，前和回时着力轻重之比为3:1，即"㨰三回一"。

4）手法频率每分钟120~160次。

2. 一指禅推法

（1）操作方法

1）指端一指禅推法：以拇指指端着力于治疗部位，通过指间关节的屈伸和腕关节的摆动，使产生的力持续地作用在治疗部位上（图6-4）。在操作时要求沉肩、垂肘、悬腕、掌虚、指实、紧推、慢移。

2）偏峰—指禅推法：以拇指的偏峰着力于治疗部位，通过指间关节的屈伸和腕关节的摆动，使产生的力持续地作用在治疗部位上（图6-5）。在操作时要求沉肩、垂肘、紧推、慢移。

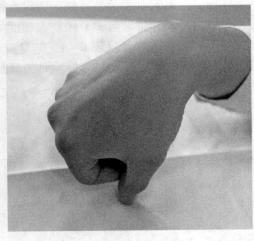

图6-4　指端—指禅推法

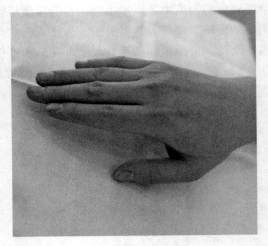

图6-5　偏峰—指禅推法

3）罗纹面—指禅推法：用拇指的罗纹面着力于治疗部位，其余四指附着于肢体的另一侧，通过指间关节的屈伸和腕关节的摆动，使产生的力持续地作用在治疗部位上（图6-6）。在操作时要求沉肩、垂肘、掌虚、指实、紧推、慢移。

4）跪推法：以拇指指间关节的背侧着力于治疗部位，通过腕关节的摆动使产生的力持续地作用在治疗部位上（图6-7）。在操作时要求沉肩、垂肘、悬腕、掌虚、指实、紧推、慢移。

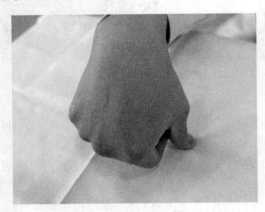

图6-6　罗纹面—指禅推法

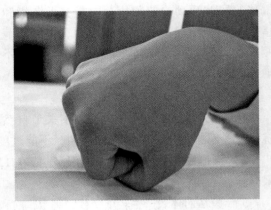

图6-7　跪推法

（2）操作要点

1）沉肩：肩关节放松，不要耸起，不要外展。

2）垂肘：肘部自然下垂。

3）悬腕：腕关节自然屈曲。

4）掌虚：半握拳，拇指指间关节的掌侧与示指远节的桡侧轻轻接触。

5）指实：着力部位要吸定在治疗部位上。

6）紧推：是指摆动的频率略快，一般每分钟140次左右。

7）慢移：是指从一个治疗点到另一个治疗点时应缓慢移动。

3. 揉法

（1）操作方法

1）指揉法：用指端着力于治疗部位，做轻柔、缓和的环旋活动（图6-8）。

2）掌揉法：用掌着力于治疗部位，做轻柔、缓和的环旋活动（图6-9）。

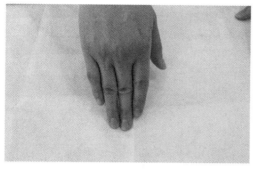

图6-8　指揉法　　　　　　　　　　　　　图6-9　掌揉法

3）鱼际揉法：用大鱼际或小鱼际着力于治疗部位，做轻柔、缓和的环旋活动（图6-10）。

4）掌根揉法：用掌根着力于治疗部位，做轻柔、缓和的环旋活动（图6-11）。

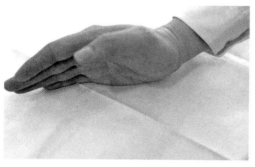
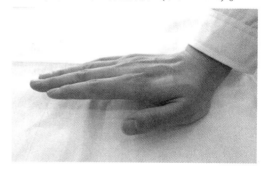

图6-10　鱼际揉法　　　　　　　　　　　　图6-11　掌根揉法

5）前臂揉法：用前臂的尺侧着力于治疗部位，做环旋揉动（图6-12）。

6）肘揉法：用尺骨鹰嘴着力于治疗部位，做环旋揉动（图6-13）。

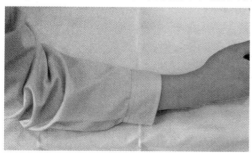
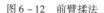
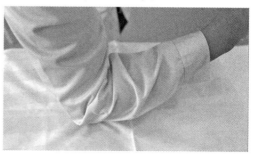

图6-12　前臂揉法　　　　　　　　　　　　图6-13　肘揉法

（2）操作要点

1）以肢体近端带动远端做小幅度的环旋揉动。

2）着力部位要吸定于治疗部位，并带动深层组织。

3）压力要均匀，动作要协调且有节律。

4）揉动的幅度要适中，不宜过大或过小。

4. 摩法

（1）操作方法

1）掌摩法：以掌置于腹部，做环形而有节律的抚摩，亦称摩腹（图6-14）。在摩腹时，常按如下顺序进行：胃脘部→上腹→脐→小腹→右下腹→右上腹→左上腹→左下腹。

2）指摩法：以示指、中指、无名指、小指指腹附着在治疗部位上，做环形而有节律的抚摩（图6-15）。本法用于面部、胸部或某些穴位。

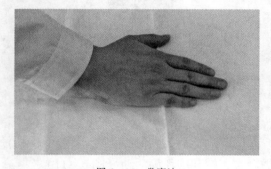
图6-14 掌摩法

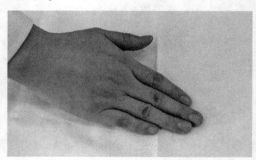
图6-15 指摩法

（2）操作要点

1）上肢及腕掌放松，轻放于治疗部位。

2）前臂带动腕及着力部位做环旋活动。

3）动作要缓和协调。

4）用力宜轻不宜重，速度宜缓不宜急。

5. 推法

（1）操作方法

1）掌推法：用掌着力于治疗部位上，进行单方向的直线推动。推动时应轻而不浮，重而不滞（图6-16）。本法多用于背部、胸腹部、季肋部、下肢部。

2）指推法：用指着力于治疗部位上，进行单方向的直线推动（图6-17）。本法用于肌腱及腱鞘部位。

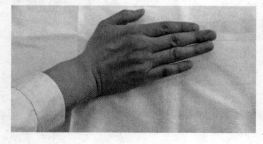
图6-16 掌推法

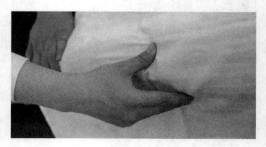
图6-17 指推法

3）肘推法：用肘着力于治疗部位上，进行单方向的直线推动（图 6 - 18）。本法用于脊柱两侧。

4）拇指分推法：以两手拇指的桡侧置于前额部位，自前额正中线向两旁分推（图 6 - 19）。也可用于上胸部。

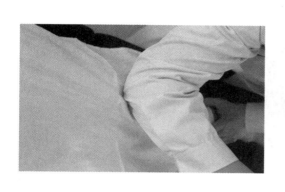

图 6 - 18　肘推法

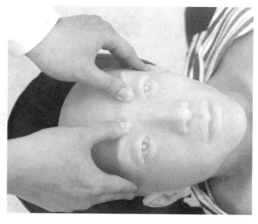

图 6 - 19　拇指分推法

（2）操作要点

1）着力部位要紧贴皮肤，压力适中，做到轻而不浮，重而不滞。

2）应参考经络走行方向及血液运行方向推动。

3）速度要均匀。

4）掌推法在操作时应手指在前，掌根在后。

6. 按法

（1）操作方法

1）掌按法：以掌着力于治疗部位，垂直向下按压（图 6 - 20）。本法多与其他手法结合应用，如与揉法结合应用称为按揉，与摩法结合应用称为按摩。

2）指按法：以指着力于治疗部位，垂直向下按压（图 6 - 21）。

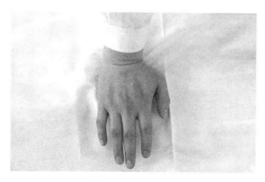

图 6 - 20　掌按法

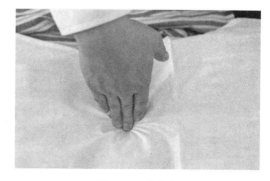

图 6 - 21　指按法

（2）操作要点

1）操作时应逐渐用力。

2）垂直向下用力。

7. 拿法

（1）操作方法　拇指与其余四指对合呈钳形，施以夹力，以掌指关节的屈伸运动所产生的力，捏拿治疗部位，即捏而提起称为拿（图6-22）。

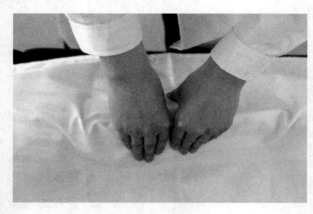

图6-22　拿法

（2）操作要点

1）前臂放松，手掌空虚。

2）捏拿方向与肌腹垂直。

3）动作要有连贯性。

4）用力由轻到重，不可突然用力。

5）以掌指关节运动为主捏拿肌腹，指间关节不动。

【注意事项】

1. 操作前应剪短指甲，洗手，以防损伤患者皮肤。

2. 操作时用力要均匀、柔和、有力、持久，禁用暴力。

第七章　刮痧技能

刮痧是以经络学说为理论基础，选用相应的刮具在人体肌肤表面一定部位进行刮拭的方法。刮痧刮拭的是经脉功能活动反应的局部，刮拭后汗孔开泄，促进邪气外排。同时又可以疏通经络、宣通气血、振奋阳气、活血化瘀、调理脏腑，从而恢复人体自身的愈病能力。

【适应证】

1. 内科疾病　感受风寒、暑湿之邪引起的感冒发热、头痛、咳嗽、呕吐、腹泻以及高温中暑等；急慢性支气管炎、肺部感染、哮喘；心脑血管疾病；急慢性胃炎、肠炎、便秘；高血压病、眩晕；糖尿病、甲状腺病、胆囊炎、肝炎；各种神经痛、痉挛性疼痛等。

2. 外科疾病　以疼痛为主要症状的各种外科病症，如急性扭伤、各种软组织疼痛、各种骨关节疾病、坐骨神经痛、风湿性关节炎、骨质增生等。

3. 儿科疾病　营养不良、食欲不振、生长发育迟缓、小儿腹泻等。

4. 五官科疾病　鼻炎、鼻窦炎、咽炎、视力减退、弱视、青少年假性近视、急性结膜炎、耳鸣等。

5. 妇科疾病　痛经、闭经、月经不调、乳腺增生、产后病等。

6. 其他各科疾病　皮肤瘙痒症、荨麻疹、痤疮、湿疹、失眠、癫痫、精神分裂等。

【禁忌证】

1. 有出血倾向的疾病，如血小板减少、白血病等需慎刮，宜用轻手法补刮，病情严重者禁刮。

2. 孕妇的腹部、腰骶部，妇女的乳头禁刮。

3. 小儿囟门未合时，头部禁刮。

4. 皮肤过敏、皮肤破损溃疡、疮疡、未愈合的伤口或外伤骨折处禁刮。

5. 原因不明的肿块及恶性肿瘤部位禁刮。

6. 久病年老、极度虚弱消瘦者慎刮（用轻手法刮拭）。

7. 患有重度的心脏病而出现心力衰竭者、肾脏病出现肾功能衰竭者、肝硬化腹水者的腹部、全身重度浮肿者，禁忌刮痧。

8. 大血管显现处禁用重刮，可用棱角避开血管用轻手法刮拭。下肢静脉曲张、下肢浮肿的患者，刮拭方向应从下向上刮，用轻手法刮拭。

9. 眼、耳孔、鼻、舌、口唇等五官处及前后二阴、脐部（神阙穴）禁刮。

10. 醉酒、过饥、过饱、过渴、过度疲劳者禁刮，以免出现晕刮现象。

【物品准备】

治疗盘、刮痧板、刮痧油、治疗碗（内盛少量清水）、95%乙醇棉球、消毒干棉球、棉签、污物缸等。

【基本手法】

1. 拿刮板法　用手掌握着刮板，治疗时刮板厚的一面对手掌，保健时刮板薄的一面对手掌。

2. 刮拭角度　刮痧板与刮拭方向应保持45°～90°进行刮痧。

3. 刮拭方法

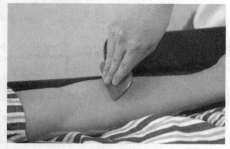

图7-1　面刮法

（1）面刮法　用手持刮板，刮拭时用刮板的1/3边缘接触皮肤，刮板向刮拭的方向倾斜45°左右的角度，利用腕力多次向同一方向刮拭，有一定刮拭长度（图7-1）。这种手法适用于身体比较平坦部位的经络和穴位。

（2）角刮法　用刮板角部在穴位上自上而下刮拭，刮板面与刮拭皮肤呈45°倾斜（图7-2）。这种刮法多用于肩部肩贞穴、胸部中府、云门穴等。

（3）点按法　用刮板角与穴位呈90°垂直，由轻到重，逐渐加力，片刻后猛然抬起，使肌肉复原，多次重复，手法连贯（图7-3）。这种手法适用于无骨骼的软组织处和骨骼凹陷部位，如人中穴、膝眼穴等。

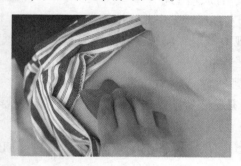

图7-2　角刮法

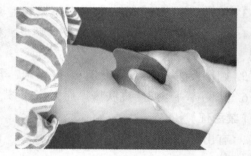

图7-3　点按法

（4）拍打法　用刮板一端的平面拍打体表部位的经穴（图7-4）。此法多在四肢特别是肘窝和腘窝进行，重拍时一定要在拍打部位先涂刮痧活血剂，用于治疗四肢麻木等。

（5）疏理经气法　按经络走向，用刮板自下而上或自上而下循经刮拭，用力轻柔均匀，平稳和缓，连续不断（图7-5）。刮拭面宜长，一般从肘膝关节部位刮至指趾尖。常用于治疗刮痧结束后或保健刮痧时对经络进行整体调理，松弛肌肉，消除疲劳。

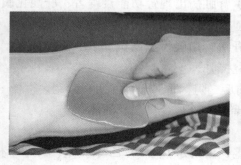

图7-4　拍打法

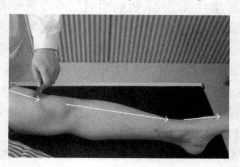

图7-5　疏理经气法

5. 补泻手法 补刮、泻刮、平补平泻刮法主要根据刮痧的力量和速度来区分（表7-1）。

表7-1-1 刮痧的补泻手法

手法	力量	速度（频率）	临床应用
补法	小	慢	年老、体弱、久病、重病或形体瘦弱之虚证
泻法	大	快	年轻、体壮、新病、急病或形体壮实的实证
平补平泻法	大	慢	正常人保健或虚实兼见证
	小	快	
	中等	中等	

6. 刮拭要领

（1）按压力 刮痧时除向刮拭方向用力外，更重要的是要有对肌肤向下的按压力，因为经脉和穴位在人体有一定的深度，需使刮拭的作用力传导到深层组织，才有治疗作用。

（2）点、面、线相结合 点、面、线相结合的刮拭方法，是在疏通经脉的同时，加强重点穴位的刺激，并掌握一定的刮拭宽度，便于正确地包含经络。

（3）刮拭长度 在刮拭经络时，应有一定的刮拭长度，用力要均匀（包括上下、内外、左右）。一般需一个部位刮拭完毕后，再刮拭另一个部位。

【操作步骤】

1. 刮拭前准备

（1）询问病情 详细询问病情，明确临床诊断，确定待刮拭部位和选用刮拭的手法。

（2）检查用品 仔细检查刮痧板边缘是否清洁，边缘是否有裂口，刮痧活血剂是否准备好。

2. 体位 选择合理体位，松开衣着，暴露刮痧部位，保暖。

3. 刮拭

（1）在需要刮拭的皮肤上涂活血剂。

（2）手握刮痧板，沿经络循行部位多次向同一方向刮拭，刮力均匀，每条经络或穴区刮拭20~30次，刮拭完一个部位再刮另一部位。

（3）刮拭顺序为头部、颈部、背部（胸椎部、腰椎部、骶椎部）、胸部、腹部、上肢（内侧、外侧）、下肢（内侧、外侧、后侧）。具体操作方法见人体各部位的刮痧方法。

4. 医患交流 刮拭过程中，询问患者有无不适感。若患者出现面色苍白、头晕目眩等现象，应参照刮痧异常反应处理中的办法进行处理。

5. 刮痧时间 用泻法或平补平泻的手法进行刮痧，每个部位的操作时间为3~5分钟，补法刮拭每个部位的时间为5~10分钟。通常一位患者选3~5个部位，刮痧时间不超过25分钟。对于保健刮痧无时间限制，以自我感觉满意、舒服为原则。

6. 刮痧次数 两次刮痧时间间隔3~7天，以皮肤上痧斑完全消退，刮拭部位的皮肤无痛感为准。一般3~5次为1疗程。

7. 刮后处理 刮拭结束后，用毛巾擦拭刮痧活血剂，或用手掌按摩刮拭部位以促进活血剂的吸收。患者出痧后，嘱其饮一杯温开水，并休息15~20分钟方可离开。

8. 医嘱 嘱咐患者在刮痧治疗期间，应注意休息，并保持心情愉快，饮食宜清淡、易消化，忌生冷油腻之品。

【人体各部位的刮痧方法】

1. 头部

（1）头部的刮痧法（图7-6）

1）刮拭头部两侧：角刮太阳穴。从头部两侧太阳穴开始至风池穴。

2）刮拭前头部：从百会穴开始至前发际。

3）刮拭后头部，从百会穴开始至后颈部发际，角刮风池穴。

4）刮拭全头部：以百会穴为中心，呈放射状向全头发际处刮拭。经过全头穴位和运动区、语言区、感觉区等。

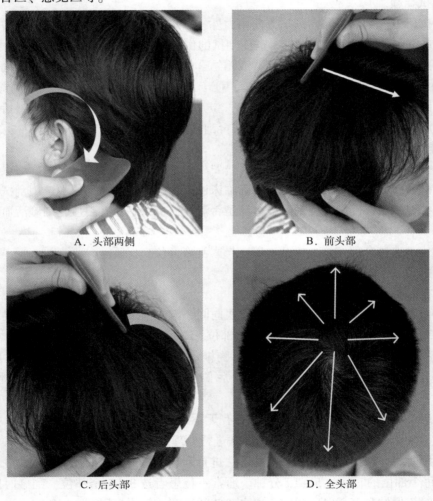

A. 头部两侧　　　　　　　　　　B. 前头部

C. 后头部　　　　　　　　　　D. 全头部

图7-6　头部的刮痧法

（2）主治病证　有醒脑开窍，疏通全身阳气的作用。可预防和治疗高血压、眩晕、神经衰弱、脑血管意外后遗症、失眠、感冒、脱发等证。

（3）注意事项　头部有头发覆盖，需在头发上面用刮板刮拭，不必涂刮痧润滑剂。手法采用平补平泻法。若局部有酸、麻、胀、痛等感觉，为正常现象，坚持刮拭可消失。进行刮痧时宜双手配合，一手扶患者头部，一手刮拭，以保持头部稳定。

2. 面部

（1）面部刮痧法（图7-7）

1）刮拭前额部：从前额正中线分开，两侧分别由内向外刮拭额头与双眉。

2）刮拭两颧部：分别由内向外刮拭。

3）刮拭下颌部：分别由内向外上刮拭。

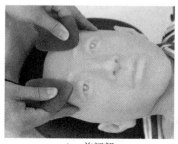 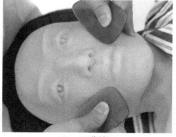 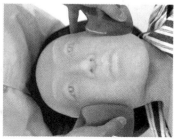

A. 前额部　　　　　　　　　B. 两颧部　　　　　　　　　C. 下颌部

图7-7　面部刮痧法

（2）主治病证　常刮面部有养颜、祛斑、美容的功效，并可防治颜面五官的病证，如面瘫、三叉神经痛、眼病、鼻病、耳病、口腔疾病及防衰美容等。

（3）注意事项　面部刮痧不需涂抹活血剂，若需湿润可用水蒸气或温热的清水；通常用补刮，禁用泻刮，以疏通经络和促进气血循环为目的，不必出痧；如遇有炎症则在刮痧板上涂活血剂，采用平补平泻手法刮出一点痧来。面部刮痧宜采用时间短、力量轻而次数多，即一天数次的刮拭方法。

3. 颈部

（1）颈部刮痧法（图7-8）

1）刮拭颈部正中线：刮督脉颈项部分，从哑门穴刮到大椎穴。

2）刮拭颈部两侧到肩：从风池穴开始经肩井穴、巨骨穴。

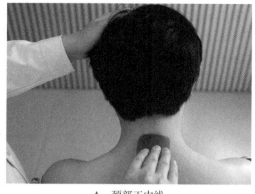 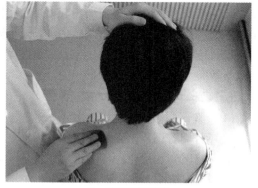

A. 颈部正中线　　　　　　　　　　　B. 颈部两侧到肩

图7-8　颈部刮痧法

（2）主治病症　人体颈部是六条阳经和督脉的必经之路，所以经常刮拭颈部，可主治颈、项病变和头脑、眼睛、咽喉等病症，如颈椎病、感冒、头痛、近视、咽炎等。常刮拭颈部还可消除疲劳。

（3）注意事项 颈部正中线高骨为大椎穴，用力要轻柔，用补法，不可用力过重。如患者颈椎棘突突出，可用刮板棱角点按在两棘突之间刮拭；刮颈两侧至肩上时，一般应尽量拉长刮拭，即从风池穴一直到肩井穴附近，应一次到位，中间不要停顿。颈部到肩上的肌肉较丰厚，用力可稍重，一般用平补平泻手法较多，即用力重、速度慢的手法。

4. 背部

（1）背部刮痧法（图7-9）

1）刮拭背部正中线：刮拭督脉（胸椎、腰椎和骶椎循行部分），从大椎刮至长强。

2）刮拭背部两侧：刮拭背部脊椎旁开1.5寸和3寸位置的足太阳膀胱经循行的路线。

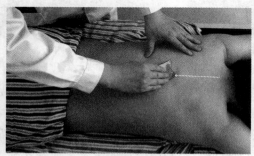 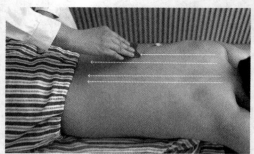

A. 背部正中线　　　　　　　　　　　　　　　B. 背部两侧

图7-9　背部刮痧法

（2）主治病证 刮拭背部可以治疗全身五脏六腑的病证。如刮拭心俞穴可治疗心脏疾病，如冠心病、心绞痛、心肌梗死、心律不齐、高血压、低血压等，刮拭肺俞穴可治疗肺脏疾病如支气管哮喘、肺气肿等。常刮脊背部，可促使儿童增高，改善体质。

（3）注意事项 背部正中线（督脉）刮拭时，手法应轻柔（用补法），不可用力过大，以免伤及脊椎。身体瘦弱脊椎棘突突出者，可由上而下沿棘突两侧（棘突旁开0.5寸处的华佗夹脊穴）刮拭，并用刮板棱角点按两棘突之间刮拭。背部两侧刮拭可视患者体质、病情用泻刮或平补平泻的刮法，用力均匀，尽量拉长刮拭；如遇心肌梗死、呼吸困难等需急救时采用泻刮手法。

5. 胸部

（1）胸部刮痧法（图7-10）

1）刮拭胸部正中线：胸部正中线亦是任脉胸部循行部位，刮拭时从天突穴经膻中穴向下刮至鸠尾穴，由上而下刮拭。

2）刮拭胸部两侧：从正中线由内向外刮，先左后右，用刮板整个边缘由内向外沿肋骨走向刮拭。

（2）主治病证 刮拭胸部主治心、肺疾病，如治疗冠心病、心绞痛、心律不齐、慢性支气管炎、支气管哮喘、肺气肿等。另外可治疗和预防妇女乳腺小叶增生、乳腺炎、乳腺癌等。

（3）注意事项 刮拭胸部正中线时应用力轻柔，不可用力过大。胸部两侧刮拭一般采用平补平泻的刮法。对于久病、体弱、胸部肌肉瘦削的患者，刮拭时可用刮痧板棱角沿肋间隙刮拭。此外妇女乳头部禁刮。

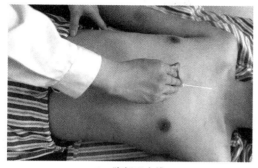
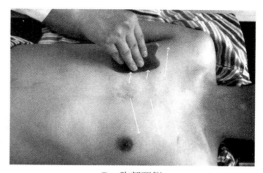

A. 胸部正中线 　　　　　　　　　　　　　 B. 胸部两侧

图 7 - 10　胸部刮痧法

6. 腹部

（1）腹部刮痧法（图 7 - 11）

1）刮拭腹部正中线：腹部正中线亦是任脉循行部位，刮拭时从鸠尾穴至水分穴，从阴交穴至曲骨穴。

2）刮拭腹部两侧：从上至下刮拭。

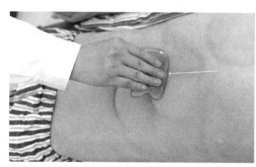
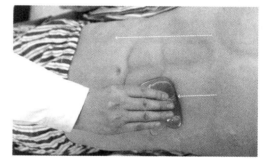

A. 腹部正中线 　　　　　　　　　　　　　 B. 腹部两侧

图 7 - 11　腹部刮痧法

（2）主治病证　刮拭腹部主治肝胆、脾胃、肾、膀胱、大肠、小肠病变，以及妇科疾病等。如胆囊炎、慢性肝炎、胃与十二指肠溃疡、消化不良、慢性肾炎、前列腺炎、便秘、泄泻、月经不调、卵巢囊肿、更年期综合征、不孕症等。

（3）注意事项　空腹或饭后半小时以内禁在腹部刮拭。脐中即神阙穴禁涂油和刮痧。肝硬化腹水、胃出血、腹部新近手术、肠穿孔等患者禁刮腹部。

7. 四肢的刮法

（1）四肢刮痧法（图 7 - 12，图 7 - 13）

1）刮拭上肢内侧部：从上向下经过手三阴经即手太阴肺经、手厥阴心包经、手少阴心经刮拭。

2）刮拭上肢外侧部：从上向下经过手三阳经即手阳明大肠经、手少阳三焦经、手太阳小肠经刮拭。

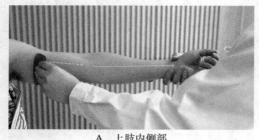

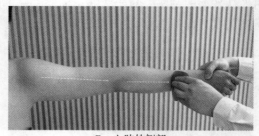

A. 上肢内侧部　　　　　　　　　　　B. 上肢外侧部

图 7 - 12　上肢刮痧法

3）刮拭下肢内侧部：从上向下经过足三阴经即足太阴脾经、足厥阴肝经、足少阴肾经刮拭。

4）刮拭下肢前面部、外侧部、后面部：从上向下经过足阳明胃经、足少阳胆经、足太阳膀胱经刮拭。

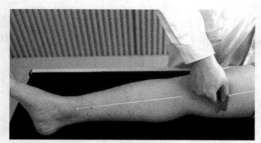

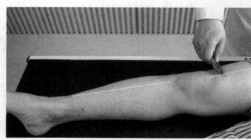

A. 下肢内侧部　　　　　　　　　　　B. 下肢前面部

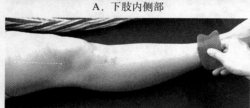

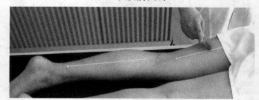

C. 下肢外侧部　　　　　　　　　　　D. 下肢后面部

图 7 - 13　下肢刮痧法

（2）主治病证　四肢刮痧可主治全身病证，如手太阴肺经主治肺脏病证，足阳明胃经主治消化系统病证等，四肢肘膝以下五输穴可主治全身疾病。此外，还有四肢麻木、肿胀、关节炎等。

（3）注意事项　四肢刮拭应尽量拉长，遇关节部位不可强力重刮。四肢皮下不明原因的包块、感染病灶、皮肤破溃、痣瘤等处，应避开刮拭。四肢多见的急性骨关节创伤、挫伤之处，不宜刮痧。下肢静脉曲张、水肿患者，刮痧时应从下向上刮拭。

【注意事项】

1. 刮痧治疗时，应注意室内保暖，冬季应避寒、避风，夏季应避免风扇直吹刮拭部位。

2. 刮痧后喝一杯温开水，以补充体内消耗的津液，促进新陈代谢。

3. 体弱年迈、年幼、特别紧张的患者，宜用补法刮拭。随时注意观察患者的面部表情及全身情况，以便及时发现和处理意外情况。

4. 病情重、病灶深，但体质好或是疼痛性疾病患者，刮痧宜用泻法或平补平泻法刮拭。病情轻、病灶浅，但体质较差的患者，刮痧宜用补法。冬季或天气寒冷时刮痧时间宜长，夏季或天气热时则刮痧时间宜缩短。

5. 本次刮痧与前次刮痧应间隔 3～7 天，以皮肤痧退为准。不宜在原处进行再次刮痧。两次刮痧间隔时间中可以进行补刮，以加强退痧的作用。

6. 对糖尿病、下肢静脉曲张患者，慎刮。

7. 血小板低下者、病危患者需谨慎刮拭，以补刮为主。

8. 不宜使用其他代用品刮痧，如铜钱、塑料品、红花油等。

【刮痧后的正常反应及异常情况处理】

1. 正常反应　皮肤有明显的发热感觉，并在皮肤表面出现红、紫、黑斑及黑疱的现象，称为"出痧"，数天后可自行消失，无需做任何处理，出痧后 1～2 天皮肤在触摸时有疼痛感、发痒、虫行感，皮肤表面出现风疹样变化均为正常现象。如果手法重或患者体虚会出现短时间的疲劳反应，严重者 24 小时以内出现低烧，休息后恢复正常。一般 3～7 天痧可消退，慢者一般延迟至 2 周左右。

2. 异常反应及处理　在刮痧过程中，如果患者出现头晕目眩、面色苍白、恶心呕吐、心慌、四肢发冷或神昏仆倒等现象，立即停止刮拭，迅速让患者平卧，取头低脚高体位。同时让患者饮用一杯温开水，并注意保温。迅速用刮痧板刮拭患者百会穴（重刮）、人中穴（棱角轻刮）、内关穴（重刮）、足三里（重刮）、涌泉穴（重刮），静卧片刻即可恢复。

关于晕刮应做好预防，对于初次接受刮痧治疗、精神过度紧张或对疼痛特别敏感以及身体虚弱者，做好解释工作，消除患者对刮痧的顾虑，同时手法要轻，使用补法。注意患者的状态，醉酒、过饥、过饱、过渴、过度疲劳者待恢复正常后再进行刮痧保健治疗。刮拭过程中，要精神集中，随时观察患者的神色，询问患者的感受，一旦有不适情况应及时纠正或尽早采取处理措施，防患于未然。

第八章　熏洗技能

熏洗是以中医药基本理论为指导，利用药物煎汤的热蒸汽熏蒸患处，待温后以药物淋洗和浸浴的一种治疗方法。

【适应证】

此疗法是借助药力和热力，通过皮肤、黏膜作用于机体，促使腠理疏通、脉络调和、气血流畅，从而达到解毒消毒、活血止痛、祛风燥湿、杀虫止痒等目的。可用于内科、外科、妇科、儿科、皮肤科等多种疾病。

1. 外伤科疾病　临床常用于疖、痈、疔、丹毒、蜂窝织炎、软组织损伤、骨折、急性淋巴管炎、化脓性指头炎、龟头包皮炎、痔疮、脱肛、肛瘘等。

2. 皮肤科疾病　多用于湿疹、牛皮癣、手足体癣、皮肤瘙痒症、脓疱疮、神经性皮炎、脂溢性皮炎、接触性皮炎等。

3. 妇科疾病　可用于外阴道炎、外阴瘙痒症、慢性子宫颈炎、子宫脱垂等。

4. 眼科疾病　常用于红眼病、麦粒肿、急性结膜炎、睑缘炎、沙眼急性发作等。

5. 内科疾病　风湿痹证、面瘫、肢端动脉痉挛症、慢性胃肠炎等。

【禁忌证】

1. 急性传染病、重症心肌病、高血压病、动脉硬化症、肾脏病等切忌洗浴。

2. 妇女妊娠及月经期间均不宜进行洗浴或坐浴。

3. 饱食、饥饿及过度疲劳时均不宜洗浴。

【物品准备】

治疗盘、治疗碗、中药材、煎药锅、木凳、熏洗桶、熏洗盆、保温瓶、水温计、纱布、镊子、胶布、浴巾、屏风、毛巾、布单等。

【操作方法及步骤】

1. 核对患者信息　核对姓名、临床诊断等情况，并向患者介绍熏洗法的一般常识，以消除其紧张恐惧心理，以便取得患者的信任与配合。

2. 定位　根据患者的病情，确定熏洗部位，选择合理体位。关闭门窗，暴露熏洗部位。松开衣着，暴露熏洗部位，并注意患者保暖。

3. 煎煮药物　把中药材加入水中煮沸后，去渣留药液，备用。熏洗药物所煎药汤的量应视熏洗部位而定，一般来说，局部熏洗药汤量少，全身熏洗药汤量多。

4. 熏洗　根据熏洗的范围不同分为全身熏洗法和局部熏洗法。

（1）全身熏洗法　选择密闭而光线充足的房间，将所需药物放入锅内煮沸，待蒸气加热使室内气温达40℃左右方可进行治疗，一般熏蒸15~20分钟后，室温降低，再用温热的药液洗浴，每日1次，10~15次为一疗程。

（2）局部熏洗法

1）头面熏洗：将煮沸时的中药液倒入盆内或杯中，趁热熏蒸面部，待药液降温后，再进行洗浴头面部，熏洗完毕后用干毛巾轻轻擦干，避风。一般每次 30 分钟，每日 2 次。

2）眼部熏洗法：将药物煎沸滤清后，倒入保温杯中，先熏后洗患眼。洗眼时可用消毒纱布和棉球浸水，不断淋洗眼部。熏洗完毕后，用毛巾轻轻擦干眼部，然后闭目休息 5～10 分钟。每次 20～30 分钟，每日 2～3 次。

3）手足熏洗法：将所选药物加水煎煮，然后将滤液倒入盆中，用布单遮盖，将患手或足放置药液上方熏蒸，待药液不烫时，把患手或足浸于药液中洗浴。熏洗完毕后用干毛巾轻轻擦干，避风。每次 15～20 分钟，每日 2～3 次。

4）坐浴熏洗法：将所选药物煎汤去渍后置于盆中，在盆上放置横木架，患者暴露臀部坐在横木架上进行熏疗，待药汤温度适宜后，浸洗肛门或阴部。熏洗完毕后，用干毛巾擦干，更换干净的内裤。每次 15～30 分钟，每日 2～3 次。

5. 观察　在熏洗过程中，询问患者有无不适感，注意保持药液的温度，当药液偏凉时，应随时更换。如患者出现不适，应立即停止熏洗，让患者平卧休息。

6. 整理　熏洗结束后，用毛巾擦拭药液，清洁局部皮肤，用适宜物品盖住患部。嘱患者平卧休息，并注意避风。医者整理物品，清洗手。

7. 医嘱　嘱咐患者熏洗治疗期间，应注意休息，并保持心情愉快，饮食宜清淡、易消化，忌生冷油腻之品。

【注意事项】

1. 熏洗时，冬季要保暖，夏季要避风，以免感受风寒，发生感冒等病证。

2. 控制药液温度，以不烫为宜。亦不可太冷以免发生不良刺激。

3. 在熏洗过程中，如发生头晕或皮肤过敏，应停止熏洗并对症治疗。

4. 对皮肤有刺激性或腐蚀性的药物不宜使用。

5. 儿童、老人或病情较急、较重者，需有专人陪护。

6. 若无效或病情加重者，改用其他疗法。

7. 对年老体弱、严重心肺疾病、妊娠、严重贫血等患者禁用全身熏洗法；妇女经期、妊娠期不宜坐浴或熏洗阴部；饥饿、饱食及过度疲劳时也不宜熏洗。

第九章　敷贴技能

敷贴法是将药物制成糊状或液质或饼状，贴敷于一定的穴位或患部以治疗疾病的方法。

【适应证】

本法常用于内、外、妇、儿、五官、皮肤科等各科疾病。

【禁忌证】

皮肤过敏者不宜使用本法。

【物品准备】

治疗盘、治疗碗、镊子、75%乙醇或碘伏棉球、100目细筛、大蒜头、细辛、吴茱萸、白芥子、丁香、生姜汁、醋、凡士林、棉球、无菌纱布、胶布或绷带、塑料薄膜、污物缸等。

【操作方法及步骤】

1. 药物制作　根据疾病情况，将贴敷的药物加工成一定的剂型。

（1）生药剂　将新鲜生药如大蒜头、生姜洗净，捣烂成泥状，备用。

（2）散剂　将药物粉碎，过100目细筛成细末，备用。

（3）糊剂　将药物粉碎，过100目细筛成细末，加适量醋调和成糊状，备用。

（4）饼剂　将药物粉碎，过100目细筛成细末，以蜂蜜调成蚕豆大药饼，备用。

（5）膏剂　将药物粉碎，过100目细筛成细末，以凡士林调成膏状，备用。

（6）丸剂　将药物粉碎，过100目细筛成细末，加适量水拌和均匀，制成大小不一的圆形药丸，储存备用。

2. 选穴　根据患者疾病情况，确定治疗部位，选取适当体位。治疗部位的选定依据以下几个特点。

（1）选择病变局部的腧穴敷贴药物。

（2）选择阿是穴敷贴药物。

（3）选用经验穴敷贴药物，如吴茱萸敷贴涌泉穴治疗小儿流涎。

（4）神阙穴和涌泉穴为常用穴。

3. 消毒　暴露敷药部位，用75%乙醇或碘伏棉球常规消毒皮肤。

4. 敷贴　将药物贴敷于施术部位，用消毒纱布敷在敷药上，外用胶布贴紧固定，以防药物流失或药物脱落（图9-1）。

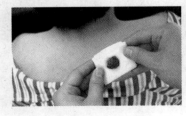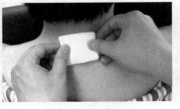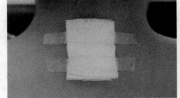

图9-1　敷贴

5. 贴敷时间　以解热为目的，应待干时即可调换，使热可早退。若属慢性病，可适当延长时间，一般 1～3 天换药 1 次。有毒药物或小儿敷贴时间不宜过长。

6. 医嘱　贴敷后有无过敏及刺激反应，如痒、痛、起疱、溃烂者，应立即停药，进行恰当处理以防止感染。出现全身性皮肤过敏症状者，应及时到医院就诊。

【注意事项】

1. 凡用溶剂调敷药物时，需随调配随敷用，以防蒸发。

2. 对胶布过敏者，可改用无纺布制品或用绷带固定贴敷药物。

3. 对刺激性强、毒性大的药物，贴敷穴位不宜过多，贴敷面积不宜过大，贴敷时间不宜过长，以免发疱过大或发生药物中毒。

4. 对久病体弱、消瘦以及有严重心脏病、肝脏病等患者，使用药量不宜过大，贴敷时间不宜过久，并在贴敷期间注意病情变化和有无不良反应。

5. 对于孕妇、幼儿，应避免贴敷刺激性强、毒性大的药物。

6. 对于残留在皮肤的药膏等，不可用汽油或肥皂等有刺激性物品擦洗。

第十章　全身体格检查

第一节　概　述

一、基本要求

全身体格检查是临床医生必备的基本功，主要用于住院患者、健康人全面的体格检查等情况。它是指面对具体患者或被检者从头到足、全面系统、井然有序地进行全身各部分的体格检查。为保证检查内容全面系统、顺序合理流畅、方法正规适当，以利提高体格检查的效率和质量，应该注意以下基本要求。

1. 检查的内容务求全面系统　这是为了搜集尽可能完整的客观资料，起到筛查的作用，也便于完成住院病历规定的各项要求。检查通常是在问诊之后进行，检查者一般对应重点深入检查的内容已心中有数，因此，全身体格检查是在全面系统的基础上有所侧重，使检查内容既能涵盖住院病历的要求条目，又能重点深入患病的器官系统。

2. 检查的顺序应是从头到足分段进行　在最大限度保证体格检查的效率和速度的同时，也可大大减少被检者的不适和不必要的体位变动，以及方便检查者操作。某些器官系统，如皮肤、淋巴结、神经系统，采取分段检查，统一记录。

3. 酌情调整个别检查顺序　遵循上述检查内容和顺序的基本原则，允许形成自己的体检习惯，实施中可酌情对个别检查顺序作适当调整。如甲状腺触诊，常需从被检者后背进行，因此，卧位患者在检查后背时可再触诊甲状腺，予以补充。如检查前胸时，为了对肺部体征有及时而全面地了解，也可立即检查后背部。腹部检查采取视、听、叩、触顺序更好。四肢检查中，上肢检查习惯上是由手至肩，而下肢应由近及远进行。实施的关键是认真细致，切忌粗枝大叶、草率从事。

4. 体格检查还要注意具体操作的灵活性　面对具体病例，如急诊、重症病例，可能需要简单体检后即着手抢救或治疗，遗留的内容待病情稳定后补充；不能坐起的患者，背部检查只能侧卧进行。肛门直肠、外生殖器的检查应根据病情需要确定是否检查，如确需检查应特别注意保护患者隐私。

5. 全身体格检查的顺序

（1）以卧位患者为例　一般情况和生命体征→头颈部→前、侧胸部（心、肺）→后背部（包括肺、脊柱、肾区、骶部）→腹部→上肢、下肢→肛门直肠→外生殖器→神经系统（最后站立位），共济运动、步态及腰椎运动检查。

（2）以坐位患者为例　一般情况和生命体征→头颈部→上肢→后背部（包括肺、脊柱、肾区、骶部）→前胸部、侧胸部（心、肺）→腹部→下肢→肛门直肠→外生殖器→

神经系统（最后站立位），共济运动、步态及腰椎运动检查。

6. 强调边查边想，正确评价；边查边问，核实补充　对于客观检查结果的正常限度、临床意义，需要医生的学识和经验。有时需要重复的检查和核实，才能获得完整而正确的资料。

7. 检查时注重医患交流　检查过程中与被检者的适当交流，不仅可以融洽医患关系，而且可以补充病史资料，如补充系统回顾的内容，查到哪里，问到哪里，简单几个问题可十分自然而简捷地获取各系统患病的资料；又如健康教育及精神支持也可在检查过程中体现。

8. 掌握检查的进度和时间　为了避免检查给被检者带来的不适或负担，一般应尽量在 30~40 分钟内完成全身体格检查。

9. 检查结束时做简单说明　检查结束时应与被检者简单交谈，说明重要发现，被检者应注意的事项或下一步的检查计划。但如对体征的意义把握不定，不要随便解释，以免增加被检者思想负担或给医疗工作造成紊乱。

二、注意事项

1. 要以被检者为中心，关心、体贴被检者，要有高度的责任感和良好的医德修养，应避免交叉感染。

2. 医师应站在被检者右侧，检查前，应有礼貌地向被检者介绍自己的身份及进行体格检查的原因、目的和要求，便于取得被检者的密切配合。

3. 检查时光线应适当，室内应温暖，环境应安静，检查手法应规范，被检查部位暴露应充分。

4. 全身体格检查时应力求全面、系统，同时应注意重点突出。

5. 体格检查要按一定顺序进行，避免重复和遗漏，避免反复翻动被检者，力求建立规范的检查顺序。通常首先进行生命体征和一般检查，然后按头、颈、胸、腹、脊柱、四肢和神经系统的顺序进行检查。必要时进行生殖、肛门和直肠检查。为了避免影响检查结果也要考虑病情轻重等因素，可调整检查顺序，利于及时抢救和处理患者。

6. 在按照一定顺序进行体格检查的过程中，应注意左、右及相邻部位等的对照检查。

7. 体格检查结果应力求准确，并应根据病情变化进行复查。这样才能有助于病情观察，有助于补充和修正诊断。

第二节　一般检查

1. 发育　根据被检者年龄、智力和体格成长状态（包括身高、体重、第二性征）之间的关系进行综合判断。发育正常者，其年龄、智力和体格的成长状态处于均衡一致。

机体的发育受种族遗传、内分泌、营养代谢、生活条件及体育锻炼等多种因素的影响。临床上的病态发育与内分泌的改变密切相关。在发育成熟前，垂体前叶功能亢进，可致体格异常高大称为巨人症。发生垂体功能减退，可致体格异常矮小称为垂体性侏儒症。甲状腺对体格发育具有促进作用。发育成熟前，如发生甲状腺功能减退，可导致体格矮小和智力低下，称为呆小病。性激素决定第二性征的发育，当性激素分泌受损，可导致第二性征的改变。男性被检者出现"阉人"征，表现为上、下肢过长，骨盆宽大，无胡须，毛发稀少，皮下脂肪丰满，外生殖器发育不良，发音女声；女性患者出现乳房发育不良，闭经，体格男性化，多毛，皮下脂肪减少，发音男声。婴幼儿时期营养不良亦可影响发育，如维生素 D 缺乏时可致佝偻病。

2. 体型　体型是身体各部发育的外观表现，包括骨骼、肌肉的生长与脂肪分布的状态。

成年人的体型可分为以下三种。

（1）瘦长型　亦称无力型，表现为体高肌瘦，颈细长，肩距窄，肩胛下垂，胸廓扁平，腹上角小于 90°。

（2）矮胖型　亦称超力型，表现为体格粗壮，较矮，颈粗短，肩宽平，胸围大，腹上角大于 90°。

（3）匀称型　亦称正力型，表现为身体各部分结构匀称适中，肌肉、脂肪分布匀称，腹上角 90°左右，为正常人的标准体型。

3. 营养　根据皮肤、毛发、皮下脂肪、肌肉的发育情况进行综合判断。

（1）检查方法

1）观察前臂曲侧及上臂背侧下 1/3 处皮下脂肪的充实程度。

2）测量前臂曲侧及上臂背侧下 1/3 处皮下脂肪的厚度。

（2）营养状态常用良好、中等及不良三个等级来概括。

1）良好：皮肤光泽，黏膜红润，皮肤弹性良好，皮下脂肪丰满而有弹性，肌肉坚实，指甲光滑，半透明，毛发光泽，肋间隙及锁骨上窝深浅适中，肩胛部和股部肌肉丰满。

2）不良：皮肤黏膜干燥，弹性低，皮下脂肪菲薄，肌肉松弛无力，指甲粗糙、有条纹或凹陷，毛发稀疏无光泽，肋间隙及锁骨上窝凹陷，肩胛和髂骨突出。

3）中等：介于以上两者之间。

4. 意识状态　意识是大脑功能活动的综合表现，即对环境的知觉状态。

（1）判断意识状态　可通过①问诊：与被检者对话了解其思维、反应、情感活动、定向力（对时间、人物、地点的分析力）。②做神经系统的反射检查，如对疼痛刺激的反应程度及瞳孔对光反射、角膜反射、肌腱反射等，以测定意识障碍的程度。

（2）意识障碍的程度可分为嗜睡、意识模糊、昏睡、昏迷、谵妄等。

1）嗜睡：是最轻的意识障碍，是病理性倦睡，可被轻度刺激或呼叫唤醒，但反应较迟钝，回答问题缓慢而不完整，刺激停止后患者又迅速入睡。

2）意识模糊：是意识水平的轻度下降，是较嗜睡更深一层的意识障碍，表现为思维和语言不连贯，可有错觉与幻觉，躁动不安，谵语或精神错乱，对时间、地点、人物的定向力发生障碍。

3）昏睡：患者接近于意识丧失，处于熟睡状态，不易被唤醒。在压迫眶上神经或摇晃患者身体等强刺激下可被唤醒，但很快又进入深睡状态。唤醒后答话含糊或答非所问。

4）昏迷：是最严重的意识障碍，表现为意识持续的中断或完全丧失。按其程度可分为以下三阶段。

①轻度昏迷：意识大部分丧失，无自主运动，对光、声刺激无反应，对疼痛刺激尚可出现痛苦表情或防御反应。角膜反射、瞳孔对光反射、眼球运动、吞咽反射等可存在。

②中度昏迷：对周围事物及各种刺激均无反应，对于剧烈刺激可出现防御反射。角膜反射减弱，瞳孔对光反射迟钝，眼球无转动。

③深度昏迷：是意识全部丧失，全身肌肉松弛，对各种刺激全无反应。深、浅反射均消失，仅有呼吸与循环功能。

5）谵妄：是一种以兴奋性增高为主的高级神经中枢急性活动失调状态，表现为意识模糊、定向力丧失，感觉错乱（错觉、幻觉）、躁动不安及语言错乱。

5. 面容与表情　面容是指面部呈现的状态；表情是指在面部或姿态上思想感情的表现。正常人表情自然，无病容表现。

（1）观察某些疾病的特殊面容

1）急性病容：面色潮红，兴奋不安，鼻翼扇动，口唇疱疹，表情痛苦。多见于急性感染性疾病，如肺炎球菌肺炎、疟疾、流行性脑脊髓膜炎等。

2）慢性病容：面容憔悴，面色晦暗或苍白无华，目光暗淡。见于慢性消耗性疾病，如恶性肿瘤、肝硬化、严重结核病等。

3）贫血面容：面色苍白，唇舌色淡，表情疲惫。见于各种原因所致的贫血。

4）二尖瓣面容：面色晦暗、双颊紫红、口唇轻度发绀。见于风湿性心瓣膜病二尖瓣狭窄。

5）肝病面容：面色晦暗，额部、鼻部、双颊有褐色色素沉着。见于慢性肝脏疾病。

6）肾病面容：面色苍白，眼睑、颜面水肿，舌色淡、舌缘有齿痕。见于慢性肾脏疾病。

7）甲亢面容：面容惊愕，眼裂增宽，眼球凸出，目光炯炯，兴奋不安，烦躁易怒。见于甲状腺功能亢进症。

8）黏液性水肿面容：面色苍黄，颜面水肿，睑厚面宽，目光呆滞，反应迟钝，眉毛、头发稀疏，舌色淡、肥大。见于甲状腺功能减退症。

9）苦笑面容：牙关紧闭，面肌痉挛，呈苦笑状。见于破伤风。

10）满月面容：面圆如满月，皮肤发红，常伴痤疮和胡须生长。见于 Cushing 综合征及长期应用糖皮质激素者。

（2）观察被检者的表情，如淡漠、烦躁不安、痛苦、忧郁等。

6. 体位　是指被检者身体所处的状态，体位的改变对某些疾病的诊断具有一定的意义。

通过临床观察识别以下体位。

（1）自动体位：身体可自由活动不受限制。

（2）被动体位：患者不能自己调整或变换身体的位置。

（3）强迫体位：患者为减轻疾病的痛苦，常被迫采取某种特殊的体位，如强迫仰卧位、强迫俯卧位、强迫侧卧位、强迫坐位、角弓反张位等。

7. 姿势与步态　姿势是指举止的状态；步态是指走动时所表现的姿态。正常人躯干端正、肢体灵活适度，步态平稳。

通过观察正常人的姿势与步态，对比某些疾病出现的姿势及步态的异常，如蹒跚步态（鸭步）、醉酒步态、慌张步态、剪刀步态及共济失调步态等。

8. 体温　用腋测法测量腋温，将体温计的汞柱甩到35℃以下，将水银端置于被检者腋窝深部，嘱被检者用上臂将体温计夹紧10分钟，然后读数，记录。正常为36～37℃。注意腋窝处应无致热或降温物品，并应将腋窝的汗液擦干，注意不要用手触摸水银头。该法简便、安全，且不易发生交叉感染，为最常用的体温测量方法。

9. 呼吸　通过视诊观察被检者胸、腹部起伏的频率和节律计数呼吸。如被检者呼吸节律整齐，计数其30秒的呼吸次数，并计算每分钟呼吸频率；如被检者呼吸节律不齐，要求计数其1分钟的呼吸次数。

10. 脉搏　检查者将手的示指、中指、环指的指尖并拢，平放于被检者的桡动脉近腕处触诊桡动脉的搏动。计数30秒脉搏次数，计算每分钟脉搏频率，并注意脉搏的节律、强弱及呼吸对脉率的影响，观察脉率与心率是否一致。如被检者脉律不整需计数1分钟的脉搏。正常成人安静状态下脉率为60～100次/分。

11. 血压　目前常用袖带加压法测量上臂肱动脉的压力。

（1）测压前30分钟内被测者应避免剧烈运动，进食、咖啡、茶，吸烟；精神放松，排空膀胱，至少休息5分钟。

（2）被检者裸露上臂，上臂与心脏处在同一水平（坐位平第4肋软骨、仰卧位平腋中线）。

（3）将袖带平展地缚于右上臂，袖带下缘距肘窝横纹2～3cm，松紧适宜，袖带的中央位于肱动脉处。

（4）检查者先于肘窝处触知肱动脉搏动，一手将听诊器体件置于搏动的肱动脉上，轻压听诊器体件，另一手旋紧气囊按钮边充气边听诊，待动脉音消失，再使汞柱升高20～30mmHg。

（5）然后反向旋开气囊按钮开始缓慢放气（以汞柱缓慢下降2～6mmHg/s为宜）。听到第一个声音时所示的压力值为收缩压；继续放气，声音消失时血压计上所示的压力值为舒张压（个别声音不消失者，可采用变音值作为舒张压并加以注明）。

（6）测压时双眼平视汞柱表面，根据听诊结果读出血压值。间隔1～2分钟重复测量，取两次读数的平均值，以"收缩压/舒张压 mmHg"表示。

（7）血压测量完毕后将袖带解下、排气，平整地放入血压计盒内，将血压计汞柱向右侧倾斜45°，使管中水银完全进入水银槽后，关闭汞柱开关和血压计。

第三节　头部检查

1. 观察头颅外形改变及运动异常，注意小儿囟门是否闭合、有无凹陷或膨隆。注意头发颜色、光泽度、分布、脱落的形式及疏密程度等。

2. 视诊双眼及眉毛。观察眼球有无突出、内陷和运动异常，眉毛的分布、有无过于稀疏或脱落，尤应注意外1/3的改变，眼睑有无水肿、下垂或闭合障碍，有无内、外翻及倒睫等。

3. 触诊头颅。注意有无压痛，测量头围（即自眉间绕枕骨粗隆的周长，用软尺测量）。

4. 用视力表分别检查被检者左右眼的视力，注意根据视力表的标识距离进行测试并记录检查结果。

5. 检查双侧下睑结膜、球结膜和巩膜。向下牵拉、翻转下眼睑检查下睑结膜；嘱向上看检查下部球结膜，嘱向左看检查右侧球结膜，嘱向右看检查左侧球结膜。注意观察结膜有无苍白、充血、出血点、颗粒及滤泡等。在自然光线下，观察巩膜有无黄染及其程度。

6. 检查双侧泪囊。请被检者向外上看，检查者用一拇指轻压眼内眦下方，即骨性眶缘下内侧，挤压泪囊，观察有无分泌物或泪液自上、下泪点溢出。急性炎症时应避免做此检查。

7. 分别翻转左右上睑、检查上睑结膜、球结膜和巩膜。用示指和拇指捏住上眼睑中部的边缘，嘱被检查者向下看，此时轻轻向前下方牵拉，然后示指向下压迫睑板上缘，并与拇指配合将睑缘向上捻转，即可将眼睑翻开，翻转眼睑时动作要轻巧、柔和，以免引起被检者的痛苦和流泪。嘱被检者向下看，检查双眼上部球结膜，注意观察结膜有无苍白、充血、出血点、颗粒及滤泡等，注意巩膜有无黄疸及程度。

8. 检查眼球时，注意眼球的外形有无突出或凹陷及各方向运动是否受限。

（1）眼球运动（六个方位）检查方法　检查者左手置于被检查者头顶并固定头部，使头部不能随眼转动，右手指尖（或棉签）放在被检者眼前30～40cm处，嘱被检者两眼随检查者右手指尖（或棉签）移动方向运动。一般按左侧→左上→左下，右侧→右上→右下六个方向进行，注意眼球运动幅度、灵活性、持久性，两眼是否同步，并询问被检者有无复视出现。

（2）眼球震颤检查法　嘱被检者眼球随检查者手指所示的方向（水平或垂直）往返数次，观察眼球是否出现水平或垂直方向的不自主摆动。

9. 观察角膜透明度，有无云翳、白斑、软化、溃疡及新生血管等，注意角膜周围有无生理或病理性色素环。

角膜反射：嘱被检者睁眼，眼球注视内上方。检查者用棉签的细棉絮从旁边触及一侧角膜，则引起眼睑急速闭合。双眼分别检查，在刺激一侧时引起同侧眼睛的闭目，为直接角膜反射；刺激一侧后引起对侧眼睛的闭目，为间接角膜反射。正常人均存在。

10. 虹膜正常为圆盘形，中央有圆孔即瞳孔。东方人虹膜多为棕色，正常虹膜纹理呈放射状排列。在充分光线下观察虹膜有无纹理模糊或消失，颜色是否变淡，虹膜有无裂孔或形态异常。

11. 注意瞳孔的大小、形状、双侧是否等大等圆。正常人瞳孔室内自然光线下直径约2～5mm，等大等圆。

（1）检查瞳孔直接对光反射　先嘱被检者向远方平视，然后检查者手持手电筒从眼外侧迅速将光线照射一侧瞳孔，并观察其动态变化。正常人一侧瞳孔受光线刺激后，该侧瞳孔立即缩小，移开光源后瞳孔迅速复原。

（2）检查瞳孔间接对光反射　用左手隔开双眼，用手电筒照射一侧瞳孔，观察对侧瞳孔情况。正常人一侧瞳孔受光线刺激后，对侧瞳孔也立即缩小，移开光源后瞳孔迅速复原。

（3）嘱被检者保持头部不动，双眼注视1米以外的目标（如检查者的示指尖，与双眼同一高度），逐渐将目标移至距被检者眼球约 10cm 处，观察被检者的瞳孔变化。正常人此时双侧瞳孔逐渐缩小称为调节反射。同时双侧眼球向内聚合称为集合反射。

12. 观察双侧外耳及耳后区。注意耳廓形态，有无皮损、结节及畸形，外耳道有无疖肿、异常分泌物。

13. 触诊双侧外耳及耳后区。观察有无牵拉和触诊耳廓疼痛，乳突有无压痛。

14. 触诊颞颌关节及其运动。用一个或两个手指指尖同时压住两侧耳屏前区域，嘱被检者张口及闭口，可触到该关节及其运动。

15. 分别检查双耳听力。嘱被检者闭目坐于椅子上，用手指阻塞一侧耳道，检查者持手表或摩擦拇指和中指指腹，自一米以外逐渐移近被检者耳部，直到被检者做出听见声音的反应。同样方法检查对侧，两侧手指摩擦的声音尽量相等。听力正常者一般在一米左右即可听到机械表声，两侧听力大致相同。

16. 观察外鼻。注意鼻外形和皮肤颜色，鼻位是否居中，有无歪斜，鼻梁有无塌陷，有无鼻翼扇动，有无鞍鼻、酒渣鼻、蛙状鼻等。

17. 触诊外鼻。触诊应从鼻根部逐渐向下至鼻尖、鼻翼，检查有无压痛。

18. 观察鼻前庭、鼻中隔。请被检者头稍后仰，检查者将拇指置于被检者鼻尖，其他四指置于额部，以拇指上推鼻尖，观察鼻前庭有无疖肿，鼻黏膜有无充血、水肿及有无异常分泌物，鼻毛的分布，鼻中隔是否居中，有无穿孔。

19. 分别检查左右鼻道通气状态。检查者用示指或拇指压一侧鼻孔，嘱被检者用另一侧鼻孔吸气，以判断通气状态。同法检查另一侧。

20. 检查额窦。一手扶持被检者枕部，用另一手拇指或示指置于眼眶上缘内侧适度用力向后、向上按压；或以两手固定头部，双拇指置于眼眶上缘内侧向后、向上按压。检查有无肿胀、压痛，并比较两侧压痛有无区别。

21. 检查筛窦。检查者双手固定于被检者两侧耳后，双拇指分别置于鼻根部与眼内眦之间，向内后方按压，检查有无压痛。

22. 检查上颌窦。检查者双手固定于被检者的两侧耳后，将双拇指分别置于左及右颧部向后按压，检查有无肿胀，压痛，并比较两侧压痛有无区别。

23. 观察口唇、舌质和舌苔。注意口唇色泽，有无苍白、发绀、干燥、皲裂、口唇疱疹、口角糜烂等。注意舌质颜色、舌苔情况、舌形态，舌伸出后有无偏斜及震颤。

24. 借助压舌板检查颊黏膜、牙齿、牙龈、口底。检查口腔黏膜时应在充分的自然光线下或用手电筒照明，借助于压舌板进行。观察颊黏膜有无出血点、瘀斑、溃疡、麻疹黏膜斑及色素沉着，有无龋齿、义齿、残根、残冠及缺牙。注意牙龈有无出血、肿胀，牙龈缘有无铅线。

25. 借助压舌板检查口咽部及扁桃体。被检者坐在椅子上或仰卧头略后仰，口张大并拉长发"啊"音，此时检查者将压舌板置于舌前 2/3 与后 1/3 交界处迅速下压舌体，在手电筒照明下或充分自然光线下，可见软腭、悬雍垂、咽腭弓、扁桃体及咽后壁。注意有无充血、红肿、分泌物、咽后壁有无淋巴滤泡增生，扁桃体有无肿大、有无渗出物。扁桃体肿大分为三度：Ⅰ度，扁桃体不超过咽腭弓；Ⅱ度，超过咽腭弓，但未达到咽后壁中线；Ⅲ度，达到或超过咽后壁中线。

26. 检查舌下神经。嘱被检者伸舌，观察舌伸出后有无偏斜及震颤。

27. 检查面神经运动功能。嘱被检者露齿，观察口角有无歪斜。嘱被检者鼓腮或吹口哨，观察有无漏气现象。

28. 检查三叉神经运动支。检查者触按被检者双侧颞肌、咀嚼肌，嘱其做咀嚼动作，对比双侧肌力的强弱，再嘱被检者做张口运动，观察张口时下颌有无偏斜。

29. 检查三叉神经感觉支（上、中、下三支）。嘱被检者闭眼，以针刺检查痛觉、棉絮检查触觉和盛有冷或热水的试管检查温度觉。两侧对比，观察被检者的感觉反应是否减退、消失或过敏，同时确定感觉障碍区域。

30. 检查腮腺。正常腮腺体薄而软，不易触及。肿大时可见到以耳垂为中心的隆起，触之界限不清，注意有无压痛。检查腮腺导管开口处（位于上颌第二磨牙相对的颊黏膜处）有无红肿和分泌物。

第四节　颈部检查

1. 充分暴露颈部至颈根。

2. 观察颈部外形、皮肤、颈静脉充盈和颈动脉搏动情况。

（1）被检者取舒适坐位或仰卧位，使颈部处于自然直立状态，观察两侧是否对称，有无斜颈。注意皮肤有无苍白、发红、发绀、黄染、色素沉着及色素脱失等改变。注意皮肤的湿润情况，有无皮疹、蜘蛛痣、瘢痕、出血点与紫癜。

（2）颈静脉怒张　正常人安静坐位或立位时，颈外静脉不显露，平卧时可稍见充盈，充盈水平仅限于锁骨上缘至下颌角距离的下 2/3 以内。在坐位或半卧位（上半身与水平面呈 45°）见到颈静脉明显充盈，称为颈静脉怒张。

（3）颈动脉搏动　正常人一般不易见到，仅在剧烈活动、心搏出量增加时可见微弱搏动。如平静状态下观察到颈动脉搏动，为颈动脉异常搏动，提示心排血量增加或脉压增大。

（4）颈静脉搏动　正常人颈静脉无搏动。在颈静脉怒张患者中，应观察颈静脉有无搏动。

3. 检查颈椎屈曲及左右活动情况。正常人颈椎伸屈及转动自如。

（1）颈部活动度检查法　嘱被检者颈前屈、背伸、左右侧弯、左旋右旋，观察有无活动受限。正常者的颈椎可前屈、后伸、左右侧屈各 45°，旋转 60°。

（2）颈抵抗（或称颈强直）检查法　嘱被检者仰卧，去掉枕头，两下肢伸直，检查者以右手轻压其胸部，左手置于被检者枕后，轻轻抬头向前屈曲，然后左右转动颈部。观察有无抵抗以及能否充分向前屈曲。有抵抗者及不能充分向前屈曲者为颈强直阳性。

4. 检查副神经。注意胸锁乳突肌及斜方肌有无萎缩，嘱被检者作耸肩及转头运动，比较两侧肌力。

5. 触诊耳前淋巴结。利用手指由浅入深进行滑动触摸耳屏前方的皮下淋巴结是否肿大。应注意淋巴结的大小、数目、硬度、压痛、活动度、有无粘连，局部皮肤有无红肿、疤痕、瘘管等。

6. 触诊耳后淋巴结。

7. 触诊枕后淋巴结。

8. 触诊颌下淋巴结。

9. 触诊颏下淋巴结。

10. 触诊颈前淋巴结。

11. 触诊颈后淋巴结。

12. 触诊锁骨上淋巴结。

13. 视诊甲状腺。观察有无肿大，肿大程度及对称性。嘱被检者做吞咽动作，可见肿大的甲状腺随吞咽动作向上、下移动，以此可与其他颈部肿块鉴别。

14. 触诊甲状腺峡部（配合吞咽）。甲状腺峡部位于环状软骨下方第二至第四气管环前面。检查者站于被检者前面用拇指或站在被检者后面用示指从胸骨上切迹向上触摸，可触及气管前软组织，判断有无增厚，请被检者吞咽，可感觉到此软组织在手指下滑动，判断有无肿块。

15. 触诊甲状腺侧叶部

（1）前位触诊　检查者站于被检者前面，一手拇指施压于一侧甲状软骨，将气管推向对侧，另一手示、中指在对侧胸锁乳肌后缘向前推挤甲状腺侧叶，拇指在胸锁乳突肌前缘触诊，配合被检者吞咽动作，重复检查，可触及被推挤的甲状腺。用同样方法检查另一侧甲状腺（图10-4-1）。

（2）后位触诊　检查者站于被检者后面，一手示、中指施压于一侧甲状软骨，将气管推向对侧，另一手拇指在对侧胸锁乳突肌后缘推挤甲状腺，示、中指在其前缘触诊甲状腺。配合吞咽动作，重复检查。用同样方法检查另一侧甲状腺（图10-4-2）。

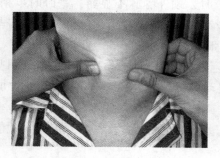 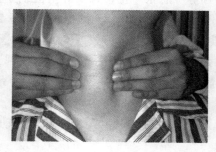

图10-4-1　前位触诊　　　　　　图10-4-2　后位触诊

检查后应记录甲状腺有无肿大及肿大的程度、对称性、表面情况（平滑或有结节）、边缘、质地、压痛、对气管的影响、有无杂音等。

甲状腺肿大可分为三度：不能看出肿大，但能触及者为Ⅰ度；能看出肿大，又能触及肿大，但在胸锁乳突肌以内者为Ⅱ度；肿大的甲状腺外界超过胸锁乳突肌外缘者为Ⅲ度。

16. 分别触诊左右颈动脉。用手指腹侧在被检者胸锁乳突肌内侧轻轻触摸颈动脉搏动。切记不可两侧同时触摸，以免引起晕厥。

17. 触诊气管位置。被检者取舒适坐位或仰卧位，头颈处于自然直立状态，两眼平视前方，两肩等高。检查方法如下所述（图10-4-3）。

（1）检查者用右手示指与环指分别置于两侧胸锁关节上，然后将中指置于胸骨上切迹气管正中，观察中指是否在示指与环指中间，若距离不等则提示气管移位（图10-4-3A）。

（2）检查者将右手示指与环指分别置于两侧胸锁关节上，然后将中指放置于气管与胸锁乳突肌之间的间隙，观察、比较两侧间隙是否等宽，来判断气管有无偏移（图10-4-3B）。

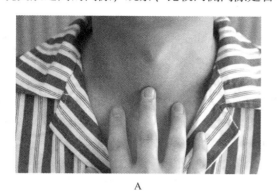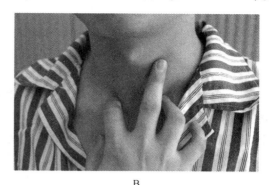

A   B

图10-4-3　触诊气管位置

18．听诊颈部（甲状腺、血管）杂音。当触到甲状腺肿大时，将听诊器体件放在肿大的甲状腺上，甲状腺功能亢进症时常可听到低调的连续性血管杂音或吹风样收缩期杂音。正常人颈部大血管一般无杂音。检查者可用听诊器体件置于颈动脉、椎动脉或锁骨下动脉的体表外，听诊有无血管杂音。杂音一般在收缩期明显，提示该动脉狭窄。

第五节　前、侧胸部检查

1．暴露胸部，注意被检者的保暖和隐私的保护。

前胸壁的骨骼标志有胸骨上切迹、胸骨柄、胸骨角、腹上角（胸骨下角）、锁骨上窝、剑突、肋间隙等。胸部体表划线有前正中线、锁骨中线、腋前线、腋中线、腋后线、肩胛线、后正中线。胸部的自然凹陷及分区有腋窝、胸骨上窝、锁骨上窝、锁骨下窝、腹上角、肩胛上区、肩胛间区、肩胛区、肩胛下区。

2．前胸部视诊

（1）观察胸壁肌肉和静脉情况、胸部外形、对称性、皮肤和呼吸运动等。正常人胸廓外形两侧对称，成年人前后径与左右径之比约为1:1.5。

（2）注意皮肤的湿度、出汗及弹性，有无苍白、发红、发绀、黄染、色素沉着及色素脱失等。注意皮肤有无皮疹、出血点与紫癜、蜘蛛痣。

（3）胸壁有无静脉充盈，两侧乳头是否对称，有无隆起、内陷及破溃，乳房有无红肿。观察有无扁平胸、桶状胸、鸡胸等，胸廓一侧或局部有无凹陷、隆起以及肋骨及肋间隙情况。

（4）嘱被检者端坐或平卧，进行自然呼吸。检查者面对被检者的前胸进行观察，当被检者的胸廓轻微活动时，嘱其解开裤带，以便更好地观察腹式呼吸。观察呼吸的方式（胸式、腹式）、呼吸深度、频率（以每分钟计）、节律、呼吸气相长短的关系、呼吸辅助肌活动的强弱、胸廓两侧的活动度是否相等以及有无增强或减弱。

3．触诊左侧乳房（四个象限及乳头）。检查者以并拢的手指掌面略施压力，右手以旋转或来回滑动的方式进行触诊。顺序是外上象限→外下象限→内下象限→内上象限→中部（乳头、乳晕）→腋窝及锁骨上、下窝等处淋巴结，检查有无压痛，是否触及包块，乳头有无分泌物等。

4. 触诊右侧乳房（四个象限及乳头）。检查者以左手检查被检者右侧乳房，检查方法同左侧乳房。

5. 用右手触诊左侧腋窝淋巴结（五群）。正常人常可在腋窝处触及直径 0.1~0.5cm 的表浅淋巴结，其质地较软，表面光滑，活动，无压痛。检查右腋窝淋巴结时，检查者右手握被检查者右手，向上屈肘外展抬高约45°，左手并拢，掌面贴近胸壁向上逐渐达腋窝顶部滑动触诊，然后依次触诊腋窝后壁、外侧壁、前壁和内侧壁。触诊腋窝后壁时应在腋窝后壁肌群仔细触诊，触诊腋窝外侧壁时应将被检者上臂下垂，检查腋窝前壁时应在胸大肌深面仔细触诊，检查腋窝内侧壁时应在腋窝近肋骨和前锯肌处进行触诊。

6. 用左手触诊右侧腋窝淋巴结（五群）。检查方法同左侧腋窝淋巴结。

7. 触诊胸壁弹性、有无压痛。用手指或手掌轻压胸壁，检查有无皮肤、肌肉、肋骨、锁骨、胸骨及神经等触痛。

8. 检查胸廓扩张度。检查前胸时被检者取坐位或仰卧位，检查者的左、右拇指展开，沿肋缘指向剑突，并在胸骨下端前正中线相遇，两手掌及其余四指分开紧贴两侧前胸下部（图10－5－1）。检查背部时要取坐位，检查者两手掌面贴于肩胛下区对称部位，两手拇指在后正中线相遇，其余四指对称性地置于胸部两侧。检查时嘱被检者做深呼吸，观察拇指随呼吸运动而分离的距离、两侧胸部呼吸运动的范围和对称性（图10－5－2）。

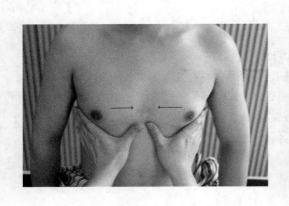

图 10－5－1　胸廓扩张度－胸部

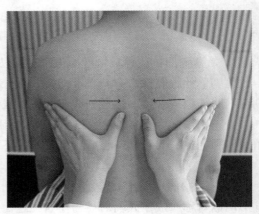

图 10－5－2　胸廓扩张度－背部

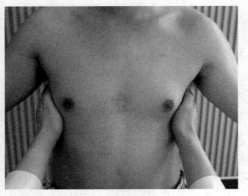

图 10－5－3　胸膜摩擦感

9. 检查有无胸膜摩擦感。检查者用手掌轻贴胸壁，令被检查者反复做深呼吸，此时若有皮革相互摩擦的感觉，即为胸膜摩擦感，胸膜的任何部位均可出现，但以腋中线第5~7肋间隙最易触到（图10－5－3）。见于急性胸膜炎。

10. 检查双侧触觉语颤（上、中、下，双侧对比）。用两手掌或手掌尺侧缘轻放于被检者胸壁两侧的对称部位，嘱被检者重复发"一、二、三"或用低音调拉长发"一"音，此时在胸壁上可触到由声波所产生的振动，即为触觉语颤，双手交叉重复一次，从上至下，从内到外，再到背部检查（图 10 - 5 - 4）。分别比较上胸部、前胸部和背部两侧对称部位的语颤是否相同，有无一侧或局部的语颤增强或减弱。

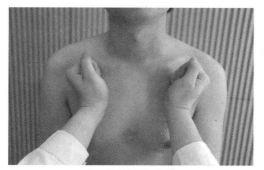

A. 触觉语颤-胸部

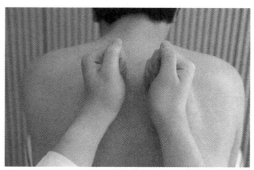

B. 触觉语颤-背部

图 10 - 5 - 4 胸部触觉语颤检查

注意：①检查时不可将两手强压在胸壁上。②正常人胸壁前、后、上、下语颤不相同，故强调两侧对称部位进行比较。右胸上部语颤因右肺靠近气管且右支气管较粗短而比左胸上部语颤稍强。③为排除检查者双手感觉可能存在的敏感度的差异而导致的错误判断，检查同一对称部位时应正反手交叉检查进行比较。正常情况下，因解剖、生理因素的影响，语颤在前胸上部较下部强，后胸下部较上部强，右上胸较左上胸强，男性（音强调低）较女性强，成人（音强调低）较儿童强，瘦者强于胖者。

11. 叩诊双侧肺尖（双侧对比）。叩诊肺上界即肺尖的上界（又称 kronig 峡），自斜方肌前缘中央部开始叩诊，叩诊音为清音，逐渐向外叩，当由清音变为浊音时作一记号，即为肺上界的外侧终点，然后再由上述中央部向内侧叩诊，直到清音变为浊音时作一记号，即为肺上界的内侧终点，此内、外侧清音带的宽度即为肺尖的宽度，正常为 4 ~6cm（图 10 - 5 - 5）。

12. 叩诊双侧前胸和侧胸（双侧对比）。自肺尖开始，左右对称部位，向下逐个肋间进行叩诊，左右对比。双侧胸叩诊时，板指一般应与肋骨平行，紧贴于肋间隙（图 10 - 5 - 6）。

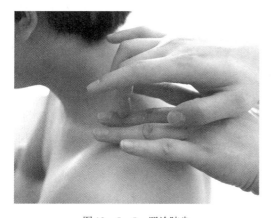

图 10 - 5 - 5 叩诊肺尖

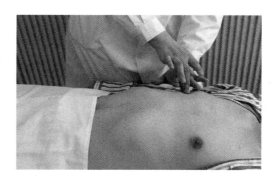

图 10 - 5 - 6 叩诊前胸和侧胸

直接叩诊法：用中指掌侧或将手指并拢以其指尖对胸壁进行叩击，借叩击的反响和指下的振动感来判断病变情况。适用于肺部病变较广泛时，如大量胸腔积液、气胸等用此方法来确定病变在哪一侧及其大致范围。正常肺部叩诊为清音。

13. 听诊双侧肺尖（图 10 - 5 - 7）。

14. 听诊双侧前胸和侧胸。听诊前胸部应沿锁骨中线和腋前线，听诊侧胸部应沿腋中线和腋后线，自上至下逐一肋间听诊，而且要在上下、左右对称的部位进行对比，注意有无异常呼吸音、啰音、胸膜摩擦音等。正常肺部可听到支气管呼吸音、肺泡呼吸音、支气管肺泡呼吸音三种。听诊呼吸音时应注意其强度、音调高低、性质及呼吸时间的长短等。将听诊器体件平贴于胸壁，嘱被检查者做深呼吸，注意有无胸膜摩擦音（图 10 - 5 - 8）。

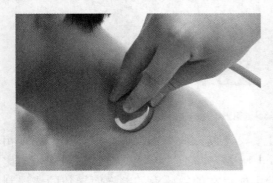
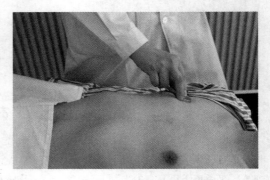

图 10 - 5 - 7 听诊肺尖   图 10 - 5 - 8 听诊前胸和侧胸

15. 检查双侧语音共振（上、中、下，双侧对比）。嘱被检查者用按平时谈话的音调数"一、二、三"时，检查者在被检者胸壁上用听诊器可听到柔和而模糊的声音即为听觉语音，也称语音共振。

【注意事项】

1. 前、侧胸部叩诊

（1）叩诊时环境应安静，应充分暴露叩诊部位。

（2）检查者的位置应舒适方便。

（3）叩诊时应根据胸壁组织的厚薄、病变范围及深浅不同而应用不同的叩诊力量，因叩诊音与叩诊力大小有很大关系。根据叩诊音、叩诊部位震动感的强弱来判断病变情况。

（4）比较左右两侧对称部位的叩诊音时，应排除胸腔内实质性脏器（如心脏、肝脏、胃泡）的影响因素所造成的误差。生理变异有：①肝浊音区为右侧锁骨中线第四肋间隙至第六肋骨，大多为第五肋间隙；②心浊音区（见心脏叩诊部分）；③脾浊音区为左腋中线第 9～11 肋间隙；但有时因胃内有气体存在不易叩出；④特劳伯（Traube）区在左侧腋前线下方，因胃内含气而叩诊呈鼓音，此区范围大小因胃内含气量多少而改变。正常右肺前界与胸骨右缘一致，左肺前界为心界绝对浊音区左缘。

2. 前、侧胸部听诊

（1）仔细检查听诊器，如管腔是否通畅、皮管有无破损、听诊器体件有无松动、音膜有无破裂。

（2）听诊器耳件方向应弯向前内与耳道方向相合。

（3）听诊器体件应紧贴胸壁，中间不得有间隙和有任何物体相隔（如衣服）。

（4）被检者体位舒适、肌肉松弛，环境安静、温暖，听诊器体件也应温暖。

第六节 心脏检查

1. 观察心尖、心前区搏动

（1）被检者仰卧位，暴露胸部，检查者在其右侧，注意保暖和保护隐私。

（2）开始时，检查者下蹲，视线与被检者胸廓同高，沿切线方向观察心前区有无隆起及异常搏动。

（3）然后，视线逐渐高于胸廓，全面观察心前区，注意心尖搏动的强度、范围、有无移位、有无负性心尖搏动；注意有无胸骨左缘第 3 ~ 4 肋间搏动、剑突下搏动和心底部搏动。

2. 触诊心尖搏动、心前区有无异常搏动及震颤

（1）检查者右手掌置于被检者心前区开始触诊。

（2）然后逐渐以手掌尺侧小鱼际或示指、中指、环指并拢，以其指腹进行触诊（图 10 - 6 - 1）。

（3）触诊时手掌按压力度适当。

（4）震颤 用手掌或手掌尺侧小鱼际平贴于心前区各个部位，以触知有无微细的震动感。

（5）心包摩擦感 用上述触诊手法在心前区或胸骨左缘第 3、4 肋间触诊，多呈收缩期和舒张期双相的粗糙摩擦感，以收缩期、前倾位、呼吸末更明显（图 10 - 6 - 2）。

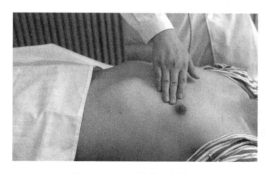 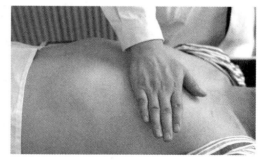

图 10 - 6 - 1 触诊心尖搏动　　　　　　　　图 10 - 6 - 2 触诊心包摩擦感

3. 心脏间接叩诊

（1）方法 嘱被检者取仰卧位或坐位，做平静呼吸，用间接叩诊法叩诊，坐位叩诊时检查者板指（即左手的中指）与肋间隙垂直或与心缘平行；仰卧位叩诊板指方向与肋间隙平行，板指要紧贴胸壁，其余四指离开胸壁。叩诊力宜轻，应均匀一致，胸壁厚者可稍加大叩力。叩诊顺序是：从外向内，自下而上，先叩左界，后叩右界。

1）左心界的叩诊：自心尖搏动外 2 ~ 3cm 处开始，由外向内叩至清音变为浊音时用笔作一标记，再上移一肋间，自心界宽度左移 2 ~ 3cm 处由外向内叩至清音变为浊音时用笔作一标记，依法叩诊直至第 2 肋间，为心脏左侧相对浊音界。如心尖搏动不明显则从左侧第 5 肋间腋前线处向内叩诊，依法叩出第 5、4、3、2 肋间心左界，为心脏左侧相对浊音界。

2）右心界的叩诊：先沿右侧锁骨中线由第 2 肋间向下叩出肝上界（浊音肋间，多数

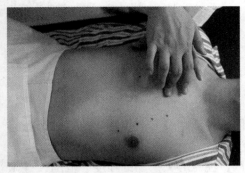

图 10 – 6 – 3　心脏间接叩诊

为右侧第 5 肋间），从肝上界的上一肋间锁骨中线处向内叩出心脏右侧相对浊音界，其他肋间叩诊方法同左侧。

3）左右相对浊音界叩出后用两把直尺测出每个肋间浊音点至前正中线的距离，再测出左锁骨中线至前正中线的距离，并做记录（图 10 – 6 – 3）。

（2）内容

1）心脏相对浊音界：反映心脏的实际大小和形状。心脏相对浊音界正常范围及记录格式见表 10 – 6 – 1。

表 10 – 6 – 1　正常成人心脏相对浊音界

右界（cm）	肋间	左界（cm）
	Ⅱ	2 ~ 3
2 ~ 3	Ⅲ	3.5 ~ 4.5
2 ~ 3	Ⅳ	5 ~ 6
3 ~ 4	Ⅴ	79

（注：左锁骨中线距胸骨中线为 8 ~ 10cm）

2）心上界，即心底部：位于第 2 肋间水平的胸骨部位浊音区，几乎与胸骨柄边缘相合，故正常人很难叩出，当主动脉扩张、主动脉瘤或纵隔肿瘤时，其浊音界可增宽。

4. 心脏听诊

（1）心脏瓣膜听诊区　不同瓣膜所产生的心音或杂音，分别在其相应的瓣膜听诊区听得最清楚（图 10 – 6 – 4，图 10 – 6 – 5）。

1）二尖瓣听诊区：位于心尖部，即胸骨左侧第 5 肋间锁骨中线稍内侧。心脏增大时心尖向左或左下移位，通常应选心尖搏动最强点作为二尖瓣听诊区。

2）主动脉瓣听诊区：位于胸骨右缘第 2 肋间。

3）主动脉瓣第二听诊区：位于胸骨左缘第 3、4 肋间。

4）肺动脉瓣听诊区：位于胸骨左缘第 2 肋间。

5）三尖瓣听诊区：位于胸骨体下端左缘或右缘。

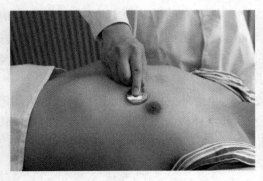

图 10 – 6 – 4　心脏听诊

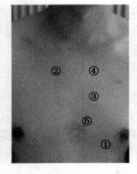

① 二尖瓣听诊区
② 主动脉瓣听诊区
③ 主动脉瓣第二听诊区
④ 肺动脉瓣听诊区
⑤ 三尖瓣听诊区

图 10 – 6 – 5　心脏瓣膜听诊区

（2）听诊顺序　听诊的规范顺序是按逆时针方向依次听诊，即从二尖瓣听诊区（心尖区）→肺动脉瓣听诊区→主动脉瓣听诊区→主动脉瓣第二听诊区→三尖瓣听诊区。对于心脏病患者，除上述听诊顺序之外，还应在其他听诊区进行听诊，如左腋下、右锁骨下、颈部或背部等听诊区进行听诊。

（3）听诊内容　心率、心律、正常心音、心音改变、心脏杂音、心包摩擦音等。

1）心率：正常成人心率为 60～100 次/分钟，一般听 30 秒。计数心跳次数，计算每分钟心脏搏动次数即可。但在心率较慢或节律不整齐时，应听满 1 分钟心脏搏动次数作为心率。

2）心律：正常人心律规则，但在一部分健康人，心律可随呼吸运动而出现周期性改变，吸气时心搏加快、呼气时减慢，深呼吸时更明显，屏住呼吸时心律变齐，此即为窦性心律不齐，一般无临床意义。

3）心音：心音有四个，按出现的先后顺序称为第一、第二、第三、第四心音。通常听到的是第一、第二心音，第三心音在儿童及青少年时期易听到，第四心音一般听不到。准确地区分第一、第二心音是心脏听诊最重要的一环。要注意第一、第二心音有无增强、减弱、分裂、附加心音（奔马律等）。

4）杂音：心脏杂音是心音以外持续时间较长的附加声音，它对心脏瓣膜病的诊断有重要意义。正常人在心尖区或肺动脉瓣区可听到 1/6～2/6 级柔和的吹风样收缩期杂音，多为生理性杂音。

5）心包摩擦音：正常人心包两层表面光滑，心脏跳动时无心包摩擦音。心包炎、急性心肌梗死、尿毒症等情况，使两层心包变粗糙，心脏跳动时互相摩擦产生心包摩擦音。将听诊器体件向胸部加压时可使摩擦音增强，在胸骨左缘第 3、4 肋间处，被检者取坐位稍前倾、深呼气后屏住呼吸时易于听到。

第七节　背部检查

1. 请被检者取立位或坐位，上身保持直立，双手自然下垂，充分暴露背部。

2. 检查脊柱弯曲度。侧面观察脊柱各部形态，了解有无前后凸畸形。正常人直立时，脊柱有四个生理弯曲。从侧面观察，颈段稍前凸，胸段稍后凸，腰椎明显前凸，骶椎明显后凸。检查者用手指沿脊柱棘突以适当压力从上向下划压，划压后出现一条红线以此观察脊柱有无侧弯。

3. 检查脊柱活动度。检查颈段或腰段活动时，固定被检查者的双肩或骨盆，让其颈部或腰部做前屈、后伸、侧弯、旋转等动作，观察脊柱有无活动受限。

4. 检查胸廓活动度及其对称性。

5. 检查双侧触觉语颤。

6. 检查有无胸膜摩擦感。

7. 请被检者双上肢交叉。

8. 叩诊后背双侧肺部。肩胛间区叩诊时板指与脊柱平行。

9. 叩诊双侧肺下界。嘱被检者平静呼吸，被检者取坐位或仰卧位。在胸部右锁骨中线上，自第2肋间隙向下轻叩，由清音变为浊音（常在第5肋间隙），再向下叩诊变为实音（常在第6肋间隙），在浊音与实音交界处（一般在第6肋骨）即为肺下界。同样方法，分别在腋中线、肩胛线上叩出肺下界。正常成年人肺下界分别在锁骨中线、腋中线、肩胛线第6、8、10肋骨。左肺下界叩诊时除在左锁骨中线上变动较大（有胃泡鼓音区）外，其余与右侧叩诊大致相同。

10. 叩诊双侧肺下界移动度（肩胛线）。平静呼吸时在肩胛线叩出双侧肺下界后，嘱被检者深吸气后屏住呼吸，重新在肩胛线叩出肺下界，这时肺下界下降，并用笔做出标记，再嘱深呼气后屏住呼吸叩出肺下界，再作标记，这时肺下界上升。两个标记间的距离即为肺下界移动范围，正常人为6~8cm（图10-7-1）。

11. 听诊双侧后胸部。有无异常呼吸音、啰音，双侧对比（图10-7-2）。

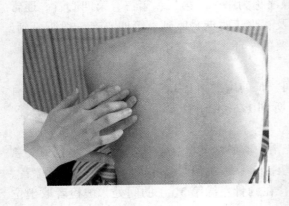

图10-7-1　叩诊肺下界

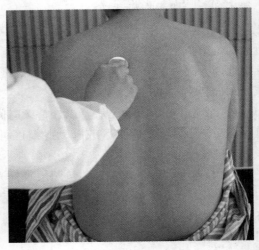

图10-7-2　听诊后胸部

12. 听诊有无胸膜摩擦音。

13. 检查双侧语音共振（双侧对比）。

14. 触诊脊柱有无畸形、压痛。被检者取端坐位，身体稍向前倾。检查者以右手拇指从枕骨粗隆开始自上而下逐个按压脊椎棘突及椎旁肌肉，观察和询问被检者有无痛苦表现。

15. 检查脊柱有无叩击痛。

（1）直接叩诊法　用叩诊锤或右手中指指端叩击脊椎棘突，多用于检查胸椎及腰椎（图10-7-3）。

（2）间接叩诊法　嘱被检者端坐，检查者以左手掌面放在其头顶，右手握拳以小鱼际肌部位叩击左手背，观察和询问被检者有无叩击痛（图10-7-4）。

16. 检查双侧肋脊点和肋腰点有无压痛。

17. 检查双侧肾区有无叩击痛。检查者左手掌平置于被检者的肾区（肋脊角），右手握拳，用轻到中等的力量叩击左手背，观察和询问肾区有无叩击痛。正常人肾区无叩击痛。

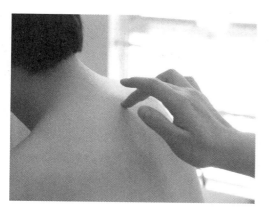

图 10-7-3　直接叩诊法

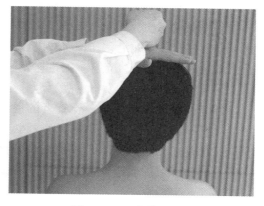

图 10-7-4　间接叩诊法

第八节　腹部检查

1. 正确暴露腹部，掌握腹部常用体表标志和分区。

（1）**体表标志**　腹部体表标志主要用于准确地描述和记录脏器及病变的部位。前面常用的体表标志有：肋弓下缘、胸骨下角（腹上角）、脐、腹直肌外缘、腹中线（腹白线）、髂前上棘、腹股沟韧带、耻骨联合等。背部常用的体表标志有：第12肋骨、肋脊角、腰椎棘突、髂后上棘等。

（2）**分区**　有四区法、九区法及七区法。

1）四区法：通过脐划一水平线及垂直线，两线相交，将腹分为四区，即右上腹、右下腹、左上腹及左下腹。

2）九区法：分别从左、右髂前上棘至腹中线的水平线的中点各做一条垂直线，再从两侧肋弓下缘及两侧髂前上棘之间各引一条水平线，两条垂直线与两条水平线将腹部分成九个区，即左、右上腹部（季肋部）、左、右下腹部（髂部）、左、右侧腹部（腰部）、上腹部、下腹部及脐部。

3）七区法：是在九区法的基础上，将两侧腹部的三区改为通过脐的水平线分成上下两区、即左上腹部、左下腹部、上腹部、脐部、下腹部、右上腹部、右下腹部。

2. 请被检者屈膝、放松腹肌、双上肢置于躯干两侧、平静呼吸。

3. 观察腹部外形、对称性、皮肤、脐、腹式呼吸等。正常人腹部平坦或稍凹陷，两侧对称，小儿或体胖者腹部饱满。观察腹式呼吸运动有无增强及减弱。腹壁皮肤有无紫纹、妊娠纹、色素沉着、皮疹及瘢痕等。

4. 检查腹壁静脉。正常人腹壁静脉一般不显露；但腹壁皮肤菲薄而松软和肤色较白者，隐约可见。

（1）**腹壁静脉曲张**　若上、下腔静脉回流受阻而有侧支循环形成时，此时腹壁静脉可显而易见或迂曲变粗，称为腹壁静脉曲张。①上腔静脉阻塞时，上腹壁或胸壁的浅静脉曲张血流方向均转流向下；②下腔静脉阻塞时，曲张的静脉大都分布在腹壁两侧，脐以下的腹壁浅静脉血流方向也转流向上；③门静脉阻塞有门静脉高压时，腹壁曲张静脉常以脐为中心向四周伸展，如水母头（海蛇头），常在此处听到静脉血管杂音。

（2）曲张静脉血流方向检查方法　①检查者将右手示指和中指并拢压在静脉上，然后一只手指紧压静脉向外滑动，挤出该段静脉内血液；②至一定距离后放松该手指，另一手指紧压不动，看静脉是否充盈，如迅速充盈，则血流方向是从放松的一端流向紧压手指的一端；③再同法放松另一手指，观察静脉充盈速度，即可看出血流方向。

5. 检查胃肠型和蠕动波。检查者的视线与被检查者腹部水平面持平，观察有无蠕动波。正常人一般看不见，但皮肤菲薄或消瘦者有时可见。胃肠道梗阻时，梗阻近端的胃或肠段扩张而隆起，可呈现胃肠的轮廓，同时伴有该部位的蠕动增强，可以看到蠕动波。

（1）胃型和蠕动波　蠕动波自左季肋部向右推进，至右腹直肌下消失，此为正蠕动波。有时可见逆蠕动波。

（2）肠型和蠕动波　常伴高调肠鸣音。小肠梗阻肠型位于脐部，蠕动波方向不定；结肠远端梗阻时肠型和蠕动波位于腹部周边。

6. 听诊肠鸣音和振水音。

（1）肠鸣音听诊至少1分钟。将听诊器体件置于腹部进行听诊，通常脐周或右下腹听诊最清楚，如1分钟内未闻及肠鸣音，可持续听诊3~5分钟。正常时肠鸣音每分钟4~5次。肠鸣音超过每分钟10次，但音调不特别高亢，称肠鸣音活跃。如肠鸣音次数多，且呈响亮、高亢的金属音，称肠鸣音亢进。若肠鸣音明显少于正常，或数分钟才听到一次，称为肠鸣音减弱，如持续听诊3~5分钟未闻及肠鸣音，称肠鸣音消失（图10-8-1）。

（2）振水音的听诊　嘱被检者仰卧位，将听诊器体件放于上腹部或将耳凑近腹部，检查者将一手手指稍弯曲，在被检者上腹做连续迅速的冲击动作，或用两手左右摇晃被检者的上腹部，如听到胃内气体与液体相互撞击的声音即振水音。正常人进食较多的液体后可检查出此征。如在空腹或餐后6~8小时以上仍有此征，则提示胃内液体潴留，考虑幽门梗阻（图10-8-2）。

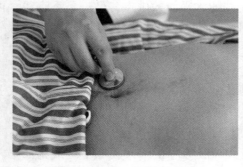
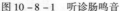
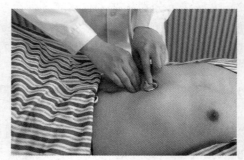

图10-8-1　听诊肠鸣音　　　　　　　　　图10-8-2　听诊振水音

7. 听诊腹部有无血管杂音。主要听诊区有：平脐腹直肌外缘上方为肾动脉杂音听诊区、剑突下与脐之间为腹主动脉听诊区。此外，注意股动脉、髂动脉等处是否闻及血管杂音。正常人腹部无血管杂音。

8. 叩诊全腹。一般自左下开始，逆时针方向叩诊四个象限。正常腹部叩诊除肝、脾所在部位为浊音或实音外，其他部位均为鼓音。

9. 胆囊叩诊。胆囊被肝脏覆盖，临床上不能用叩诊法检查胆囊的大小，仅能检查有无叩击痛。正常人胆囊无叩击痛。

10. 胃泡鼓音区叩诊。胃泡鼓音区位于左前胸下部肋缘以上，因胃内含气，叩诊呈鼓音，其大小因胃内含气量的多少及邻近组织器官的状态而异。

11. 脾脏叩诊。宜用轻叩诊法，在左腋中线上叩诊。正常人脾脏浊音区在左腋中线上第9~11肋之间，宽4~7cm，前方不超过腋前线（图10-8-3）。

12. 膀胱叩诊。在耻骨联合上方叩诊。膀胱空虚时，因耻骨上方有肠管存在，叩诊呈鼓音，即叩不出膀胱。膀胱充盈时，可叩出呈圆形浊音区。注意，当子宫增大（见于妊娠、子宫肌瘤）或卵巢囊肿时，该叩诊区也呈浊音。如排空膀胱后，浊音转为鼓音，为尿潴留所致的膀胱胀大。

13. 肝脏叩诊。肝脏为不含气器官，未被肺遮盖部位叩诊呈实音，肝顶部被肺遮盖，叩诊呈浊音，为肝相对浊音界。

（1）叩诊肝上界　一般沿右锁骨中线、右腋中线和右肩胛下角线进行，由肺区向下叩，由清音转为浊音为肝上界，因此处为肺遮盖的肝顶部，故为肝脏相对浊音界。再往下叩转为实音，为肝脏绝对浊音界。正常肝脏上界，在右锁骨中线第5肋间，在右腋中线第7肋间，在右肩胛下角线第10肋间。矮胖体型者可上升一个肋间，瘦长体型者可低一个肋间（图10-8-4）。

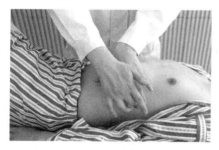

图10-8-3　脾脏叩诊

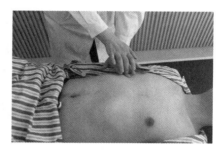

图10-8-4　叩诊肝上界

（2）叩诊肝下界　一般由腹部鼓音区（脐平面）沿右锁骨中线或前正中线向上叩诊，由鼓音变为浊音处即为肝下界。注意，因肝下界与结肠、胃等重叠，很难叩准，故肝下界多用触诊法确定。一般叩诊的肝下界较触诊的肝下界升高1~2cm，仅在肝缘明显增厚时，两者结果相近。叩诊肝浊音界时，应注意是否扩大、是否缩小、是否消失、有无叩击痛（图10-8-5）。

（3）检查肝脏有无叩击痛　检查者将左手掌平放在肝区，右手握拳叩击左手背，用轻到中等强度的力量。注意被检者的疼痛反应。正常肝脏及胆囊均无叩击痛（图10-8-6）。

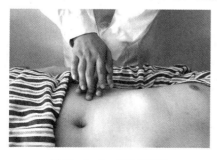

图10-8-5　叩诊肝下界

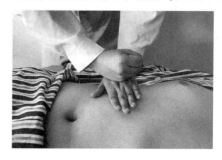

图10-8-6　肝区叩击痛

14. 移动性浊音的叩诊。被检者取仰卧位，从脐平面向左侧叩诊，直至叩诊音变浊，固定板指位置不离开皮肤，请被检者右侧卧位，重新叩诊该处，注意叩诊音调有无改变；保持右侧卧位，然后向右侧移动叩诊，直达浊音区，固定板指位置，嘱被检者左侧卧位，再次叩诊，如浊音变为鼓音，这种浊音区随体位变动而变动称为移动性浊音（图10-8-7）。正常人无移动性浊音。

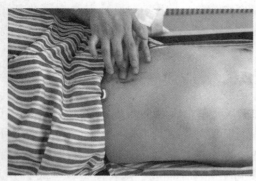 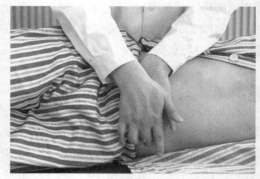

A. 仰卧位　　　　　　　　　　　　　　　　B. 侧卧位

图10-8-7　移动性浊音的叩诊

15. 浅触诊全腹部（自左下腹开始，逆时针至脐部）。检查者用全手掌轻轻地放在被检者腹部表浅部位，利用掌指关节和腕关节的弹力，柔和地进行滑动触诊，借以了解腹壁紧张度，有无压痛及包块，同时使被检者适应检查，为深部触诊创造有利条件（图10-8-8）。正常人腹壁柔软，无压痛或反跳痛。正常人无包块，但可触及：①瘦长型、经产妇或内脏下垂者的右肾下缘、肝下缘；②腹壁薄而软者的第3~5腰椎椎体及搏动的腹主动脉瘤；③左下腹乙状结肠内的粪块。

16. 深触诊全腹部（自左下腹开始，逆时针至脐部）。检查时嘱被检者张口平静呼吸，检查者触诊的手随腹式呼吸腹壁的起伏而升降，并以并拢的二、三、四指末端逐渐压向腹腔的脏器或包块，当触及脏器或包块时，手指连同该处的腹壁皮肤一起作上下、左右的滑动触诊，并体察脏器或包块随呼吸变化而活动的情况（图10-8-9）。如果是肠管或条索状包块，应作与长轴相垂直方向的滑动触摸。此法常用于腹腔深部包块和胃肠病变检查。

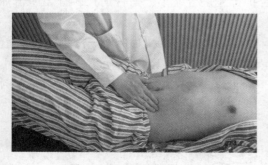 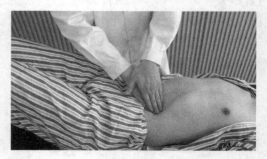

图10-8-8　浅触诊全腹部　　　　　　　　　　图10-8-9　深触诊全腹部

17. 训练被检者做加深的腹式呼吸2~3次。

18. 双手法触诊肝脏。被检者取仰卧位，两膝关节稍屈曲。检查者位于被检者右侧，用左手托住被检者右腰部，左手拇指固定于右肋缘。右手掌平放于被检者右侧腹壁，手指并拢，腕关节伸直，使示指和中指的指端指向肋缘，也可使手指的桡侧缘对着肋缘。触诊时先教会被检者作腹式呼吸，检查者右手自髂前上棘连线水平，分别沿右锁骨中线、前正中线自下而上触诊，逐渐向右季肋缘或剑突下移动。触诊的右手随着呼吸指端深入腹腔，吸气时腹壁隆起时而相应抬高手指，抬起的速度可稍落后于腹壁的抬起。如触及肝脏下缘时，可触及肝下缘从指端滑过，随着呼气时腹壁下陷右手及时下按，此时可再一次触及肝下缘从指端滑过。如此，肝脏下缘随吸气下移就可碰到手指，下移后的肝脏下缘随呼气而上升也可再一次碰到手指（图 10 - 8 - 10）。若未触及，则反复进行，直至触及肝脏或肋缘。

19. 单手法触诊肝脏。无左手配合，右手触诊方法同双手触诊法右手动作（图 10 - 8 - 11）。肝下缘记录方法：分别记录右锁骨中线上肝下缘至右肋下缘和前正中线上肝下缘至剑突的距离，以厘米表示。正常成人肝下缘在肋下 1cm 以内，在剑突下多在 3cm 以内。触诊肝脏时，应详细描述其大小、质地（软、韧、硬）、形态（肝表面有无结节，边缘是否整齐等）、压痛、搏动、肝区摩擦感、肝颈静脉回流、肝震颤等。

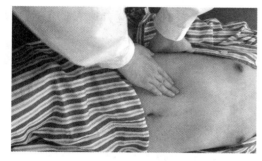

图 10 - 8 - 10　双手法触诊肝脏

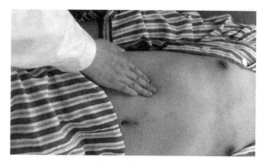

图 10 - 8 - 11　单手法触诊肝脏

肝肿大的测量：右锁骨中线上，肝上界（肝相对浊音界）至下缘之间的距离；右锁骨中线上，肝下缘距肋弓的距离；前正中线上，剑突基底部至肝下缘的距离。

20. 液波震颤。被检者平卧，检查者以一手掌面贴于被检者一侧腹壁，另一手四指并拢屈曲，用指端叩击对侧腹壁，贴于腹壁的手掌随叩击有被液体波动冲击的感觉，为液波震颤。常见于大量腹水，腹水量常在 3000 ~ 4000ml 以上。为防止腹壁本身震动传至对侧，可让另一人将手掌尺侧缘轻压在脐部腹中线上（图 10 - 8 - 12）。

21. 检查肝颈静脉回流征。嘱被检者卧床，头垫高枕，张口呼吸，检查者右手轻贴于右上腹部，逐渐加压，持续 10 秒，同时观察颈静脉怒张的程度。

22. 检查胆囊点有无压痛及胆囊触痛征（Mruphy 征）。用单手滑动触诊法，正常人胆囊不能触及，如在右肋缘下腹直肌外缘触及卵圆形囊性包块多为胆囊，要注意胆囊的大小、压痛、形状及质地。Mruphy 征检查法：检查者将左手掌平放于被检者右胸下部，以左手拇指指腹用适度压力钩压右肋缘下腹直肌外缘处，然后嘱被检者缓慢深吸气。吸气时有炎症的胆囊下降碰到拇指引起疼痛或因疼痛而突然屏气，称为 Mruphy 征阳性。正常人 Mruphy 征阴性（图 10 - 8 - 13）。

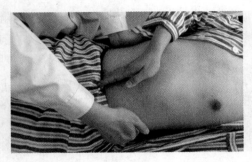

图 10 - 8 - 12　液波震颤

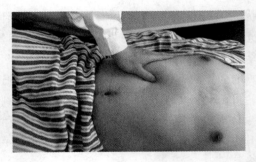

图 10 - 8 - 13　Mruphy 征检查法

23. 双手法触诊脾脏。被检者取仰卧位和右侧卧位，检查者位于被检者右侧。先嘱被检者仰卧位，两腿稍屈曲，检查者左手掌置于被检者左侧胸第 9 肋至 11 肋处，试将脾脏从后向前托起，并限制被检者胸式呼吸，检查者右手掌平放于被检者脐部，使并拢的手指与肋弓大致呈垂直方向并指向左锁骨中线，以稍微弯曲的手指末端轻压向腹部深处，并随被检者的腹式呼吸运动，逐渐地由下向上接近左肋弓，进行触诊。脾肿大时，触诊的手指可触及脾脏边缘，如脾脏过大时，则右手应先在右下腹部，逐渐向脐及脐上部移动（图 10 - 8 - 14）。脾轻度肿大，仰卧未能触及脾脏时，被检者取右侧卧位，右下肢伸直，左下肢屈髋屈膝进行触诊。

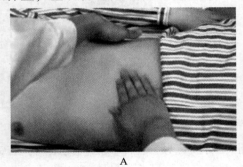

A

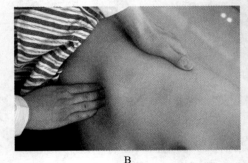

B

图 10 - 8 - 14　双手法触诊脾脏

脾脏大小测量法：轻度或中度肿大时，以肋缘下几厘米表示；重度肿大时，以三条线来表示，即"1"线，又称甲乙线，即左锁骨中线上左肋弓缘至脾脏下缘间的距离；"2"线，又称甲丙线，即左锁骨中线与左肋弓交叉点到最远脾尖端之距离；"3"线，又称丁戊线，即脾右缘到前正中线的距离，如脾脏肿大向右超过前正中线，测量脾右缘到前正中线间的最大距离，以"+"表示；未超过前正中线，测量脾右缘至前正中线间的最短距离以"-"表示。以上距离均用厘米表示。

24. 双手法触诊双侧肾脏。检查者位于被检者右侧，被检者要取仰卧位、侧卧位、坐位或立位，触诊右肾时，检查者左手托住被检者右肋脊角处（后腰部），右手掌放在被检者右季肋部，手指末端位于被检者肋弓的下方，手指微弯曲，嘱被检者深呼吸，并随其腹式呼吸运动，呼气时检查者双手向相对方向逐渐加压，右手压向腹腔深部，直抵腹后壁，并试图与左手相接近，腹壁较薄软的被检者常可触及肾脏。检查左肾时可位于被检查者左侧进行，此时左、右手的位置正好和检查右肾时相反。触诊肾脏的关键在于：被检者以深的腹式呼吸动作相配合。

反击触诊法：当被检者腹壁较厚或配合不当时可用此法。当被检者吸气时，检查者用左手向前冲击被检者后腰部，则在季肋部施压的右手有被肾脏顶举的感觉，注意用力要适当。正常人一般不能触及肾脏，但体瘦者有时可触及右肾下端，触及肾脏时被检者常有不适感甚至恶心。

25. 肾区和输尿管点压痛的检查。

（1）肋脊角 被检者取坐位或侧卧位，检查者拇指置于被检者背部第12肋与脊柱所成的夹角（即左、右肋脊角），用力深压，检查有无疼痛，并注意被检者的反应。

（2）肋腰点 为背部第12肋与腰肌外缘夹角的顶点，检查方法同肋脊角。

（3）季肋点 为第10肋骨前端，检查方法同肋脊角。

（4）上输尿管点 脐水平线上腹直肌外缘，检查方法同肋脊角。

（5）中输尿管点 髂前上棘水平线上腹直肌外缘，相当于输尿管进入骨盆处，检查方法同肋脊角。

26. 麦氏点（McBurney点）压痛、反跳痛的检查：麦氏点位于脐与右髂前上棘连线中、外1/3交界处。压痛的检查方法为被检者平卧，双腿屈曲，嘱被检者放松腹部。先作腹部全面检查，最后确定麦氏点附近最明显的压痛点部位（图10－8－15），并检查该点有无反跳痛，反跳痛的检查是检查者用手触诊腹部出现压痛后，手指在该处按压片刻，然后迅速抬手，被检者腹痛加剧为阳性（图10－8－16）。

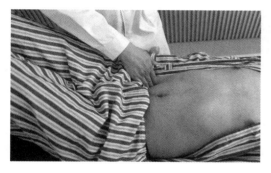

图10－8－15 麦氏点压痛检查

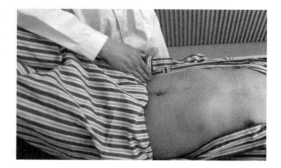

图10－8－16 麦氏点反跳痛检查

27. 检查腹部触觉（或痛觉）：嘱被检者闭目，用棉签轻触腹壁上、中、下各部皮肤，令被检者做出反应，注意双侧及上、下部位的对比（图10－8－17）。

28. 检查腹壁反射：嘱被检者仰卧位，两下肢稍屈曲，用竹签在腹壁上的一定部位按一定方向轻轻划过，正常可看到该处腹壁肌肉收缩，为腹壁反射存在。划法是：右上腹由外侧向内上方；

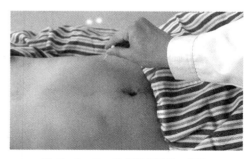

图10－8－17 检查腹部触觉、痛觉

左上腹由外向内上方；脐两侧，由外向脐；右下腹由外向内下，左下腹由外向内下。

【注意事项】

1. 腹部视诊

（1）室内应温暖，光线要充足适宜，以自然光为好，光线最好从侧面来。

（2）嘱被检者仰卧位，充分暴露全腹部，平静呼吸，使腹壁放松。

（3）医生应站在被检者的右侧，按一定顺序从不同角度和方向进行仔细、全面观察，一般是自上而下观察，有时为了查出细小隆起或蠕动波，眼睛需降低至腹平面，自侧面呈切线方向观察。

2. 腹部触诊

（1）被检者取仰卧位，两腿稍屈曲并稍分开，张口做腹式呼吸，使腹肌松弛，检查脾脏时，可取右侧卧位，检查肾脏时，可取坐位或立位。

（2）检查者位于被检者右侧，检查时手掌要温暖，手掌和前臂应与被检者的腹壁保持平面位置，动作要轻柔，缓缓用力，由浅入深，由健康部位开始，逐渐移向病变区，边检查边注意被检者表情及反应，有时应做好解释工作，采用提问等方式来转移被检者的注意力，以减轻腹肌紧张。正常体检从左下腹开始依次左腰部、上腹部、中腹部、下腹部、右髂部、右腰部、右上腹部呈 S 顺序。也可逆时针：左下、左腰、左上、上腹、右上、右腰、右髂、下腹、中腹部顺序检查。

3. 肝脏触诊

（1）首先训练被检者进行腹式呼吸，可配合检查者触诊。

（2）触诊动作要轻柔。

（3）应从下向上逐渐推移进行触诊，否则由于肝脏过大，右手置于肝面上而漏诊且肝脏受压疼痛甚至有肝破裂的危险。

（4）右手压力适度，由浅入深，过深至肋下缘的腹壁绷得过紧，限制了肝脏随呼吸上下移动。

（5）在被检者深吸气之初，触诊手指不要移向肋缘去触摸肝脏，也不要过早地随腹壁而抬起，而是在继续施压中的原位置迎触肝脏。换言之，触诊肝脏时是向下移的肝脏来接触手指，而不是手指移向肋缘去触摸肝脏。

（6）应仔细区分其他脏器，不要误诊。

（7）于某处触及肝下缘后，应向两侧延伸触诊，以了解全部肝下缘情况。

第九节　上肢检查

1. 正确暴露上肢，应从肩暴露至指尖，注意被检者的保暖。

2. 观察双侧上肢是否对称，皮肤、肌肉有无异常；注意检查各关节有无形态异常、肿胀、压痛及波动感，有无关节脱位，有无杵状指、匙状指或爪形手，有无肢端肥大、肌肉萎缩。

3. 触诊掌指关节。被检者掌心向下，检查者用拇指按压该关节的背面，示指和中指按压其掌面，适当用力，检查掌指关节有无疼痛、肿胀等（图 10 - 9 - 1）。

4. 检查指关节运动情况。嘱被检者伸开手指，弯曲近端和远端指间关节呈爪状，握拳。

5. 检查上肢远端肌力情况。被检者紧握检查者一至两根手指，并用力对抗检查者回抽，注意双侧对比（图 10 - 9 - 2）。

6. 触诊双手腕。嘱被检者伸出双手，掌心向下，检查者用双拇指按住被检者手腕背面，示指和中指按住其掌面，稍用力触摸。注意双手腕有无水肿、压痛和结节（图 10 - 9 - 3）。

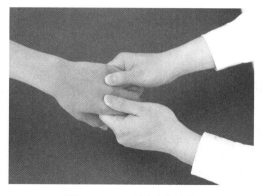

图 10 - 9 - 1　触诊掌指关节

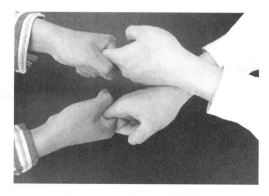

图 10 - 9 - 2　检查上肢远端肌力

7. 检查腕关节运动情况。被检者做背伸、掌屈、合掌、手背贴紧等运动对比两侧腕关节运动情况。

8. 触诊双肘鹰嘴和肱骨髁状突。检查者一手握住被检者前臂，嘱被检者屈肘，另一手拇指和其余四指按压髁状突、鹰嘴及周围区域（图 10 - 9 - 4）。

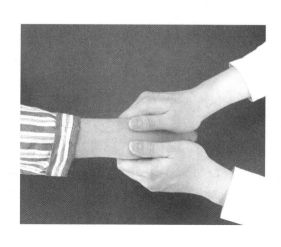

图 10 - 9 - 3　检查腕关节运动

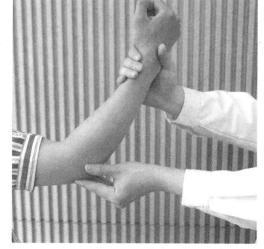

图 10 - 9 - 4　触诊双肘鹰嘴和肱骨髁状突

9. 触诊滑车上淋巴结。检查滑车上淋巴结时，检查者右手扶托被检者右前臂，曲肘 90°，左手掌向上，小指抵在肱骨内上髁上，其他三指（示、中、环指）并拢在肱二头肌与肱三头肌沟内，滑动触诊，换手以同法检查左侧（图 10 - 9 - 5）。

10. 检查肘关节运动情况。嘱被检者双手下垂，手心向内，两手能向下垂直说明肘关节伸直正常。

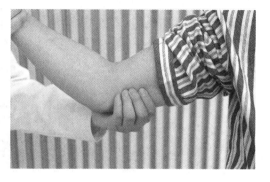

图 10 - 9 - 5　触诊滑车上淋巴结

11. 检查屈肘、伸肘的肌力情况。嘱被检者抵抗检查者的阻力作屈肘、伸肘运动，以检查屈、伸肘的肌力。

12. 暴露肩部。

13. 视诊肩部外形。

14. 触诊肩关节及其周围。

15. 检查肩关节运动情况。嘱被检者两上肢向上举，两手合拢并能置于头后者示肩关节外展、外旋及肘关节屈曲运动正常。

16. 检查上肢触觉（或痛觉）情况。嘱被检者闭目，检查者用棉签轻划（或针尖轻刺）双手背、前臂、上臂，令被检者做出反应，注意双侧及上、下部位的对比。

17. 检查肱二头肌反射情况（双侧对比）。嘱被检者上肢肘部屈曲，检查者托扶其屈曲的肘部，并使其前臂稍内旋，检查者一手拇指置于被检者的肱二头肌腱上，用叩诊锤叩击该拇指指甲，正常被检者前臂呈快速性屈曲（图10-9-6）。

18. 检查肱三头肌反射情况（双侧对比）。嘱被检者肘关节屈曲，检查者托扶其前臂及肘关节，上臂稍外展，用叩诊锤叩击其尺骨鹰嘴突的上方肱三头肌腱，正常被检者前臂作伸展动作（图10-9-7）。

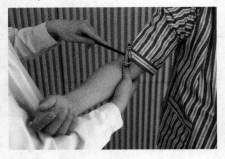
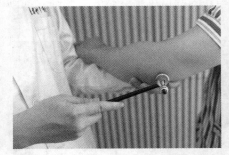

图10-9-6 检查肱二头肌反射   图10-9-7 检查肱三头肌反射

19. 检查桡骨骨膜反射情况（双侧对比）。被检者肘关节半屈曲，检查者托扶被检者腕部，并使腕关节自然下垂，检查者用叩诊锤叩击其桡骨茎突，正常反应为被检者肘关节屈曲及前臂旋前（图10-9-8）。

20. 检查霍夫曼（Hoffmann）征情况（双侧对比）。检查者用手托住被检者腕部，另一手中指与示指夹住被检者的中指，稍向上提，使腕关节呈轻度过伸位，然后检查者以拇指迅速弹刮被检者中指指甲末端，少数正常人可有1～2指轻微掌曲，如果引起其拇指及其余4指微掌曲反应，为阳性反应，见于锥体束及颈椎疾患（图10-9-9）。

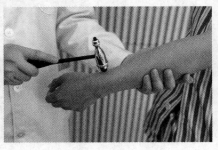
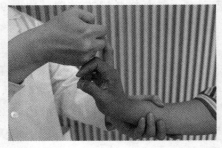

图10-9-8 检查桡骨骨膜反射   图10-9-9 检查霍夫曼（Hoffmann）征

第十节 下肢检查

1. 正确暴露下肢，遮盖腹部和会阴部。

2. 观察双下肢外形、皮肤、趾甲等；注意各关节有无形态异常、肿胀、压痛及波动感，有无关节脱位，有无膝内、外翻及足内、外翻，有无杵状趾、匙状趾或爪形趾，有无肢端肥大、肌肉萎缩、下肢静脉曲张及水肿等。

3. 触诊腹股沟区有无肿块、疝等。

4. 触诊腹股沟淋巴结横组。正常人常可在腹股沟处触及直径 0.1 ~ 0.5cm 的淋巴结，其质地较软、表面光滑、活动、无压痛。

5. 触诊腹股沟淋巴结纵组。

6. 触诊股动脉搏动，必要时听诊。股动脉位于髂前上棘至耻骨结节连线的中点处，触诊时注意双侧对比。

7. 检查髋关节屈曲、内旋、外旋运动情况。一腿伸直，另一腿伸直外展及旋转活动，检查髋关节的外展及旋转功能（图 10 - 10 - 1）。

8. 检查双下肢近端肌力情况。检查者双手掌向下按压受检者两大腿中部，嘱被检者对抗屈髋，检查双下肢近端肌力，注意双侧对比。

9. 触诊膝关节。检查者用双手触摸膝关节前、后方和两侧，注意有无触痛和不规则突起。

10. 浮髌试验。为膝关节肿胀时检查的方法之一，目的是确定有无关节腔积液。方法是：被检者仰卧位，下肢伸直；检查者双手拇指和其他四指分别固定于肿胀膝关节上、下方两侧，然后用右手示指将髌骨连续向下按压数次，压下时有骨与关节面的碰触感，松开时有髌骨随手浮起感，即为浮髌试验阳性（图 10 - 10 - 2）。

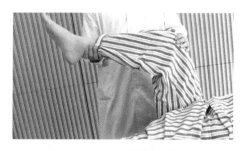

图 10 - 10 - 1　检查髋关节运动

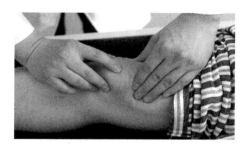

图 10 - 10 - 2　浮髌试验

11. 检查膝关节屈曲运动情况。被检者取直立姿势，观察膝关节能否伸直；嘱被检者作下蹲及起立活动，观察髋关节及膝关节的屈曲功能。

12. 检查髌阵挛情况。嘱被检者仰卧，下肢伸直，检查者用右手拇指和示指捏住髌骨上缘，用力向下快速推动数次后，并保持一定推力，如髌骨出现上下节律性运动则为阳性（图 10 - 10 - 3）。

13. 触诊踝关节及跟腱。

14. 检查双下肢有无水肿。

15. 触诊双足背动脉。足背动脉经过踝关节前方，行走于第1、2跖骨之间，在跖骨基底部易于扪及其搏动。

16. 检查踝关节背屈、跖屈运动。

17. 检查双足背屈、跖屈肌力。

18. 检查踝关节内翻、外翻运动情况。嘱被检者作主动内翻和外翻运动；也可检查者一手握住被检者踝部，另一手握住足底，将踝关节向内、外作内翻、外翻运动。

19. 检查屈趾、伸趾运动情况。嘱被检者主动屈趾、伸趾，注意其活动范围。

20. 检查踝阵挛。被检者仰卧，检查者用手托住腘窝，使髋、膝关节稍屈曲，另一手持其足掌前端，用力将足推向背屈，阳性表现为该足呈有节律性持续的屈伸（图10-10-4）。

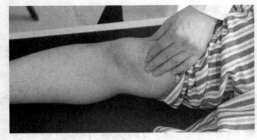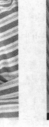

图10-10-3　检查髌阵挛　　　　　　　　　图10-10-4　检查踝阵挛

21. 检查下肢触觉（或痛觉）情况。在双下肢上、中、下各部，用棉签轻触（或大头针轻刺），令被检者做出反应。

22. 检查膝反射。被检者取坐位，小腿自然下垂；或取卧位，检查者用手于腘窝部托起被检者下肢，使髋、膝关节稍屈曲。检查者另一手用叩诊锤叩击髌骨下方股四头肌肌腱。正常反应为小腿作伸展动作（图10-10-5）。

23. 检查跟腱反射（又称踝反射）。被检者取仰卧位，髋、膝关节稍屈曲，下肢外展外旋，检查者用手将其足背屈成直角，另一手用叩诊锤叩击跟腱。正常反应为腓肠肌收缩，足向跖面屈曲（图10-10-6）。如卧位不能叩出，可嘱被检者双腿跪于座椅上，两足自然下垂，再叩击跟腱常可引出。

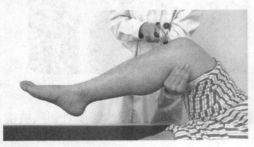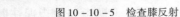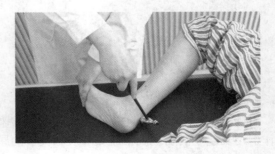

图10-10-5　检查膝反射　　　　　　　　　图10-10-6　检查跟腱反射

24. 检查巴宾斯基征（Babinski征）。被检者取仰卧位，髋、膝关节伸直，检查者左手持住被检者的踝部，右手用竹签由后向前沿足底外侧划至小趾掌关节，再转向姆趾侧（图10-10-7）。正常表现为足趾向跖面屈曲（跖反射-巴宾斯基征阴性）。如姆趾背伸，其余足趾呈扇形展开，为巴宾斯基征阳性。此不一定属病理体征，因一岁小儿、意识不清或深睡者也可出现。

25. 检查奥本海姆征（Oppenheim 征）。检查者用右手拇指和示指沿被检者的胫骨前缘两侧用力由上向下滑压，如踇趾背伸，其余足趾呈扇形展开，为阳性（图 10 - 10 - 8）。

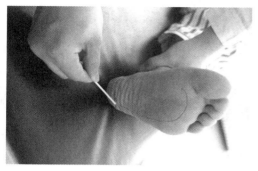
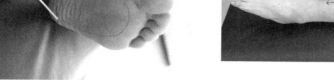

图 10 - 10 - 7　检查 Babinski 征　　　　　图 10 - 10 - 8　检查 Oppenheim 征

26. 检查戈登征（Gordon 征）。检查时用手以一定力量握捏被检者腓肠肌中部，阳性表现同 Babinski 征（图 10 - 10 - 9）。

27. 检查查多克征（Chaddock 征）。用顿尖物在受检查者外踝下方足背外缘，由后向前划至跖趾关节处，阳性表现同 Babinski 征（图 10 - 10 - 10）。

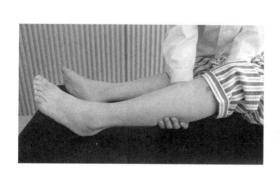
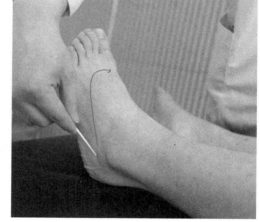

图 10 - 10 - 9　检查 Gordon 征　　　　　图 10 - 10 - 10　检查 Chaddock 征

28. 检查凯尔尼格（Kernig 征）。被检者取仰卧位，一腿伸直，检查者将另一侧髋和膝关节各屈曲成直角。一手扶住其膝关节，另一手托住该下肢足跟部，使之上抬（图 10 - 10 - 11）。正常人可将膝关节伸直 135°以上，若在 135°之内出现抵抗感或沿坐骨神经发生疼痛感，或对侧下肢屈曲，均为阳性。

29. 检查布鲁斯基征（Brudzinski 征）。被检者去枕仰卧，下肢伸直，检查者左手托其枕部，右手置于胸前，使颈部前屈，如被检者出现膝关节与髋关节反射性屈曲者为阳性。

30. 检查拉赛格征（Lasegue 征）。被检者取仰卧位，两下肢伸直，检查者一手压在被检者一侧膝关节上，使下肢保持伸直，另一手托其足跟将下肢抬起，正常可抬高 70°（图 10 - 10 - 12）。如下肢抬高不到 30°即出现由上而下的放射性疼痛为阳性。

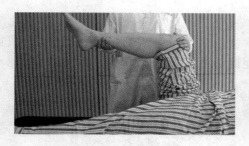
图 10 – 10 – 11　检查 Kernig 征

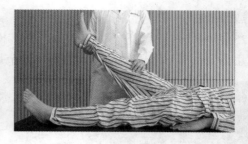
图 10 – 10 – 12　检查 Lasegue 征

第十一节　其他检查

一、肛门直肠检查

1. 嘱被检者左侧卧位，右腿屈曲。
2. 观察肛门、肛周、会阴区。
3. 戴上手套，示指涂以润滑剂行直肠指检。
4. 观察指套有无分泌物。

二、外生殖器检查

1. 男性
（1）视诊阴毛、阴茎、冠状沟、龟头、包皮。
（2）视诊尿道口。
（3）视诊阴囊，必要时作提睾反射。
（4）触诊双侧睾丸、附睾、精索。
2. 女性
（1）视诊阴毛、阴阜。
（2）视诊尿道口及阴道口。
（3）触诊阴阜、大小阴唇。
（4）触诊尿道旁腺、巴氏腺。

三、共济运动、步态与腰椎运动

1. 请被检者站立，注意保护被检者。
2. 检查指鼻试验（睁眼，闭眼）。
（1）被检者睁眼，嘱其上肢外旋伸直，被检者用示指触及检查者伸出的示指或叩诊锤，再以示指触自己的鼻尖，先慢后快，注意被检者的动作是否协调，作双手对比。
（2）被检者闭眼，重复上述动作。
3. 检查双手快速轮替运动。嘱被检者伸直手掌，做快速旋前、旋后动作，先睁眼，后闭眼，反复进行，观察动作的协调性。
4. 检查跟膝胫试验。嘱被检者仰卧，伸直一侧下肢，另侧下肢抬高，屈膝，用其足跟沿对侧肢体的膝盖及胫骨前缘下滑，观察动作是否准确与灵活（图10-11-1）。

5. 检查罗姆伯格征（Romberg征，闭目难立征）。嘱被检者站立，双足并拢，两臂向前伸平，掌心向下，先睁眼站立数秒，后闭眼。检查者站在被检者身旁，观察其身体有无左右摇晃或倾斜。注意保护被检者。

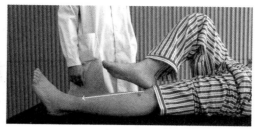

图10-11-1　检查跟膝胫试验

6. 观察步态。嘱被检者在室内走动，双臂自然摆动，观察其行走姿态，上下肢的运动是否协调。注意被检者的双臂不允许紧贴其身体两侧。

7. 检查屈腰运动情况。嘱被检者主动弯腰，双手尽量触及足趾，观察屈腰程度。

8. 检查伸腰运动情况。检查者站在被检者背后，让被检者主动伸腰，尽量后仰，观察后伸程度。

9. 检查腰椎侧弯运动情况。检查者固定被检者的髋部，让其主动向左、右两侧弯腰，观察其侧弯的程度。

10. 检查腰椎旋转运动情况。检查者站在被检者身后，固定被检者的髋部两侧，嘱被检者转向左右两侧，观察其旋转程度。

四、前列腺检查及按摩术

【适应证】　前列腺检查主要用于检查前列腺病变，如慢性前列腺炎、前列腺增生、前列腺癌等。前列腺按摩一般用于慢性前列腺炎。

【禁忌证】　急性前列腺炎或怀疑结核、脓肿或肿瘤者则禁忌按摩。

【术前准备】

1. 了解病史，向被检者说明前列腺检查以及按摩术的目的和意义，解除思想顾虑，取得配合。

2. 准备无菌手套、无菌石蜡油、载玻片、无菌试管（作前列腺液细菌培养）等物品，核查器材准备是否齐全。

3. 术者洗手，戴好帽子和口罩。

【操作步骤】

1. 检查时被检者多取肘膝位或截石位，若被检者病情严重或衰弱则取左侧卧位。

2. 检查者戴无菌手套或指套，并涂以润滑剂，以右手示指先在肛门口轻轻按摩，使被检者适应，以免肛门括约肌骤然紧张。然后将手指徐徐插入肛门，当指端进入距肛门口4~5cm直肠前壁处即可触及前列腺，检查时应注意前列腺的大小、形状、硬度，有无结节、触痛、波动感以及正中沟是否变浅或消失等。正常前列腺栗子大小，中等硬度，有弹性，能触及中间沟，表面光滑。

3. 按摩前列腺时，以手指末节自前列腺两侧向内、向下徐徐按摩，每侧4~5次，然后再将手移至腺体的上部沿正中沟向尿道外口方向滑行挤压，可见前列腺液从尿道口流出，收集标本立即送检。

【术后处理】

整理用物，医疗废物归类，立即送检标本。

第十一章　临床常用穿刺术

第一节　胸膜腔穿刺术

胸膜腔穿刺术是用于检查胸膜腔积液的性质，抽气、抽液减轻肺压迫症状，或通过穿刺向胸膜腔内给药的一种诊疗技术。

【适应证】

1. 抽胸膜腔积液做化验及病理检查，以确定胸膜腔积液性质及病原，协助诊断。

2. 治疗性抽吸胸膜积气、积液或积血，解除压迫症状。

3. 胸膜腔内注射药物。

4. 胸膜腔积脓行胸膜腔灌洗治疗。

【禁忌证】

1. 有出血倾向者。

2. 穿刺局部皮肤有感染者。

3. 既往胸腔穿刺曾发生过严重的胸膜反应者。

4. 体质衰弱、病情危重难于耐受操作者。

5. 不配合者。

【物品准备】

胸膜腔穿刺包1个（包括消毒孔巾、带胶皮管的胸穿针、止血钳、消毒纱布、标本容器等）、无菌手套2副、弯盘1个、局部麻醉药（利多卡因或普鲁卡因）1支、5ml和50ml注射器各1支、消毒液（碘伏）1瓶、砂轮1枚、皮肤记号笔1支、棉签1包、胶布1卷、椅子1把、痰盂1只。如需胸腔内注射药物，应准备好所需药物及注射器（图11-1-1）。

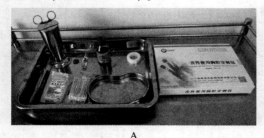 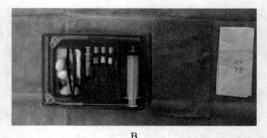

A　　　　　　　　　　　　　　　　B

图11-1-1　物品准备

【术前准备】

1. 详细了解病史，参阅患者胸部X线或CT片，包裹性胸腔积液可结合X线或超声等检查确定穿刺点。进行体格检查和必要的实验室检查，如血常规、血小板计数、凝血时间、活化部分凝血活酶时间及凝血酶原时间等。

2. 向患者和（或）法定监护人说明胸膜腔穿刺术的目的、意义、安全性和可能发生的并发症。简要说明操作过程，解除患者的顾虑，取得配合，并签署知情同意书。

3. 嘱患者如有痰，术前咳出，术中尽量不要咳嗽或深呼吸，如需咳嗽先示意。

4. 对精神过度紧张者术前半小时可口服地西泮 10mg 或可待因 30mg。

5. 如使用 1% 普鲁卡因作局部麻醉，使用前应做皮肤过敏试验。

6. 穿刺室或操作室消毒。

7. 确保穿刺部位标记（B 超或 X 线定位下）正确，核查器械准备是否齐全。

8. 术者及助手常规洗手，戴好帽子和口罩。

【操作步骤】

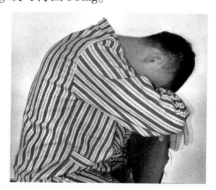

图 11 - 1 - 2 患者体位

1. 患者体位 取坐位面向椅背，两前臂置于椅背上，前额伏于前臂，自然呼吸（图 11 - 1 - 2）。卧床者可取半坐位，患侧前臂上举抱于枕部。

2. 穿刺点定位 穿刺点定位后可用皮肤记号笔在皮肤上作标记（图 11 - 1 - 3）。

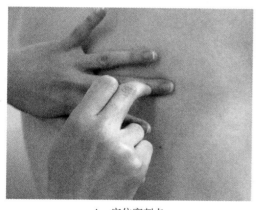

A. 定位穿刺点

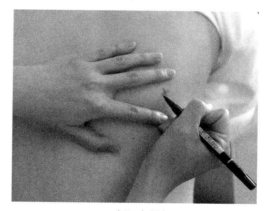

B. 标记穿刺点

图 11 - 1 - 3 穿刺点定位

（1）胸腔穿刺抽液 穿刺点选择胸部叩实音最明显部位，一般取肩胛下角线或腋后线第 7～8 肋间；也可选腋中线 6～7 肋间或腋前线第 5 肋间。

（2）气胸抽气减压 穿刺点选择在患侧叩诊鼓音或听诊呼吸音降低最明显的部位，一般位于患侧锁骨中线第 2 肋间或腋中线第 4～5 肋间。

（3）包裹性积液 结合 X 线或超声定位穿刺点，以确保穿刺成功。

3. 消毒 用医用棉签蘸取消毒液进行穿刺点周围皮肤常规消毒。以穿刺点为中心，由内向外环形消毒皮肤 2～3 遍（图 11 - 1 - 4），消毒范围直径约 15cm。打开胸腔穿刺包，戴无菌手套，覆盖无菌洞巾（图 11 - 1 - 5）。

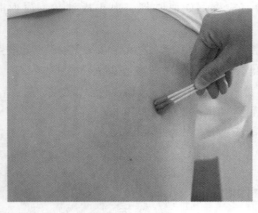

图 11-1-4　消毒

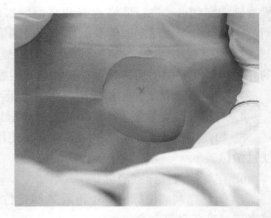

图 11-1-5　铺巾

4. 局部麻醉　医护共同核对麻醉药，用无菌注射器抽取 2% 利多卡因 5ml。针（针尖斜面向上）在下一肋骨上缘的穿刺点刺入皮内，注射利多卡因至形成橘皮样隆起的皮丘（5mm），然后直刺逐渐深入，先回抽无回血后注药，以免误注入血管内，直至胸膜壁层。当针刺有突破感并能回抽出积液或积气时，用无菌纱布压住进针部位拔出注射器，进针深度作为胸腔穿刺针进针深度的参考（图 11-1-6）。

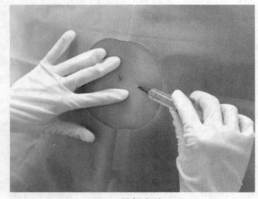

A. 局部麻醉

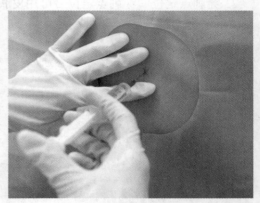

B. 逐层浸润麻醉

图 11-1-6　麻醉

5. 穿刺抽液　胸穿针连接胶皮管，用止血钳将胶皮管夹闭。术者以左手示指与中指固定穿刺部位的皮肤，右手将穿刺针在局部麻醉部位缓缓刺入，当针锋抵抗感突然消失时，表明已穿入胸膜腔（图 11-1-7）。助手用止血钳协助固定穿刺针，以防刺入过深损伤肺组织（图 11-1-8）。接通注射器，松开胶皮管止血钳，抽取胸腔积液或积气。在抽取过程中，注意保持胸膜腔的密闭性。留取标本送检，记录抽液或抽气量。如需胸腔内注射给药，在抽液完后，将药液用注射器抽好，接在穿刺针胶管上，回抽少量胸腔积液稀释，然后缓慢注入胸膜腔内（图 11-1-9）。

6. 穿刺结束　术毕拔针（图 11-1-10），按压针孔，用无菌棉签蘸取消毒液进行局部消毒，观察针刺点有无溢液，覆盖无菌纱布（图 11-1-11），用胶布固定（图 11-1-12）。

7. 详细记录抽出液体的量、色泽、浑浊度等，并尽快送检标本。

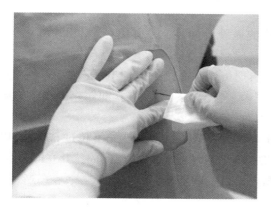

图 11 - 1 - 7　穿刺

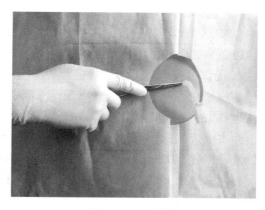

图 11 - 1 - 8　固定

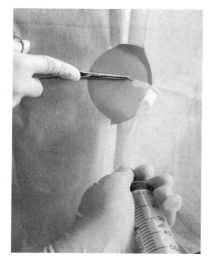

图 11 - 1 - 9　抽液

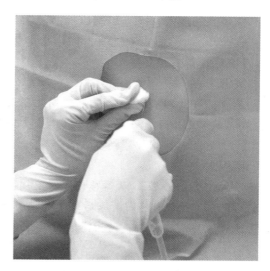

图 11 - 1 - 10　拔针

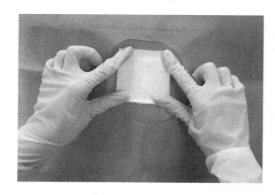

图 11 - 1 - 11　覆盖

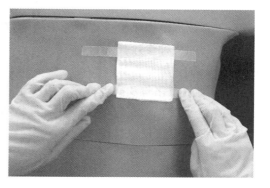

图 11 - 1 - 12　胶布固定

8. 协助患者回到病床，整理好衣服，仰卧休息。若胸膜腔注入了药物，需经常变换体位，使药物在胸膜腔内均匀涂布。与患者简单交流操作情况，检查血压、脉搏有无明显变化，术后严密观察患者有无气胸、血胸、肺水肿及胸腔感染等并发症。

9. 整理用物，医疗垃圾分类处置。

【注意事项】

1. 需从肋骨上缘进针，以免刺伤肋骨下缘的血管及神经，并避免在第 9 肋间以下穿刺，以免穿透膈肌，损伤腹腔脏器。

2. 操作过程中应密切观察患者的反应，如出现头晕、面色苍白、出汗、心悸、胸闷、昏厥等胸膜变态反应等，或者出现连续咳嗽、气短、咳泡沫痰等，应立即停止操作，并皮下注射 0.1% 肾上腺素 0.3~0.5ml，并给予其他对症治疗。

3. 抽液不宜过快、过多。诊断性抽液，50~100ml；减压抽液，首先不超过 600ml，以后抽液不超过 1000ml。但脓胸则应尽量抽净。检查瘤细胞时，至少抽取 100ml，并立即送检。

4. 严格无菌操作，防止血胸、气胸、穿刺点出血、胸壁蜂窝织炎、脓胸、空气栓塞、肺水肿等并发症。血胸多由刺破肋间动静脉所致，发现抽出的血液易凝固，应停止抽液，并密切观察患者生命体征的变化。少量气胸可能由胶皮管未夹紧，空气漏入所致，不必处理。明显气胸多由刺破脏层胸膜所致，可按气胸处理。穿刺点出血可用消毒棉球按压止血。胸壁蜂窝织炎及脓胸为穿刺时消毒不严引起细菌感染，需用抗生素治疗。

【临床情景分析】

案例 1

患者，男，40 岁。以"胸痛、高热 3 天"急诊入院。实验室检查：WBC 20×10^9/L，N0.90，胸部 CT 示左侧胸腔积液。体检：T39.5℃，呼吸、咳嗽受限，被迫坐位。为明确诊断，请为患者行胸腔穿刺术。

案例 2

患者，男，55 岁。以"呼吸困难 1 周，加重 1 天"来院就诊。患者自述既往有结核性胸膜炎病史，1 周前因着凉后复发并伴有呼吸困难。体检：右侧腋中线叩诊第 7 肋间清音变浊音。为明确诊断，请为患者行胸腔穿刺术。

第二节　心包穿刺术

心包穿刺术是用于检查心包腔积液的性质，抽液缓解心包填塞症状，或通过穿刺向心包腔内给药的一种诊疗技术。

【适应证】

1. 抽液用作化验及病理检查，以确定心包腔积液的性质及病原，协助诊断。

2. 大量积液发生心包填塞时，需紧急抽液缓解症状。

3. 化脓性心包炎，抽脓灌洗。

4. 心包腔内注射药物。

【禁忌证】

1. 慢性缩窄性心包炎和风湿性心包炎。

2. 以心脏扩大为主而积液少者。

3. 有出血倾向者。

4. 穿刺局部皮肤有感染。

5. 心包积液尚未证实。

6. 体质衰弱、病情危重难以耐受操作者。

7. 不配合者。

【物品准备】

心包穿刺包 1 只（包括消毒孔巾、带胶皮管的胸穿针、消毒纱布、无菌导线 1 根、标本容器等）、无菌手套 2 副、弯盘 1 个、局部麻醉药（利多卡因或普鲁卡因）1 支、5ml 和 50ml 注射器各 1 支、消毒液（碘伏）1 瓶、砂轮 1 枚、皮肤记号笔 1 支、棉签 1 包、胶布 1 卷、心电监护仪 1 台、痰盂 1 只。如需心包腔内注射药物，应准备好所需药物及注射器。

【术前准备】

1. 术前应行胸部影像学检查，以便决定心包穿刺的部位。选液平段最大、距体表最近点作为穿刺部位。如能在超声引导下穿刺抽液则更准确、安全。初步估计积液量，量少者不宜穿刺。

2. 详细了解病史，进行体格检查和必要的实验室检查，如血常规、血小板计数、出凝血时间、活化部分凝血活酶时间及凝血酶原时间等。

3. 向患者和（或）法定监护人说明心包穿刺术的目的、意义、安全性和可能发生的并发症。简要说明操作过程，解除患者的顾虑，取得配合，并签署知情同意书。嘱其穿刺过程中切勿咳嗽或深呼吸。

4. 对精神过度紧张者术前半小时可口服地西泮 10mg 或可待因 30mg。

5. 核对患者信息，核查器械、药物准备是否齐全。

6. 常规洗手，戴好帽子和口罩。

【操作步骤】

1. 体位　患者半卧位或坐位，仔细叩出心浊音界，选好穿刺点，并用皮肤记号笔作标记。

2. 常用穿刺点　①心尖部：一般在左侧第 5 肋间或第 6 肋间心浊音界内 1～2cm 处，此法最常用；②剑突与左肋弓缘夹角处；③右侧第 4 肋间心绝对浊音界内 1cm 处，此点适用于右侧心包积液较多者，穿刺时应注意有伤及乳房内动脉的危险。

3. 术者戴无菌手套，解开穿刺包，检查穿刺包内器械，注意穿刺针是否通畅。

4. 消毒　用碘伏在穿刺点部位，自内向外进行皮肤消毒 3 遍，消毒范围直径约 15cm，并铺消毒孔巾。

5. 局部麻醉　在心包穿刺点上注射局部麻醉药利多卡因，由皮肤向心包膜穿刺，边进针边推注局部麻醉药，直至进入心包腔回抽心包积液为止，判断皮肤至心包腔的距离。

6. 心包穿刺　先将穿刺针后的胶皮管用止血钳夹闭，并将穿刺针尾端通过无菌导线接上心电监护的胸导联电极。左手固定穿刺点皮肤，右手持无菌纱布包裹针尾的穿刺针。①从心尖部进针，应使针自下而上，向脊柱并稍向后刺入心包腔；②从剑突下进针，应与腹壁呈 30°～40°角，向上、稍向左后刺入心包腔后下部；③从右胸前进针，应向内、向后指向脊柱刺入。待针尖部抵抗感突然消失时，表明针已刺入心包腔。如有心脏搏动触及针尖的感觉或发现心电图出现心肌损伤图形，提示穿刺针已接触心肌，应将针后退少许。术者固定穿刺针，助手将注射器套于胶皮管上，放松止血钳，缓慢抽吸，记取液量，留标本送检。

7. 术毕夹闭胶皮管后拔针或拔管，消毒穿刺点，覆盖无菌纱布，压迫数分钟，胶布固定。

8. 嘱患者卧床休息 2～4 小时，观察 4～8 小时，注意患者术后反应及有无并发症。

9. 整理用物，医疗垃圾分类处置，标本及时送检，并作详细穿刺记录。

【注意事项】

1. 严格掌握适应证，因心包穿刺有一定的危险性，故应由有经验的医师操作或指导，且应在心电图监护下进行穿刺，较为安全。

2. 严格无菌操作，防止心律失常、刺破心室、肺损伤等并发症。

3. 抽液时应遵循"见血暂停"的原则。若开始即抽出颜色污秽、3～5分钟不凝的血液，为血性心包积液，可继续抽吸；若颜色较鲜，抽出即凝，或后来变为血性，则可能是损伤心脏的血管出血所致，应立即停止抽吸，并严密观察有无心包填塞症状出现或加重。

4. 取下注射器前要夹闭胶皮管，以防空气进入。

5. 第一次抽液量不超过100～200ml，以后抽液可逐渐增加到300～500ml。抽液速度要慢，抽液过多过快可导致心脏急性扩张或回心血量过多而引起肺水肿。因疼痛刺激或神经反射出现面色苍白、气促加剧、头晕、心慌、出汗等，应立即停止抽液，让患者平卧，必要时皮下注射0.1%肾上腺素0.3～0.5ml。

6. 术中、术后均需密切观察生命体征变化。术后静卧，每30分钟测一次脉搏、血压，共4次，以后每小时一次，共观察24小时。

【临床情景分析】

案例1

患者，男，58岁。以"胸部疼痛2天"急诊入院。患者自述2天前无明显诱因出现胸部疼痛，经查心脏彩超示：心包积液。现拟行心包穿刺术以明确诊断。

案例2

患者，男，25岁。以"呼吸困难，咳嗽10天"入院。患者自述10天前无明显诱因出现呼吸困难，活动后为甚，休息后缓解，呼吸困难症状逐渐加重。入院时呈端坐呼吸，呼吸困难明显时伴胸闷不适，查胸部CT示：心包大量积液。现需紧急行心包穿刺术进行抽液缓解症状。

第三节　腹腔穿刺术

腹腔穿刺术是指对有腹腔积液的患者，为了诊断和治疗疾病，用穿刺针经腹壁刺入腹腔抽取积液进行检验的一种诊疗手段。

【适应证】

1. 抽液用作化验及病理检查，以确定腹腔积液的性质及病原，协助诊断。

2. 大量腹腔积液时放液以减轻压迫症状。

3. 腹膜腔内注射药物治疗。

4. 进行诊断性穿刺，以明确腹腔内有无积液、积脓、积血。

【禁忌证】

1. 严重肠胀气。

2. 腹腔慢性炎症广泛粘连。

3. 疑有卵巢囊肿、多房性肝包虫病。

4. 躁动不能合作者。

5. 肝性脑病倾向者，不宜放腹腔积液。

6. 妊娠后期。

7. 弥散性血管内凝血。

【物品准备】

腹腔穿刺包 1 个（包括无菌手套、消毒洞巾、带胶皮管的穿刺针、镊子、消毒纱布、标本容器、5ml 和 50ml 注射器各 1 支）、无菌镊桶、止血钳、弯盘 1 个、局部麻醉药（利多卡因或普鲁卡因）1 支、消毒液（碘伏）1 瓶、砂轮 1 枚、皮肤记号笔 1 支、卷尺 1 个、棉签 1 包、胶布 1 卷、腹带（需大量放腹水者）1 张（图 11 - 3 - 1）。

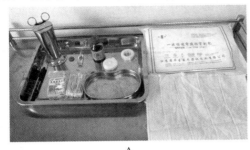
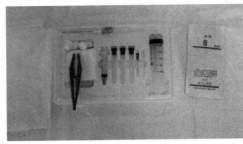

A   B

图 11 - 3 - 1 物品准备

【术前准备】

1. 详细了解病史，进行体格检查（包括测量腹围、脉搏、血压、腹部体征等）和必要的实验室检查，如血常规、血小板计数、凝血时间、活化部分凝血活酶时间及凝血酶原时间等。

2. 向患者和（或）法定监护人详细说明腹腔穿刺术的目的、意义、安全性和可能发生的并发症。简要说明操作过程，解除患者的顾虑，取得配合，并签署知情同意书。

3. 核对患者基本信息及诊断、视诊、叩诊腹部，用皮尺测量腹围，核实腹腔积液情况。

4. 穿刺前叮嘱患者排空尿液，以免穿刺时损伤膀胱。

5. 对精神过度紧张者术前半小时可口服地西泮 10mg 或可待因 30mg。

6. 如使用 1% 普鲁卡因作局部麻醉，使用前应做皮肤过敏试验。

7. 穿刺室或操作室消毒。

8. 确保穿刺部位标记（B 超或 X 线定位下）正确，核查器械准备是否齐全。

9. 术者及助手常规洗手，戴好帽子和口罩。

【操作步骤】

1. 体位 患者一般取平卧位或半卧位、坐位，少量腹腔积液患者患侧卧位。

2. 确定穿刺点

（1）脐与髂前上棘连线中外 1/3 交界处，此处不易损伤腹壁下动脉，通常选择左侧穿刺点（图 11 - 3 - 2）。

（2）侧卧位可取脐水平线与腋前线或腋中线交界处，此处常用于诊断性穿刺。

（3）坐位可取脐与耻骨连线中点上方 1cm、偏左

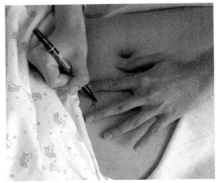

图 11 - 3 - 2 确定穿刺点

或偏右1~1.5cm处，此处无重要器官且易愈合。

3. 消毒　术者用棉签蘸取碘伏在穿刺点部位，自内向外进行皮肤消毒，消毒范围直径约15cm（图11-3-3）。打开一次性腹腔穿刺包，术者戴无菌手套，铺洞巾（图11-3-4），检查穿刺包内器械，注意穿刺针是否通畅。

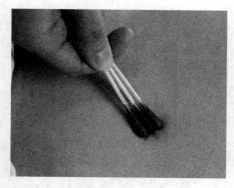
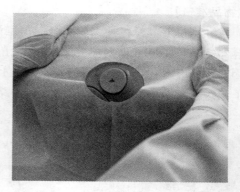

图11-3-3　消毒　　　　　　　　　　图11-3-4　铺洞巾

4. 局部麻醉　医护共同核对麻醉剂，用无菌注射器抽取2%利多卡因5ml，左手拇指和示指绷紧穿刺部位皮肤，右手持针斜刺入皮内，注射至形成橘皮样隆起的皮丘（5mm）后，自皮肤至腹膜壁层逐层浸润麻醉。每次注药前应观察有无血液、腹水抽出。当针尖有落空感时为止，判断皮肤至腹腔的距离（图11-3-5）。

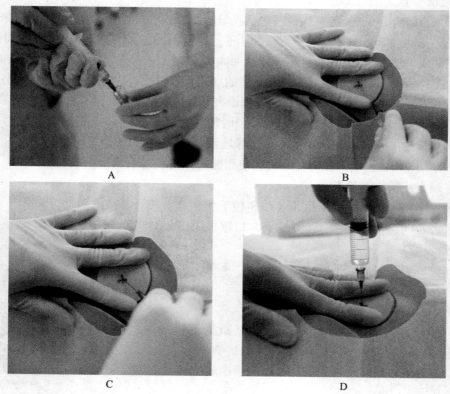

图11-3-5　局部麻醉

5. 穿刺抽液 诊断性腹腔穿刺及腹腔内药物注射时，术者用左手拇指和示指绷紧并固定穿刺部位皮肤，右手持接有 17 ~ 18 号长针头的 20ml 或 50ml 注射器经穿刺点自上向下垂直刺入腹腔（图 11 – 3 – 6），当针尖有落空感时，表明已进入腹腔，抽液 20 ~ 100ml 送检。

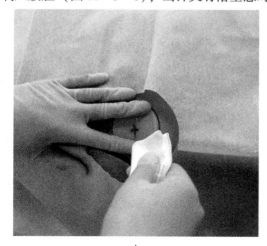

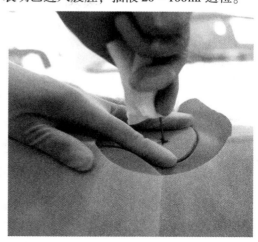

A   B

图 11 – 3 – 6 穿刺进针

大量放液时需左手拇指和示指绷紧并固定穿刺部位皮肤，右手持针尾连接橡皮管的 8 号或 9 号针头穿刺针，自穿刺点先稍倾斜刺进皮下，然后垂直刺入腹壁，当针尖有落空感时，表明已进入腹腔。此时助手用消毒止血钳固定针头并夹持橡皮管（图 11 – 3 – 7），用输液夹子调整放液速度，将腹水引流入容器中记量或送检，随着腹水的流出，将腹带逐渐束紧，以防腹压骤降，内脏血管扩张而发生血压下降甚至休克等现象。

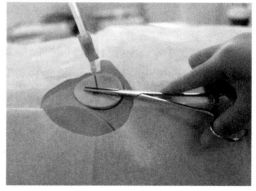

图 11 – 3 – 7 固定针头

6. 穿刺结束 术毕拔针，按压针孔，消毒穿刺点，覆盖无菌纱布，用胶布固定。

7. 协助患者平卧休息，避免朝穿刺侧卧位。测量腹围、脉搏、血压，检查腹部体征。注意观察患者术后反应及有无并发症。

8. 整理用物，医疗垃圾分类处置，标本及时送检，详细记录穿刺过程及腹水形状、抽取腹水量等。

【注意事项】

1. 严格无菌操作，以防止腹腔感染。

2. 术中应密切观察患者，如发现头晕、恶心、心悸、气促、脉搏增快、面色苍白应立即停止操作，并作适当处理。

3. 腹腔放液不宜过快过多。治疗性放液一般初次不宜超过 1000ml，以后每次放液不宜超过 3000 ~ 6000ml；肝硬化患者一次放腹腔积液一般不超过 3000ml，过多放液可诱发肝性脑病和电解质紊乱，但在补充输注大量白蛋白的基础上，一般放腹腔积液 1000ml 补充白蛋白 6 ~ 8g，也可以大量放液。

4. 在放腹腔积液时若流出不畅，可将穿刺针稍作移动或变换体位。

5. 术后嘱患者平卧，减轻穿刺点部位压力，防止渗液；如遇穿刺点有渗液时，可用蝶形胶布或火胶棉粘贴。

【临床情景分析】

案例 1

患者，男，45 岁。以"腹胀、伴食欲不振 3 年，加重 1 个月"来诊入院。患者自述 3 年前曾感觉偶有腹胀、食欲不振，近 1 个月症状进一步加重，伴有胸闷、气短等症。体验：腹部膨隆，慢性肝病容，皮肤色素沉着。腹部超声示：腹腔内可见中量液性暗区。初步诊断：肝硬化、腹腔积液。为减轻患者胸闷、气短等症，以及明确腹腔积液性质，请为患者行腹腔穿刺进行抽液。

案例 2

患者，女，65 岁。以"腹围进行性增大 1 周、腹胀难忍、呼吸困难 2 天"来诊入院。体验：腹部膨隆，移动性浊音阳性。腹部超声示：肝硬化、大量腹腔积液。为改善患者腹胀、气促，请为患者行腹腔穿刺进行抽液。

第四节　腰椎穿刺术

腰椎穿刺术是用腰穿针经腰椎间隙刺入椎管内的一种诊疗技术。常用于检查脑脊液的性质，对诊断脑炎、脑膜炎、脑血管病变、脑瘤等有重要意义。也可测定颅内压力和了解蛛网膜下腔是否阻塞等，有时也用于鞘内注射药物。

【适应证】

1. 中枢神经系统感染、变性、脱髓鞘疾病。

2. 怀疑蛛网膜下腔出血而 CT 扫描阴性者。

3. 某些颅内肿瘤。

4. 测定颅内压力，了解有无颅内压增高或减低。

5. 检查脑脊液的动力学，了解椎管内是否阻塞及其程度。

6. 脊髓病变、多发性神经根病变。

7. 原因未明的昏迷、抽搐。

8. 椎管造影。

9. 某些疾病的椎管内注射给药和减压引流治疗。

10. 蛛网膜下腔出血及某些颅内炎症时，引流有刺激性脑脊液以缓解头痛等临床症状。

【禁忌证】

1. 颅内高压有可能形成脑疝者。

2. 怀疑颅窝肿瘤。

3. 有颅底骨折并脑脊液漏者。

4. 穿刺部位皮肤及脊椎有感染者，腰椎有畸形或骨质破坏。

5. 有出血倾向者。

6. 垂危、休克或躁动不能配合检查的患者。

7. 全身严重感染如败血症等不宜穿刺，以免发生中枢神经系统感染。

8. 高位颈段脊髓肿瘤，腰穿后可致脊髓急性受压，出现呼吸麻痹。

【物品准备】

腰椎穿刺包 1 个（包括消毒孔巾、6 号或 7 号腰穿针各 1 枚、玻璃测压管、消毒纱布、标本容器等）、无菌手套 2 副、弯盘 1 个、局部麻醉药（利多卡因或普鲁卡因）1 支、5ml 和 50ml 注射器各 1 支、消毒液（碘伏）1 瓶、砂轮 1 枚、皮肤记号笔 1 支、棉签 1 包、胶布 1 卷、椅子 1 把。需作细菌培养者，准备灭菌试管。如需腰椎穿刺注射药物，应准备好所需药物及注射器（图 11-4-1）。

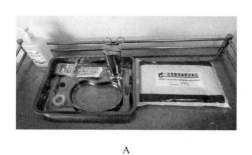
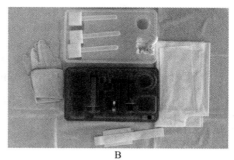

A   B

图 11-4-1 物品准备

【术前准备】

1. 实验室检查，如血常规、血小板计数、凝血时间、活化部分凝血活酶时间及凝血酶原时间等。

2. 详细了解病史，穿刺前检查患者的生命体征、意识、瞳孔及有无视乳头水肿。

3. 向患者和（或）法定监护人详细说明腰椎穿刺的目的、意义、安全性和可能发生的并发症。简要说明操作过程，解除患者的顾虑，取得配合，并签署知情同意书。

4. 对精神过度紧张者术前半小时可口服地西泮 10mg 或可待因 30mg。

5. 如使用 1% 普鲁卡因作局部麻醉，使用前应做皮肤过敏试验。

6. 穿刺室或操作室消毒，环境整洁安静，温度舒适、光线充足。

7. 核查器械准备是否齐全。

8. 术者及助手常规洗手，戴好帽子和口罩。

【操作步骤】

1. 体位 患者侧卧位于硬板床，脊柱尽量靠近床边，背部和床面垂直，头颈向前胸屈曲，两手抱膝紧贴腹部，尽量使腰椎后凸，拉大椎间隙，以利进针。

2. 确定穿刺点，通常以双侧髂嵴最高点连线与后正中线的交会处为穿刺点，此处相当于第 3~4 腰椎棘突间隙，有时也可在上一或下一腰椎间隙进行（图 11-4-2）。用皮肤记号笔在皮肤上作标记。

3. 消毒 用碘伏在穿刺点部位，自内向外进行皮肤消毒 3 遍，消毒范围直径约 15cm（图 11-4-3）。

4. 打开一次性穿刺包，术者戴无菌手套，铺洞巾，检查穿刺包内器械，注意穿刺针是否通畅。

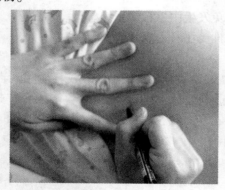

图 11 –4 –2　定位穿刺点

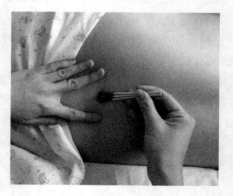

图 11 –4 –3　消毒

　　5. 局部麻醉　持5ml 注射器抽取利多卡因5ml，针（针尖斜面向上）从穿刺点斜刺入皮内，注射至形成橘皮样隆起的皮丘（5mm），然后用利多卡因自皮肤到椎间韧带作局部麻醉（图11 –4 –4）。为避免局部麻醉药误注入血管内，应每次推药前必须回吸无血后方可注药。在拔出针头前注意穿刺的深度。

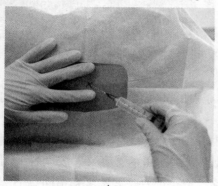

A

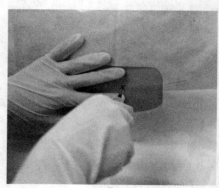

B

图 11 –4 –4　麻醉

　　6. 术者用左手固定穿刺点皮肤，右手持穿刺针以垂直背部、针尖稍斜向头部的方向缓慢刺入，成人进针深度约4 ~6cm，儿童约2 ~4cm。当针头穿过韧带与硬脑膜时，有阻力突然消失落空感（图11 –4 –5）。此时可将针芯慢慢抽出（以防脑脊液迅速流出，造成脑疝），可见脑脊液流出（图11 –4 –6）。

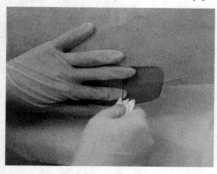

图 11 –4 –5　穿刺进针

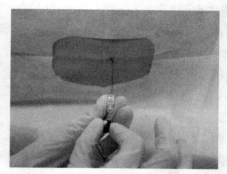

图 11 –4 –6　拔出针芯

7. 测压 接上测压管测量颅内压力，要求患者全身放松，双下肢和颈部略伸展，平静呼吸，可见测压管内液面缓缓上升，到一定平面后液平面随呼吸而波动，此读数为脑脊液压力。正常侧卧位脑脊液压力为 70～180mmH$_2$O（40～50 滴/分）。

8. 脑脊液送检 测压后用标本容器收集脑脊液 3～5ml 送检，包括化验及细菌培养等。颅内压增高时放液需谨慎，仅收集测压管中脑脊液，或用针芯控制慢慢放出，最好不要超过 2ml（图 11-4-7）。

9. 穿刺结束 插入针芯拔针，局部按压 1～2 分钟，消毒穿刺点，覆盖无菌纱布，用胶布固定（图 11-4-8）。

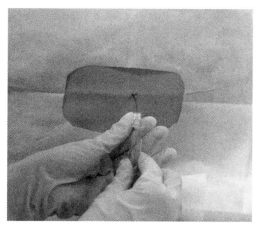

图 11-4-7 收集脑脊液

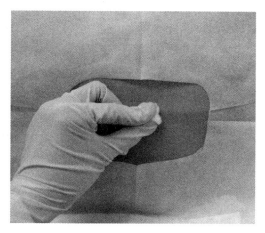

图 11-4-8 按压穿刺点

10. 术毕嘱患者去枕平卧 4～6 小时，以免引起术后头痛。

11. 整理用物，医疗垃圾分类处置，标本及时送检，并作详细穿刺记录。

【注意事项】

1. 严格无菌操作。

2. 疑有颅内高压必须先做眼底检查，如有明显视乳头水肿或有脑疝先兆者，禁忌穿刺。

3. 穿刺过程，注意观察患者意识、瞳孔、脉搏、呼吸的改变，若病情突变，应立即停止操作，并进行抢救。发现颅内高压或出现脑疝症状，应立即停止放液，快速静脉给予脱水剂或向椎管内注入生理盐水 10～20ml，如脑疝不能复位，迅速行脑室穿刺。

4. 损伤性出血多为穿刺不顺利所致，血性脑脊液数分钟后可自凝。非损伤性出血如蛛网膜下腔出血通常不自凝。

【临床情景分析】

案例 1

患者，男，59 岁。以"发热，头痛 2 天，加重伴嗜睡 1 天"为主诉来院就诊。患者自述 2 天前无明显诱因出现发热、头痛，体温高达 39.3℃，伴有恶心、呕吐，1 天前症状加重，意识模糊。为明确诊断，现拟行腰椎穿刺术。

案例 2

患者，女，58 岁。以"突发剧烈头痛、呕吐 1 小时"急诊入院。患者家属述患者 1

小时前无明显诱因突然出现剧烈头痛、呕吐，颜面苍白、全身冷汗，畏光，视物模糊。初步诊断疑为蛛网膜下腔出血，但CT扫描阴性。为进一步明确诊断，现拟行腰椎穿刺术。

第五节 骨髓穿刺术

骨髓穿刺术是通过抽取骨髓液作细胞学、细菌学或寄生虫检查的一种常用诊断技术。

【适应证】

1. 各类血液病的诊断。

2. 不明原因的红细胞、白细胞、血小板增多或减少及形态学异常。

3. 不明原因发热的诊断，可作骨髓培养，骨髓涂片找寄生虫等。

4. 部分恶性肿瘤的诊断，如多发性骨髓瘤、淋巴瘤、骨髓转移瘤等。

5. 了解骨髓造血功能，指导抗癌药及免疫抑制剂的使用。

6. 骨髓干细胞培养或骨髓移植。

【禁忌证】

1. 血友病及弥漫性血管内凝血等出血倾向患者。

2. 穿刺局部皮肤有感染者。

3. 体质衰弱、病情危重难于耐受操作者。

4. 不配合者。

【物品准备】

骨髓穿刺包1个（包括骨穿针1枚、消毒孔巾、消毒纱布、标本容器等）、无菌手套2副、弯盘1个、局部麻醉药（利多卡因或普鲁卡因）1支、10ml或20ml干燥注射器1支、消毒液（碘伏）1瓶、砂轮1枚、皮肤记号笔1支、棉签1包、胶布1卷、载玻片、推片等（图11-5-1）。

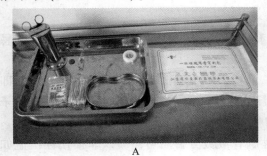
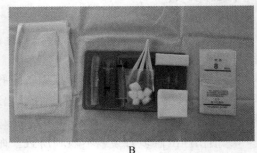

A   B

图11-5-1 物品准备

【术前准备】

1. 详细了解患者病史及实验室检查，如血常规、血小板计数、凝血时间、活化部分凝血活酶时间及凝血酶原时间等。

2. 向患者和（或）法定监护人详细说明骨髓穿刺的目的、意义、安全性和可能发生的并发症。简要说明操作过程，解除患者的顾虑，取得配合，并签署知情同意书。

3. 对精神过度紧张者术前半小时可口服地西泮10mg或可待因30mg。

4. 如使用1%普鲁卡因作局部麻醉，使用前应做皮肤过敏试验。

5. 穿刺室或操作室消毒，环境整洁安静，温度舒适、光线充足。

6. 术者及助手常规洗手，戴好帽子和口罩，核查器械准备是否齐全。

【操作步骤】

1. **体位** 髂前上棘或胸骨穿刺取仰卧位，髂后上棘穿刺取俯卧位或侧卧位，棘突穿刺取侧卧位或坐位。

2. **穿刺点定位** ①髂后上棘穿刺点：骶椎两侧、臀部上方突出的部位，此处骨皮质薄，骨髓腔大，容易刺入；②髂前上棘穿刺点：髂前上棘后1~2cm处，该处骨面平坦，易于固定，操作方便，危险性极小；③胸骨穿刺点：胸骨柄、胸骨体相当于第1、2肋间隙的部位，胸骨较薄（约1cm），严防穿通胸骨，发生意外，由于胸骨骨髓液含量丰富，仅适于其他部位穿刺失败后；④腰椎棘突穿刺点：腰椎棘突突出的部位，一般取第3、4腰椎棘突。

3. 术者戴无菌手套，解开穿刺包，检查穿刺包内器械，注意穿刺针是否通畅。

4. **消毒** 术者用碘伏在穿刺点部位，自内向外进行皮肤消毒3遍，消毒范围直径约15cm，并铺消毒孔巾。

5. **局部麻醉** 以2%利多卡因作局部皮下、皮内直至骨膜浸润麻醉，以穿刺点为中心，对骨膜行多点麻醉，每次推药前注意回抽无血再推药（图11-5-2）。

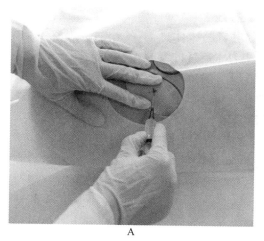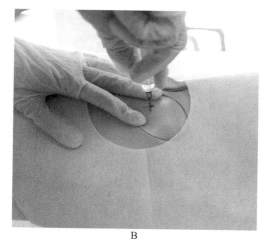

A   B

图11-5-2 麻醉

6. **骨髓穿刺** 将骨髓穿刺针的固定器固定在适当的长度上（髂骨穿刺约1.5cm，胸骨和棘突穿刺约1cm）。术者用左手拇指和示指绷紧并固定穿刺部位皮肤，右手持针向骨面垂直刺入（胸骨穿刺时将针头斜面朝向髓腔，针尖指向患者头部，与骨面呈30°~40°角）旋转进针，缓缓钻入骨质至阻力感消失，刺入0.5~1cm，穿刺针能固定在骨内，示针尖已达骨髓腔（图11-5-3）。

7. **取骨髓液** 拔出针芯，可见针芯前段表面有少许血性液体，提示可能是骨髓（图11-5-4）。接上10ml或20ml的干燥注射器，缓缓用力抽吸。患者此时可感到一种轻微锐痛，随即可见少许红色骨髓液进入注射器内，若作血细胞学检查，仅需骨髓0.1~0.2ml即可。作骨髓细菌培养或找狼疮细胞，则应抽取1~2ml送检（图11-5-5）。

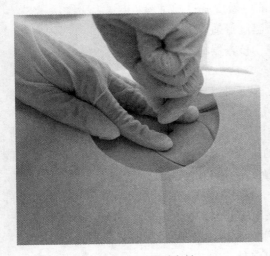

图 11 - 5 - 3　骨髓穿刺

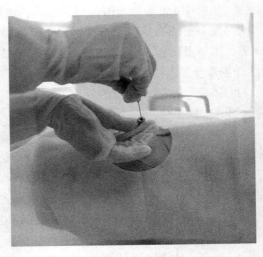

图 11 - 5 - 4　拔出针芯

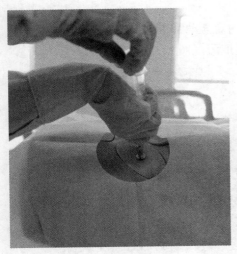

图 11 - 5 - 5　取骨髓液

8. 将骨髓液滴于载玻片上，嘱助手立即涂片数张，以免发生凝固。

9. 抽毕，插入针芯后拔针，消毒穿刺点，覆盖无菌纱布，按压 1～2 分钟，胶布加压固定。

10. 嘱患者卧床休息 2～4 小时，观察 4～8 小时，注意患者术后反应及有无并发症。

11. 整理用物，医疗垃圾分类处置，标本及时送检，并作详细穿刺记录，再次洗手。

【注意事项】

1. 严格执行无菌操作，以免发生骨髓炎。

2. 穿刺针和注射器必须干燥，以免发生溶血。

3. 穿刺时用力不宜过猛，尤其作胸骨穿刺。

4. 针头进入骨质后避免摆动过大，以免断针。

5. 穿刺时应注意观察患者面色、脉搏、血压，如发现患者精神紧张、大汗淋漓、脉搏快等休克症状时，立即停止穿刺，并作相应处理。

【临床情景分析】

案例 1

患者，女，33 岁。以"发热、咳嗽 7 天，全身皮肤出现出血点 3 天"来诊。患者自述 7 天前受凉后出现鼻塞、流涕、发热、咳嗽，自服"感冒药"后上述症状无缓解，近 3 天，全身皮肤出现出血点，此次月经经量增多、经期延长。查血常规：WBC 20×10^9/L，PLT 45×10^9/L。为明确诊断，现拟行骨髓穿刺术。

案例 2

患儿，男，2 岁。以"发热 3 天，发生皮肤出血点 1 天"入院。体验：面色苍白，全身皮肤可见较多针尖样大小出血点，腹平软，肝脾肋下未触及。查血常规 WBC 1.3×10^9/L，Hb 60g/L，PLT 37×10^9/L。为明确诊断拟为患者行骨髓穿刺术。

第六节　关节腔穿刺术

关节腔穿刺术是通过注射器从四肢关节腔的特定部位向内穿刺，进行抽液检查、引流或注射药物、空气或造影剂等进行检查和治疗的常用方法。

【适应证】

1. 四肢关节腔内积液，需行穿刺抽液检查或引流，或注射药物进行治疗。

2. 关节腔内注入空气或造影剂行关节造影检查，以了解关节软骨或骨端的变化。

【禁忌证】

1. 穿刺部位局部皮肤有破溃、严重皮疹或感染者。

2. 严重凝血机制障碍，如血友病等患者。

【物品准备】

穿刺包 1 个（包括消毒巾、弯盘、消毒纱布等）、18~20 号穿刺针 1 支、20ml 注射器 1 支、无菌手套 2 副、无菌试管多支、弯盘 1 个，局部麻醉药（利多卡因 100mg 或 1%~2% 普鲁卡因）1 支或 1 瓶、消毒液（碘伏）1 瓶、砂轮 1 枚、皮肤记号笔 1 支、棉签 1 包、无菌纱布敷料 1 包、胶布 1 卷。如需关节腔内注射药物，应准备好所需要药物及注射器。

【术前准备】

1. 详细了解病史，参阅患者骨关节 X 线或 CT 片确定穿刺点，并用皮肤记号笔标记穿刺点。

2. 进行体格检查和必要的实验室检查，如血常规、血小板计数、出凝血时间、活化部分凝血活酶时间及凝血酶原时间。

3. 向患者和法定监护人说明关节腔穿刺的目的、意义、安全性和可能发生的并发症。简要说明操作过程，解除患者的顾虑，取得配合，并签署知情同意书。

4. 使用 1% 普鲁卡因作局部麻醉，使用前应做皮肤过敏试验。

5. 常规洗手，戴好帽子和口罩。核对患者信息，确保穿刺部位标记正确，核查器械、药物准备是否齐全。

6. 穿刺室或操作室消毒，环境整洁安静，温度舒适、光线充足。

【操作步骤】

1. 穿刺点定位　以膝关节腔穿刺为例，于髌骨上方，由股四头肌腱外侧向内下刺入关节囊作为穿刺点，或于髌骨下方，由髌韧带旁向后穿刺以达关节囊作为穿刺点，用皮肤记号笔进行标记。

2. 消毒　局部严格消毒后，术者戴无菌手套，铺无菌巾。

3. 局部麻醉　穿刺点用利多卡因或 1%~2% 普鲁卡因局部麻醉（从皮肤至关节腔）。

4. 关节腔穿刺　术者右手持注射器，左手固定穿刺点。沿麻醉路径穿刺，当针进入关节腔后，左手不动，固定针头及注射器，右手缓慢抽动注射器筒栓进行抽液或注药等操作，如有阻塞，可将注射器取下，注入少许空气，将阻塞排除，再继续抽吸。常用关节穿刺部位及方法如下。

（1）肩关节穿刺术　患肢轻度外展外旋，肘关节屈曲位。于肱骨小结节与喙突之间垂直刺入关节腔，也可从喙突尖下外侧三角前缘，向后外方向刺入关节腔。

（2）肘关节穿刺术　肘关节屈曲90度，紧依桡骨小头近侧，于其后外方向前下进针，关节囊在此距离表面最浅，桡骨头亦清晰可触及；也可在尺骨鹰嘴顶端和肱骨外上髁之间向内前方刺入；还可经尺骨鹰嘴上方，经肱三头肌腱向前下方刺入关节腔。

（3）腕关节穿刺术　可经尺骨茎突或桡骨茎突侧面下方，垂直向内下进针。因桡动脉行经桡骨茎突远方，故最好在尺侧穿刺。

（4）髋关节穿刺术　在髂前上棘与耻骨结节连线的中点，腹股沟韧带中点下2.5cm，再向外，即股动脉鞘的稍内侧垂直刺入，也可取下肢内收位，穿刺针与皮肤呈45°与股骨大转子上缘平行，经股骨颈向上方刺入。

（5）膝关节穿刺术　以髌骨上缘的水平线与髌骨外缘的垂直线的交点为穿刺点，经此点向下方刺入关节腔，也可经髌韧带的任何一侧，紧贴髌骨下方向后进针。

（6）踝关节穿刺术　紧贴外踝（趾长伸肌肌腱与外踝之间）或内踝尖部（胫前肌腱与内踝之间），向内上进针，经踝部与相邻的距骨之间进入关节囊。

5. 术毕拔针，消毒穿刺点，稍用力压迫穿刺部位，覆盖无菌纱布，用胶布固定。

【注意事项】

1. 一切器械、药品及操作，皆应严格遵守无菌操作，否则可致关节腔继发感染。

2. 穿刺时应边抽吸，边进针，注意有无新鲜血流，如有则说明刺入血管，应将穿刺针退出少许，改变方向再继续进针。另外，当抽出液体后，再稍稍将穿刺针刺入少许，尽量抽尽关节腔内的积液。但不可刺入过深以免损伤关节软骨。如抽出困难，可改变穿刺方向或旋转针尖斜面方向。

3. 反复在关节腔内注射类固醇药物，可造成关节损伤，因此，任何关节内注射类固醇都不应超过三次。

4. 对抽出的液体除需做镜下细胞学检查、细菌培养和抗生素敏感试验外，还要做认真的肉眼观察，初步判定其性状，给予及时治疗。例如，正常滑液为草黄色，清晰透明；若为暗红色陈旧性血液，往往为外伤性，抽出的血液内含有脂肪滴，则可能为关节内骨折；浑浊的液体多提示有感染，若为脓液，则感染的诊断确定无疑。

5. 关节腔有明显积液者，穿刺后应加压包扎，适当给予固定。根据积液多少，确定再穿刺的时间，一般每周穿刺2次即可。

【临床情景分析】

案例1

患者，女，69岁。以"右膝关节肿痛伴活动受限3天"来诊。患者自述3天前因劳累过度导致右膝关节疼痛难忍，且活动受限，无法下地走路。查彩超示：右膝关节积液。现拟行右膝关节穿刺术。

案例2

患者，男，55岁。以"左踝关节疼痛、肿胀，伴有肌肉僵硬、活动受限3年余，疼痛加重3天"来诊入院。患者自述类风湿关节炎病史3年。查彩超示：左踝关节积液。现拟行左踝关节穿刺术。

第七节 骨科局部封闭疗法

骨科局部封闭疗法是筋伤治疗中较常用的方法，它通过对损伤或有病变的部位，注射局部麻醉药物或加激素类药物进行治疗，以达到抑制炎症渗出，改善局部营养状况，消炎止痛等作用。

【适应证】

1. 痛点封闭　用于部位较表浅、压痛明显、范围局限者的止痛治疗。
2. 腱鞘内封闭　用于桡骨茎突狭窄性腱鞘炎、屈指肌腱炎等。
3. 硬膜外封闭　常用于腰椎间盘突出症、腰椎管狭窄症等。
4. 神经根封闭　常用于腰椎间盘突出症、椎管狭窄症等。

【禁忌证】

1. 注射部位局部皮肤有急性化脓性炎症者。
2. 有急性全身性疾病，或全身健康情况不良者。
3. 对有高血压、糖尿病、活动性胃十二指肠溃疡或合并出血的患者，要慎重考虑使用。
4. 有出血倾向者。
5. 不能使用激素或对激素、麻醉药过敏者。

【物品准备】

激素类药物（醋酸曲安奈德 1 瓶）；局部麻醉药（利多卡因 100mg 或 1% 盐酸普鲁卡因）3 支；10ml 注射器 2 支；无菌手套 2 副、弯盘 1 个、消毒液（碘伏）1 瓶、砂轮 1 枚、皮肤记号笔 1 支、棉签 1 包、无菌纱布敷料 1 包、胶布 1 卷。

【术前准备】

1. 向患者和（或）法定监护人详细说明骨科局部封闭疗法的目的、意义、安全性和可能发生的并发症。简要说明操作过程，解除患者的顾虑，取得配合，并签署知情同意书。
2. 详细了解病史，进行体格检查和必要的实验室检查，如血常规、血小板计数、凝血时间、活化部分凝血活酶时间及凝血酶原时间等。
3. 常规洗手，戴好帽子和口罩。核对患者信息，核查器械、药物准备是否齐全。
4. 使用 1% 普鲁卡因作局部麻醉，使用前应做皮肤过敏试验。
5. 穿刺室或操作室消毒，环境整洁安静，温度舒适、光线充足。

【操作步骤】

1. 定位和目的

（1）痛点封闭　在体表压痛最明显处注射药物，如肱骨外髁压痛点。

（2）腱鞘内封闭　直接将药物注射到鞘管内，如肱二头肌长头肌腱、屈指肌腱鞘管。

（3）硬膜外封闭　定位在棘突间。将药物注入椎管外腔中以减轻炎症反应，解除或减轻对神经根的压迫和刺激，使疼痛缓解。

（4）神经根封闭　定位在棘突间旁约 1.5cm 处。将药物注射到椎管内硬膜外腔中。

2. 配制比例　摇匀醋酸曲安奈德，碘伏、乙醇消毒瓶盖，注意脱碘完全，先抽取醋酸曲安奈德1ml。普鲁卡因皮试阴性者要抽取1%盐酸普鲁卡因3ml，阳性者抽取1%利多卡因3ml。按1%盐酸普鲁卡因（1%利多卡因）∶醋酸曲安奈德为3∶1配制备用。

3. 消毒　穿刺点确定后可用皮肤记号笔在皮肤上作标记，局部皮肤消毒。

4. 封闭注射　摇匀注射器内混悬液，痛点封闭时将注射器针头于定位点迅速刺入皮下、肌肉直至骨膜下，有针头碰触骨质感为止。腱鞘内封闭将注射器针头斜30°刺入鞘管内；硬膜外封闭应用专用穿刺针逐层进入至硬膜外腔，直到脑积液流出；神经根封闭将注射器针头于棘突间旁约1.5cm处斜30°刺入直到患者出现触电感。然后回抽注射器，是否有血液抽出，如有回血应退针头至皮下调整角度或深度再穿刺，直至回抽时无血液抽出。随后缓慢推注制好的药物，观察并询问患者有无异常反应或不适。药物注射完毕，迅速拔出针头，用乙醇棉签压迫针孔消毒。

5. 按压痛点　检查是否存在压痛，如疼痛消失表明注射定位准确，作用明显；如仍有疼痛表明注射定位不够准确，可采用局部指压按摩帮助药物扩散。

6. 操作完毕后留观15～30分钟，无异常反应，操作完成。

【注意事项】

1. 严格遵守无菌操作，防止感染发生。

2. 注射部位要准确，尤其是胸背部要防止损伤内脏。

3. 普鲁卡因术前需要做皮试。

4. 推注药物前要回抽，观察是否有回血，避免将药液打入血管内。

5. 有高血压、溃疡病、活动性肺结核的患者禁用类固醇激素药物，以防加重病情。

【临床情景分析】

案例1

患者，女，59岁。以"右手拇指掌指关节疼痛、弹响3个月，疼痛加重伴活动受限2天"来诊。患者自述因常年右手过度使用，3个月前右手拇指掌指关节开始出现疼痛、弹响，2天前再次因为过度疲劳导致疼痛加重，并伴有活动受限。经查诊断为右手拇指腱鞘炎。拟行骨科局部封闭术进行治疗。

案例2

患者，男，25岁。以"左踝关节肿痛7天，疼痛加重伴活动受限3天"来诊。患者自述7天前因运动不当导致左踝关节红肿、疼痛，当时未就诊，3天前开始疼痛加重，难以忍受，并伴有明显活动受限。经查诊断为左踝关节损伤伴软组织伤。拟行骨科局部封闭术进行治疗。

第十二章　外科基本操作技术

第一节　术前一般准备

术前一般准备是保证手术顺利进行和术后切口愈合、减少手术并发症的重要环节，确保手术成功的必要条件之一。

【适应证】

所有参加手术的人员都必须进行的操作。

【禁忌证】

1. 所有参加手术的人员手臂皮肤有破损或化脓性感染者。

2. 所有参加手术的人员患有传染性疾病，且处于传染期者（如流感等）。

【术前准备】

手术专用帽子、口罩、衣、裤、鞋和衣裤柜钥匙。

【操作步骤】

1. 进入手术室，领取手术专用帽子、口罩、衣、裤、鞋和衣裤柜钥匙。

2. 在换鞋处更换手术专用清洁鞋，将自己的鞋存放在鞋柜内，并上锁。

3. 在更衣室更换手术专用衣、裤，戴好帽子、口罩，取下戒指等饰品，关闭手机，将自己的衣裤等物品存放在衣柜内，并上锁。修剪指甲。

【注意事项】

1. 注意保管好自己的贵重物品。

2. 戴帽子时应包住全部头发。戴口罩时应遮住口鼻。

3. 穿衣时应将左右衣袖向内卷至上臂1/3处以上，上衣的下摆应塞入裤腰内。

4. 指甲应剪短，并去除积垢。

第二节　外科手消毒

外科手消毒是一种简便易行的消毒措施，能够清除指甲、手、前臂的污物和暂居菌，减少常居菌，抑制病原微生物的快速再生，有效预防和控制病原体传播，防止术后感染的发生。

【适应证】

用于所有需要无菌状态的临床操作，以外科手术操作最常用，也用于其他专科的有创性诊疗操作。

【禁忌证】

1. 参加手术的人员手臂皮肤有破损或有化脓性感染者。

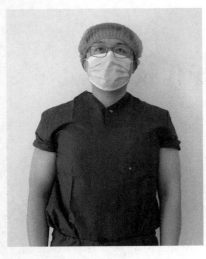

图 12 – 2 – 1　穿刷手衣

2. 参加手术的人员患有传染性疾病（如流感等），且处于传染期者。

【术前准备】

1. 更换刷手衣、换鞋、戴好帽子（勿使头发暴露）、口罩（罩住口鼻）（图 12 – 2 – 1）。

2. 修剪指甲，去除甲下污垢，摘除手部饰品。

3. 将刷手衣袖挽至肘上 10cm 处。

4. 材料准备：无菌毛刷、肥皂或皂液、外科手消毒液、无菌方巾等。

【操作步骤】

1. 肥皂水刷手法

（1）洗手至上臂　用流水冲洗双手、前臂和上臂下 1/3。取适量肥皂液或抗菌洗手液（约 3ml）涂抹双手、前臂、上臂至肘关节以上 10cm 处，按七步洗手法（图 12 – 2 – 2）清洗双手至肘上 10cm 处。七步洗手法：第一步（内）：洗手掌。掌心相对，手指并拢，相互揉搓。第二步（外）：洗背侧指缝。掌心对手背，沿指缝交叉，相互揉搓，双手换进行。第三步（夹）：洗掌侧指缝。掌心相对，双手指交叉，指缝相互揉搓。第四步（弓）：洗指背。弯曲各手指关节，半握拳把指背放在另一手掌旋转揉搓，双手交换进行。第五步（大）：洗拇指。右手握住左手大拇指旋转揉搓，双手交换进行。第六步（立）：洗指尖。将 5 个手指尖并拢放在另一手掌心旋转揉搓，双手交换进行。第七步（腕）：洗手腕、手臂。揉搓手腕、手臂，双手交换进行。流水冲洗清洗剂，保持手高肘低位，使水从指尖到双手、前臂、上臂，至肘下流出。

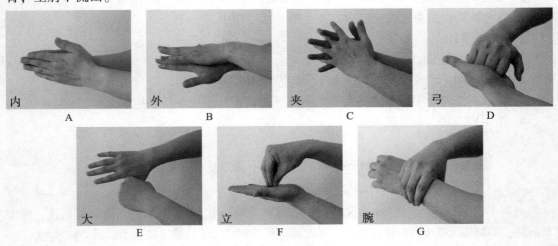

图 12 – 2 – 2　七步洗手法

（2）无菌刷手　用消毒毛刷蘸消毒肥皂水刷手指尖、手、腕、前臂至肘上 10cm 处，两上肢交替进行刷手，特别要注意甲缘、甲沟、指蹼等处。刷完一次后用清水将肥皂水冲去。共刷洗三遍，每遍比上一遍低 2cm。分别为肘上 10cm、8cm、6cm，时间共 10 分钟。冲洗后保持拱手姿势（图 12 – 2 – 3）。

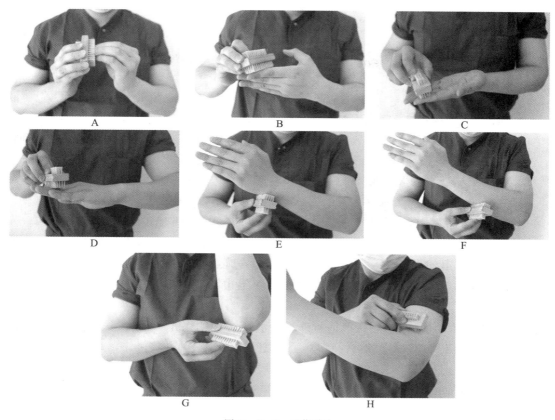

图 12 - 2 - 3　无菌刷手

（3）擦手　抓取无菌小毛巾中心部位，先擦干双手，再将无菌小毛巾对折呈三角形，底边置于腕部，顶角朝向指端，一手拉住两底角，边转动边向上移动，擦至肘关节以上6cm 处，翻转小毛巾再擦另一侧，擦过肘部的小毛巾不能再接触手和前臂，小毛巾弃于指定容器内（图 12 - 2 - 4）。

（4）将手、前臂到肘上 6cm 处浸泡在 70% 乙醇内，共 5 分钟（图 12 - 2 - 5）。

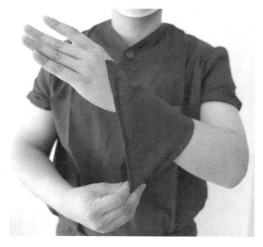

图 12 - 2 - 4　擦手

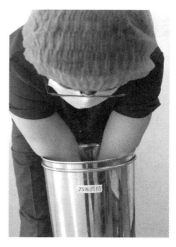

图 12 - 2 - 5　浸泡

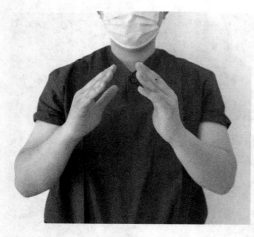

图 12 - 2 - 6　拱手晾干

（5）手臂浸泡后保持拱手姿势，待其自然干（图 12 - 2 - 6）。

2. 免冲洗手消毒剂消毒法

（1）洗手至上臂　用流水冲洗双手、前臂和上臂下 1/3。取适量肥皂液或抗菌洗手液（约 3ml）涂抹双手、前臂、上臂至肘关节以上 10cm 处，按七步洗手法清洗双手至肘上 10cm 处。再取适量肥皂液或抗菌洗手液（约 3ml）揉搓双手，按照七步洗手法第二次清洗双手及前臂至肘关节以上 10cm，并彻底冲洗干净。

（2）擦手　抓取无菌小毛巾中心部位，先擦干双手，再将无菌小毛巾对折呈三角形，底边置于腕部，顶角朝向指端，一手拉住两底角，边转动边向上移动，擦至肘关节以上 10cm 处，翻转小毛巾再擦另一侧，擦过肘部的小毛巾不能再接触手和前臂，小毛巾弃于指定容器内。

（3）手消毒　用一手掌心接取适量外科手消毒液（约 3ml），另一手指尖在消毒液内浸泡约 5 秒（图 12 - 2 - 7），然后搓揉双手（图 12 - 2 - 8），并将消毒液环形涂抹于前臂直至肘上约 10cm 处（图 12 - 2 - 9），确保覆盖所有皮肤。相同方法消毒另一侧手、前臂至肘关节以上 10cm 处。最后，取外科手消毒液（约 3ml），按七步洗手法揉搓双手。整个涂抹揉搓过程约 3 分钟。

（4）保持拱手姿势，待手消毒液挥发至彻底干燥。

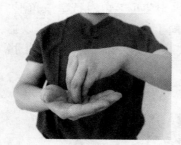

图 12 - 2 - 7　浸泡指尖

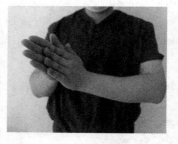

图 12 - 2 - 8　搓揉双手

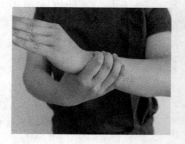

图 12 - 2 - 9　环形涂抹

【注意事项】

1. 外科手消毒应遵循先洗手、后消毒的顺序。

2. 冲洗过程始终保持指尖朝上，双手在胸前，使水由手部流向肘部，并避免水溅湿衣裤，如溅湿衣裤应立即更换。

3. 无菌毛刷、无菌小毛巾接触到上臂后，不能再接触手部和前臂。

4. 擦干手及手臂后，才可进行消毒或浸泡。

5. 用肥皂水刷手法时需注意手指甲缘、掌纹处或指蹼处的刷洗，注意洗手及消毒范围和各步骤所需的时间。

6. 用免冲洗手消毒剂消毒法时需注意手消毒时揉搓时间为 2 ~ 6 分钟。手消毒剂的取液量、揉搓时间及使用方法应遵循产品的使用说明。

7. 消毒后的双手应保持在胸前，双肘呈半屈位，上不可高过肩部的位置，下不可低过腰际以下，两侧不可过腋前线，如误触及非无菌物品，必须重新手消毒。

【临床情景分析】

案例 1

患者，男，59 岁。拟行肠梗阻行小肠部分切除术，请完成术前洗手清洁剂加免冲洗手消毒剂消毒法进行手臂消毒。

案例 2

患者，女，35 岁。拟行右侧乳房肿块切除术，请完成术前肥皂水刷手法进行手臂消毒。

第三节　无菌技术

无菌技术是指在医疗操作过程中，防止一切微生物侵入人体和防止无菌物品、无菌区域被污染的技术。

【适应证】

适合于各种外科手术和操作。

【禁忌证】

无。

【术前准备】

1. 准备治疗盘 2 个、弯盘、无菌持物钳或镊、无菌包、无菌容器、无菌纱布缸、无菌溶液、无菌手套、0.5% 碘伏、启瓶器、棉签、笔等物品。

2. 操作者着装整齐，洗手，戴口罩，准备环境及用物。

【操作步骤】

1. 无菌持物钳的使用

（1）检查有效日期，将浸泡无菌持物钳的容器盖打开。

（2）手持无菌持物钳上 1/3，将钳移至容器中央，钳端闭合，垂直取出（图 12 - 3 - 1）。

（3）使用时保持钳端向下，不可倒转向上。

（4）用后闭合钳端，垂直放回容器，轴节松开，使钳端分开（图 12 - 3 - 2）。

（5）在距离较远处取物时，应将持物钳和容器一起移至操作处使用。

2. 无菌容器的使用

（1）检查无菌容器标记，灭菌日期。

（2）取物时，打开容器盖，内面向上置于稳妥处或拿在手中。用无菌持物钳从无菌容器内夹取无菌物品，取物后，立即将盖盖严。

（3）手持无菌容器（如治疗碗）时，应托住容器底部。

3. 无菌包的使用

（1）包扎无菌包　将需灭菌的物品放于包布中央，用包布一角盖住物品，左右两角先后盖上并将尖向外翻折，盖上最后一角以" + "字形捆扎，挂上标签或贴化学指示胶带并注明物品名称及灭菌日期。

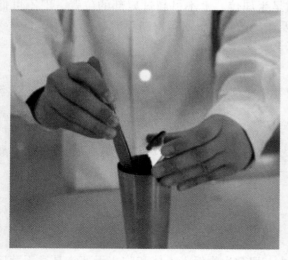 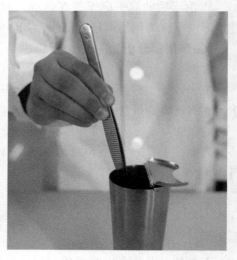

图 12 - 3 - 1　取出无菌持物钳　　　　　　　图 12 - 3 - 2　放回无菌持物钳

（2）打开无菌包

1）核对无菌包的名称、灭菌日期，检查无菌包灭菌指示胶带有无潮湿或破损。

2）将无菌包平放在清洁干燥、平坦的操作处，解开系带，卷放于包布下，按原折顺序逐层打开无菌包。

3）用无菌钳夹取所需物品，放在准备好的无菌区内。如包内物品未用完，按原折痕包盖，系带横向扎好，并注明开包日期及时间。如需将包内物品全部取出，可将包托在手上打开，另一手将包布四角抓住，将包内物品放在无菌区内。

4. 铺无菌盘

（1）打开无菌包，用无菌持物钳取一块治疗巾放在治疗盘内。

（2）双手捏住无菌巾一边外面两角，轻轻抖开，双折铺于治疗盘上，将上层折成扇形边缘向外，治疗巾内面构成无菌区。

（3）放入治疗碗等无菌物品后，拉开扇形折叠层遮盖于物品上，上下层边缘对齐，将开口处向上折两次，露出治疗盘边缘（图 12 - 3 - 3）。

5. 取无菌溶液

（1）取盛有无菌溶液的密封瓶，擦净瓶外灰尘，检查核对无误后开启瓶盖，用拇指和示指或双手拇指将瓶盖边缘向上翻起。

（2）一手示指和中指夹住瓶塞将其拉出，另一手拿溶液瓶，瓶签朝向掌心，倒出少许溶液旋转冲洗瓶口，再由原处倒出溶液至无菌容器中。

（3）倒毕，塞进瓶塞，消毒后盖好。

（4）在瓶签上注明开瓶日期、时间后放回原处。

【注意事项】

1. 操作前检查灭菌日期，有无潮湿或破损。

2. 操作时勿跨越或污染无菌区及无菌物品。

3. 操作后记录打开无菌包、开启无菌溶液瓶、铺无菌盘的时间。

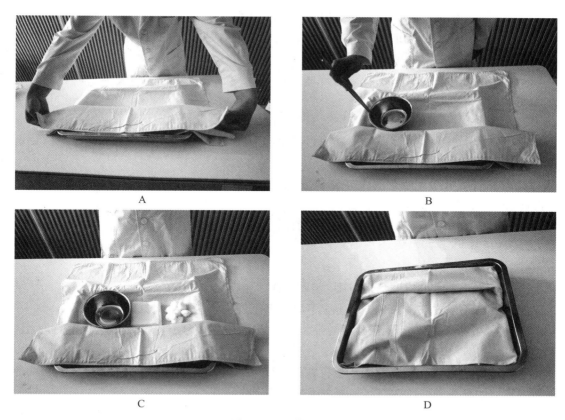

图 12 - 3 - 3　铺无菌盘

【临床情景分析】

案例 1

患者，男，56 岁。拟行胃癌根治术，你作为第一助手，请用无菌技术按要求完成手术配合。

案例 2

患者，女，45 岁。拟行右侧乳房肿块切除术，你作为第一助手，请用无菌技术按要求完成手术配合。

第四节　手术区皮肤消毒

手术区皮肤消毒可以消灭拟作切口处及周围皮肤上的细菌，防止细菌进入创口内。

【适应证】

所有手术在术前都需要对切口及周围皮肤进行适当范围的消毒。

【禁忌证】

对某种消毒剂过敏者（可更换其他消毒剂进行消毒）。

【术前准备】

1. 手术前应对手术区进行清洗、剃毛和乙醇消毒，并加以保护。剃毛时间以接近手术为佳（但不应在手术室内进行）。剃毛时勿损伤皮肤。

2. 择期手术患者在术前一天沐浴更衣，用肥皂温水清洗皮肤，如皮肤上留有膏药或胶布粘贴痕迹，需用乙醚或松节油擦净。

3. 一般非急症手术，若发现患者皮肤切口有红疹、毛囊炎、小疖肿等炎症，应延期手术，以免造成切口感染。

4. 核对手术患者信息、手术名称、手术部位及切口要求，确定消毒区域及范围。

5. 手术台上患者手术野的暴露（以腹部手术为例），要大于实际消毒的范围，以免消毒物品接触患者衣裤，影响消毒效果。

6. 准备消毒用品，消毒液体（碘伏或2.5%碘酊，70%乙醇等）、消毒棉球或纱布、消毒弯盘或消毒碗、卵圆钳等。

7. 术者已戴好帽子、口罩，完成手臂消毒。

【操作步骤】

1. 消毒范围

（1）体表小手术的皮肤消毒范围　手术切口周围至少15cm的区域。

（2）颈部手术皮肤消毒范围　上至下唇，下至乳头，两侧至斜方肌前缘。

（3）胸部手术皮肤消毒范围（侧卧位）　前后过正中线，上至锁骨及上臂1/3处，下过肋缘。

（4）腹部手术皮肤消毒范围　上自乳头连线上方，下至大腿上、中1/3交界处，两侧至腋中线。如果手术切口在腹部某侧边缘。该侧则往往需要消毒至腋后线。

（5）颈椎手术皮肤消毒范围　上至颅顶，下至两腋窝连线。

（6）胸椎手术皮肤消毒范围　上至肩，下至髂嵴连线，两侧至腋中线。

（7）腰椎手术皮肤消毒范围　上至两腋窝连线，下过臀部，两侧至腋中线。

（8）四肢手术皮肤消毒范围　周圈消毒，上下各超过一个关节。

2. 消毒方式

（1）环形或螺旋形消毒，用于小手术野的消毒。

（2）平行形或叠瓦形消毒，用于大手术野的消毒。

3. 消毒过程

（1）消毒者站在患者右侧，检查消毒区皮肤清洁情况。

（2）消毒者手臂消毒后，接过器械护士传递的消毒器械，将无菌纱布或消毒大棉球用消毒剂彻底浸透，用卵圆钳夹住消毒纱布或大棉球进行消毒。

（3）第一遍消毒由手术中心开始，向周围皮肤无遗漏地涂布消毒液。待第一遍消毒液晾干后，夹取干净的消毒纱球以同样的方式涂布消毒液一遍，如此反复至少三遍。下面以腹部手术为例。

1）碘酊酒精消毒法：第1遍用2.5%~3%碘酊涂擦，第2遍和第3遍用70%乙醇涂擦。先将碘酊滴入肚脐，以切口位中心开始涂擦，绕过肚脐；涂擦时不留空隙，涂擦完毕，翻过卵圆钳用棉球的另一端将肚脐内的消毒液蘸干。然后用70%乙醇涂擦2遍脱碘，避免碘酊对皮肤的损伤。

2）碘伏消毒法：用碘伏涂擦3遍。第一遍先将碘伏滴入肚脐，以切口为中心开始涂擦，绕过肚脐；涂擦时不留空隙，涂擦完毕，翻过卵圆钳用棉球的另一端将肚脐内的消毒液沾干。第 2 遍和第 3 遍可不再专门蘸肚脐，也可以每遍都和第 1 遍相同，都在开始时滴入肚脐，结束时蘸干肚脐（图 12 - 4 - 1）。

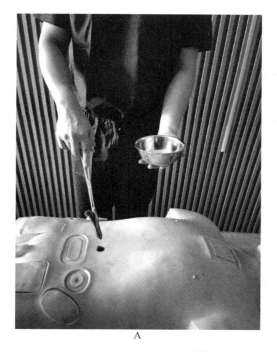
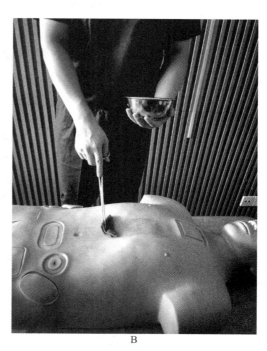

图 12 - 4 - 1　腹部术区碘伏消毒法

3）会阴部消毒：采用碘伏，从外周向中心涂擦。后一遍的消毒范围不超出前一遍的消毒范围。

（4）使用过的消毒纱布或大棉球应按手术室要求处置。

4. 消毒原则

（1）离心形消毒　清洁皮肤消毒应以切口为中心开始向周围涂擦。

（2）向心形消毒　感染伤口或肛门、会阴部的消毒，应从手术区外周清洁部向感染伤口或肛门、会阴部涂擦。

5. 不同手术部位所采用的消毒溶液。由于手术患者年龄和手术部位不同，手术部位消毒所用的消毒剂种类也不同。

（1）婴幼儿皮肤、会阴部、面部等处手术区消毒　用 0.3%、0.5% 或 0.75% 碘伏消毒。

（2）颅脑外科、骨外科、心胸外科手术区皮肤消毒　一般用碘酊消毒，待干后，用70% 乙醇脱碘。

（3）普通外科手术的皮肤消毒　用碘酊消毒，待干后，用 70% 乙醇脱碘；或用 0.5% 聚维酮碘消毒 2～3 遍，无需脱碘。

（4）五官科手术消毒　面部皮肤用 70% 乙醇消毒 2～3 遍，口腔黏膜部黏膜用 0.5% 聚维酮碘或 2% 红汞消毒。

（5）植皮术对供皮区的皮肤消毒　用 75% 乙醇涂擦 2～3 遍。

（6）皮肤受损污染者的消毒　烧伤清创和新鲜创伤的清创，用无菌生理盐水反复冲洗，至创面基本上清洁时用无菌纱布拭干。烧伤创面按其常规处理。普通创伤的伤口内用3% 过氧化氢冲洗后，再用无菌生理盐水冲洗伤口内多余的过氧化氢溶液。创伤较重者在缝合伤口前还需重新消毒铺巾。

【注意事项】

1. 消毒皮肤时涂擦应稍加用力，方向应一致，不可遗漏空白处。已经接触消毒范围边缘或污染部位的消毒纱布，不应再返回涂擦清洁处。

2. 手术区皮肤消毒要有足够的范围大小。如手术有延长切口的可能，则应事先相应扩大皮肤消毒范围。

3. 如为腹部手术，可先滴少许消毒剂于脐孔，待皮肤消毒完毕后再擦净，以延长消毒时间。

4. 婴儿皮肤、面部、口唇、肛门及外生殖器等处皮肤消毒，不能耐受碘酊的刺激，宜用刺激性小的碘伏溶液来代替。

5. 消毒时，操作者双手勿与患者皮肤或其他未消毒物品接触。消毒用钳用毕后，不可放回手术器械桌。

6. 消毒液不可过多，若在消毒过程中浸湿床单需要加铺布单或更换床单，以免术中使用电刀造成皮肤的灼伤。使用碘酊消毒时，脱碘必须干净。

第五节　术区铺巾（单）

术区铺巾（单）是在术区皮肤消毒后，切口周围铺盖无菌单，除显露手术切口所必需的皮肤区域外，遮盖身体其他部位，使切口周围区域成为无菌环境，以避免和减少术中污染。

【适应证】

需要进行手术的患者。

【禁忌证】

无明显禁忌证，除非因特殊原因无法进行手术。

【术前准备】

1. 患者已麻醉，根据手术方式选择相应的手术体位，手术区域皮肤消毒。

2. 根据手术不同，准备相应的无菌包。一般包括无菌巾 4 块，中单 2 块，大单（剖腹单）1 块，布巾钳 4 把。

3. 双人配合操作。一位是铺巾者，已完成手臂消毒；另一位是传递无菌单的器械护士，已穿无菌手术衣，戴无菌手套。

【操作步骤】

1. 铺巾者一般站在患者右侧，确定切口。

2. 器械护士将四块无菌巾，按 1/4 和 3/4 折后逐一递给铺巾者。

3. 铺巾者将四块无菌巾分别铺于切口四周，距切口周围 1cm，无菌巾反折边靠近切口侧且贴近患者皮肤。铺巾时，通常先铺对侧，再铺相对不洁区（如会阴部、下腹部），再铺头侧，最后铺靠近操作者的一侧（图 12 - 5 - 1）。若铺巾者已穿好手术衣，则先铺靠近操作者的一侧，再铺相对不洁的一侧，然后铺头侧，最后铺对侧。

4. 用 4 把巾钳在无菌巾交角夹住固定，防止在手术过程中由于无菌巾移动导致切口污染。夹持时勿损伤皮肤，同时避免钳端和皮肤相互接触。

5. 铺巾者和器械护士二人分别站在手术床两侧。由器械护士在切口上空传递中单，二人

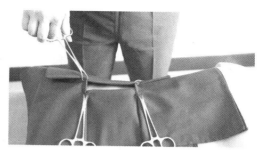

图 12 - 5 - 1　铺方巾

协同在切口上方、下方铺置中单，头侧超过麻醉架，足侧超过手术台。两块中单在切口中央对齐。

6. 铺好中单后，铺巾者用消毒剂再次消毒手臂皮肤，穿无菌手术衣，戴无菌手套。

7. 最后铺大单。将大单放置于切口上方并展开，大单洞口正对切口部位，先向上展开，盖住头部及麻醉架，再向下展开，盖住手术托盘及床尾。两侧和足端部应垂下超过手术床缘 30cm。

【注意事项】

1. 铺巾过程中要严格遵守无菌操作原则，铺巾者和器械护士双手上不过肩部，下不低于腰部，无菌巾（单）铺盖时不可触及任何有菌物品，如被污染，应立即更换。

2. 传递无菌巾时，由于铺巾者和器械护士手臂无菌程度不同，要严格避免互相接触。

3. 消毒的手臂不能接触靠近手术区的无菌敷料，铺巾者双手只能接触无菌巾的边角部。

4. 无菌巾铺下后，不可随便移动，如位置不准确，只能由手术区向外移，而不应向内移动。

5. 铺巾过程和随后的手术中，应当保持各层无菌巾的干燥。无菌单因冲洗液或血液浸透，失去无菌隔离作用，应立即加盖无菌单。

【临床情景分析】

案例 1

患者，男，68 岁。拟行远端胃癌根治术，手术切口为上腹部正中，现请你为患者进行术区皮肤消毒以及铺巾相关准备工作。

案例 2

患者，女，45 岁。拟行甲状腺部分切除术，现请你为患者进行术区皮肤消毒以及铺巾相关准备工作。

第六节　穿脱手术衣

穿手术衣可以避免术者体表存在的微生物在手术过程中污染患者切口，引起感染。同时保护操作者不被患者病灶部位的病原微生物、恶性组织细胞等污染。

【适应证】

所有参加手术的人员在手臂消毒后都必须穿手术衣，以便参加手术。

【禁忌证】

1. 所有参加手术的人员手臂皮肤有破损或化脓性感染者。

2. 所有参加手术的人员患有传染性疾病（如流感等），且处于传染期者。

【术前准备】

1. 基础着装符合手术室及相关操作工作间的管理要求。

2. 戴好帽子、口罩。

3. 按照操作要求已完成外科手消毒。

4. 查看无菌手术衣的类型、号码是否合适，以及无菌有效期。

5. 由巡回护士打开无菌手术衣包的外层包布，备好无菌手套。

【操作步骤】

1. 穿脱包被式手术衣

（1）一手抓住最上面折叠的手术衣中部，拿起，注意不要污染下面的手术衣，环视四周，选择较宽敞的空间穿手术衣（图 12 - 6 - 1）。

（2）提起手术衣两肩及衣领折叠处，轻抖开手术衣，内面朝向自己，有腰带的一面向外。

（3）将手术衣略向上抛起，顺势双手同时插入衣袖内（图 12 - 6 - 2），两臂平举向前伸，巡回护士（或助手）在后面协助穿衣，拉紧领部衣带或牵拉衣袖内面，穿衣者将两手自袖口伸出（图 12 - 6 - 3）。

（4）巡回护士（或助手）在身后系好领部、背部系带（图 12 - 6 - 4）。

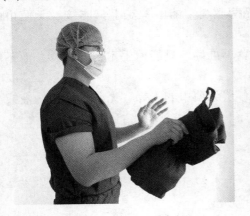

图 12 - 6 - 1 抓取手术衣

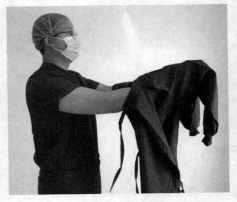

图 12 - 6 - 2 伸入衣袖

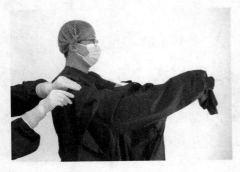

图 12 - 6 - 3 协助穿衣

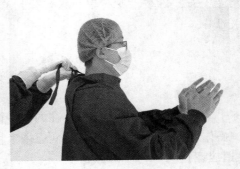

图 12 - 6 - 4 系领部系带

（5）穿衣者戴好无菌手套，提起并解开前襟腰部的系带，将右手的腰带递给已戴好无菌手套的手术人员，或由巡回护士用无菌持物钳夹持，自身向左后旋转，使腰带及连带的手术衣背后部分包绕穿衣者，穿衣者接住腰带自行将两根腰带在左侧腰间系结（图12－6－5）。

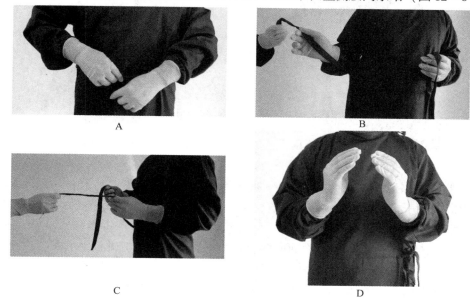

图12－6－5　系手术衣腰带

（6）手术结束，先自行解开腰带，然后由巡回护士（或助手）协助解开领部及背部的系带，然后助手将手术衣从肩部向肘部翻转，再向手的方向拉脱下，使衣袖翻向外，手套的腕部内侧面随手术衣袖翻转于手上。或者自己双手依次分别抓住对侧手术衣肩部，自上拉向下，使衣袖翻向外，手套的腕部内侧面随手术衣袖翻转于手上（图12－6－6）。

（7）脱下全部手术衣，使衣里外翻，保护手臂及洗手衣裤不被手术衣正面污染，将手术衣内面向外置于指定位置。

2. 穿脱对开式手术衣

（1）一手抓住最上面折叠的手术衣中部，拿起，注意不要污染下面的手术衣，环视四周，选择较宽敞的空间穿手术衣。

（2）提起手术衣两肩及衣领折叠处，轻抖开手术衣，内面朝向自己，有腰带的一面向外。

（3）将手术衣略向上抛起，顺势双手同时插入衣袖内，两臂平举向前伸，巡回护士（或助手）在后面协助穿衣，拉紧领部衣带或牵拉衣袖内面，穿衣者将两手自袖口伸出。

（4）巡回护士（或助手）在身后系好领部系带。

（5）穿上手术衣后，稍弯腰，使腰带悬空，两手交叉提起腰带中段（腰带不要交叉）（图12－6－7）。

（6）巡回护士在侧后接住手术衣带端头，并在背后系紧衣带，避免接触手术衣的其他部分。

（7）穿手术衣后，再戴无菌手套。

（8）手术结束，由巡回护士（或助手）协助解开领部及腰部的系带，然后助手将手术衣从肩部向肘部翻转，再向手的方向拉脱下，使衣袖翻向外，手套的腕部内侧面随手术衣袖翻转于手上。或者自己双手依次分别抓住对侧手术衣肩部，自上拉向下，使衣袖翻向外，手套的腕部内侧面随手术衣袖翻转于手上。

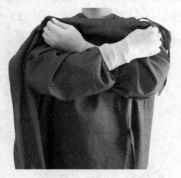

图 12 – 6 – 6　脱手术衣

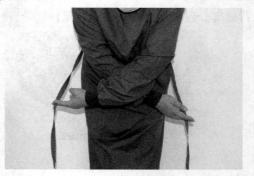

图 12 – 6 – 7　提起腰带

（9）脱下全部手术衣，使衣里外翻，保护手臂及洗手衣裤不被手术衣正面污染，将手术衣内面向外置于指定位置。

【注意事项】

1. 手术衣打开时，应保持内面面向穿衣者，正面向外，切勿碰触手术衣的正面。

2. 穿上无菌手术衣、戴上无菌手套后，双手应保持在胸前。肩部以下、腰部以上、腋前线前、双上肢为无菌区，此区域手术开始前严禁碰触到任何物品。

3. 如无菌手术衣碰触到未消毒的物品应及时更换。

4. 手术结束脱下手术衣的全过程严禁手臂及洗手衣裤接触到手术衣的正面。

第七节　戴无菌手套

在各科无菌手术或其他需要无菌条件的临床操作过程中，戴无菌手套可以避免手部经外科手消毒后仍然残留的病原体对手术区域造成污染，同时保护操作者不被患者病灶部位的病原微生物、恶性组织细胞污染。

【适应证】

所有参加外科手术或无菌操作的人员经外科手消毒后都必须戴无菌手套。

【禁忌证】

手部有严重溃疡的医务工作者，不可进行手术。

【术前准备】

1. 着装符合手术室及相关操作工作间的管理要求。

2. 戴好帽子、口罩。

3. 查看无菌手套的类型、号码、有效期。

4. 按照操作要求已完成外科手消毒。

【操作步骤】

1. 选取合适的操作空间，确保戴无菌手套过程中不会因为手套放置不当或空间不足而发生污染。

2. 撕开无菌手套外包装，取出内层包装平放在操作台上（图 12 – 7 – 1）。

3. 打开内层包装，辨清左右，一手捏住两只手套翻折部分，提出手套，适当调整使两只手套拇指相对并对齐（图 12 - 7 - 2）。

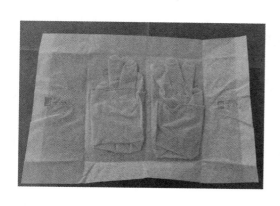

图 12 - 7 - 1　打开无菌手套

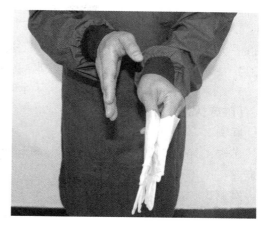

图 12 - 7 - 2　提出无菌手套

4. 以先戴右手为例，左手捏住手套反折部，右手手指并拢插入手套内，然后适当张开手指伸入对应的指套内（图 12 - 7 - 3），再用戴好手套的右手的 2～5 指插入左手手套的翻折部，用相同的方法将左手插入手套内，手指伸入对应的指套内（图 12 - 7 - 4）。

5. 分别将手套套口翻折部翻转包盖于无菌手术衣的袖口上（图 12 - 7 - 5）。

6. 在手术或操作开始前，应将双手置于胸前，严禁碰触任何物品而发生污染。

7. 一手捏住另一手套腕部外面，翻转脱下，再以脱下手套的手的拇指插入另一手套内，将其翻转脱下（图 12 - 7 - 6）。

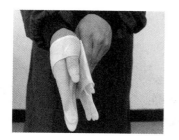

图 12 - 7 - 3　先戴右手手套

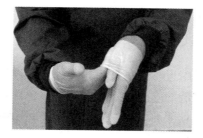

图 12 - 7 - 4　再戴左手手套

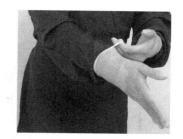

图 12 - 7 - 5　包盖袖口

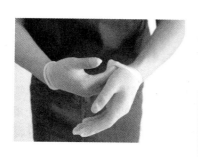

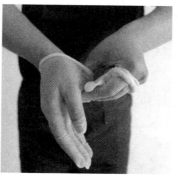

图 12 - 7 - 6　脱无菌手套

【注意事项】

1. 选用号码合适的手套，手套过大或过小都不利于手术操作。

2. 已戴手套的手不能接触手套的内面，未戴手套的手不能接触手套的外面。

3. 戴无菌手套后，手术人员肩部以下、腰部以上、腋前线前以及双上肢视为无菌区。等待手术时，双手应拱手置于胸前，一旦碰触到有菌物品，应及时更换手套。

4. 手术开始前，需用无菌生理盐水冲净手套外面的滑石粉，减少对组织的刺激。

5. 结束一台手术，继续做另一台手术时，需重新进行外科手消毒和戴无菌手套。

【临床情景分析】

案例 1

患者，男，32 岁。拟行胰十二指肠切除术，请完成术前穿包被式手术衣以及戴无菌手套。

案例 2

患者，女，45 岁。拟行甲状腺部分切除术，请完成术前穿对开式手术衣以及戴无菌手套。

第八节　外科手术基本操作

外科手术基本操作是外科手术的基本技巧，包括切开、缝合、结扎、止血等。熟练掌握手术基本操作技术，对全面提高外科手术质量、提高医疗服务水平有非常重要的意义。

一、切开

利用手术刀在组织或器官上形成切口，解剖、暴露各种组织，清除脓肿和病变组织，是外科手术的必要步骤。

【切口的选择原则】

1. 切口应选择在病变部位附近，通过最短途径以最佳视野显露病变。

2. 减少组织损伤，避开可能的主要血管和神经，以免影响功能。

3. 切口大小要合适，以方便手术为原则，对简单的手术提倡微创切口，而复杂的恶性肿瘤根治等手术则尽量要求足够的显露。

4. 手术切口的方向应尽量与皮纹、运动方向一致，有利于快速而牢固地愈合，术后愈合不影响外观和该手术部位的生理功能，并尽可能选取较隐蔽的切口。

5. 有足够的长度便于手术操作，需要时应易于延长。

【常用器械及使用方法】

1. 手术刀

（1）手术刀有两种，即可拆卸手术刀和固定手术刀。前者易于断裂，故适用于切开皮肤及软组织。后者比较坚固，多用于切硬韧的组织。刀柄的一端可作为钝性分离器用，如剥离组织以显露手术野，或用之牵开组织以暂时观察血管、神经、肌腱等深部情况。

可拆卸手术刀的刀柄最常用的有 3 号、4 号、7 号三种型号。可拆卸手术刀片有 15 号小圆刀片、10 号中圆刀片、20 ~ 23 号大圆刀片、11 号尖刀片、12 号镰状刀片等型号。一般情况下，中圆、大圆刀片用于切开皮肤、皮下、肌肉、骨膜等组织；小圆刀片用于眼科、手外科、深部手术等精细组织切割；尖刀片用于切开胃肠道、血管、神经及心脏组织；镰状刀片主要用于腭咽部手术。20 ~ 23 号大圆刀片只能安装在 4 号刀柄上；其余 10、11、12、15 号刀片可安装在 3 号、7 号刀柄上。

（2）手术刀片的安装方法。安装刀片时，先使刀柄尖端两侧浅槽与刀片中孔上端狭窄部分衔接，向后拉刀片，使其根部就位。更换刀时，左手握持刀柄，右手用持针器（或止血钳）夹住刀片近侧端，轻轻抬起并向前推，使刀片与刀柄脱离。

（3）手术刀的传递。传递手术刀时，递者应握住刀片与刀柄衔接处，背面朝上，将刀柄的尾部交给术者，切不可刀刃朝向术者递，以免刺伤术者。

（4）手术刀的执法。根据切口的部位、大小和性质的不同，执刀的方式常有以下四种。

1）执弓式：拇指在刀柄下，示指和中指在刀柄上，最常用的一种执刀方法。动作范围广而灵活，用力部位涉及整个上肢，主要在腕部。适用于较长距离的切开，如胸腹部较大的切口。

2）抓持式：全手握持刀柄，拇指与示指紧捏刀柄刻痕处。此法控刀比较稳定，用力较大，操作的主要活动力点是肩关节。适用于范围较广的大块组织切割，如截肢等。

3）执笔式：用力轻柔，操作灵活准确，便于控制刀的力度，其动作和力量主要在手指。适用于小的皮肤切口或较为精细组织的解剖等，如解剖、剥离血管或神经的周围组织。

4）反挑式：将刀锋刺入组织向上反挑，动点在手指。适用于向上挑开以免伤及深部组织，如胆管、肠管的切开，浅表脓肿切开等。

2. 止血钳

（1）止血钳又称血管钳，有直或弯的，全齿或半齿等不同类型。手术野浅部止血时可用直血管钳，较深处即宜用弯血管钳。小出血点止血时不宜用大血管钳，以免夹着组织过多，引起不必要之损伤。在手术过程中，当需夹持较多组织，如夹持肠系膜或大网膜等组织时，宜用全齿血管钳以防滑脱。血管钳不宜夹持皮肤，以防其坏死。亦不要夹持布类或其他器械，以免损坏血管钳。但通常在缝合时用以协助拔针者，可用较大的直血管钳。

（2）使用方法　执止血钳时，拇指和第四指插入钳柄的两环，不宜插入过深，中指放在第四指环的前外方柄上，示指轻压在止血钳轴节处。开放止血钳的手法，是利用已伸入钳环口的拇指与无名指相对挤压，继而用旋开的动作开放即可。

3. 持针器

（1）持针器又叫持针钳，简称针持。在构造上与止血钳相似，但头部粗而短，柄部较长，在齿纹上有单面或双面的网状花纹，有的中间有槽，区别于直止血钳。主要用于夹持缝针缝合各种组织，有时也用于拆卸刀片、器械打结等。

（2）使用方法　三种常用方法。掌握法，钳环紧贴大鱼际肌上，拇指、中指、无名指和小指分别压在钳柄上，后三指并拢起固定作用，示指压在持针钳前部近轴节处。利用拇指及大鱼肌和掌指关节活动，控制持针钳开合。此法缝合稳健，容易改变缝合针的方向，缝合顺利，操作方便；指套法，操作同止血钳；掌指法，拇指套入钳环内，示指压在钳的前半部做支撑引导，余三指压钳环固定于掌中。拇指可以上下开闭活动，控制持针钳的张开与合拢。

4. 手术镊

（1）手术镊分有齿和无齿两类，前者用于把持坚韧的组织，如皮肤、皮下组织、筋膜、肌腱等。后者用于把持脆弱的组织，如血管、神经、黏膜等。

（2）使用方法　执手术镊时，以拇指对示指和中指夹持镊脚中部，力量适中，稳而适度地夹住组织，不宜握于掌心内。

【术前准备】

1. 再次检查患者资料、病变部位和预定术式，确定手术切口与病变部位及手术方式一致。

2. 切口处均应在预定切口区用深色笔画标记线。

3. 手术人员刷手、穿手术衣，完成手术区域的消毒、铺巾准备。

4. 接通吸引器、电刀、双极电凝等手术辅助工具和设备。

5. 检查确认麻醉效果及范围。

6. 选择手术刀、手术刀片、持针器、手术镊等操作物品，完成刀片与刀柄的装配。

【操作步骤】

1. 核对切口位置，用齿镊检查切口的麻醉情况，通知麻醉师手术开始（非局部麻醉时）。

2. 切开时不可使皮肤随刀移动。较大的切口，由手术者与助手用手在切口两旁或上下将皮肤固定。小切口，由术者分开拇指及示指，绷紧固定切口两侧皮肤。

3. 术者拿手术刀，将刀腹刃部与组织垂直，防止斜切，刀尖先垂直刺入皮肤，然后再转至与皮面呈 45 度斜角，用刀均匀切开皮肤及皮下组织，直至预定切口的长度，再将刀转呈 90 度与皮面垂直方向，将刀提出切口。要点是垂直下刀，水平走行，垂直出刀，用力均匀。

4. 切开皮肤和皮下组织后，随即用手术巾覆盖切口周围，以隔离和保护伤口免受污染。

【注意事项】

1. 切开时刀刃与皮肤垂直，否则切成斜形的创口，不易缝合，影响愈合。

2. 要掌握用刀力度，力求一次切开全层皮肤，使切口量呈线状，切口边缘平滑，避免多次切割导致切缘参差不齐，影响愈合。但不可用力过猛，以免误伤深部重要组织。

3. 皮下组织宜与皮肤同时切开，并需保持同一长度，若皮下组织切开长度较皮肤切口为短，则可用剪刀剪开。

二、缝合

缝合是将已切开或切断的组织采用缝合针线将其对合靠拢的方法，是外科常用的技术之一。正确的缝合方法和良好的缝合技术，能恢复正常的解剖结构，使组织顺利闭合和愈合，否则常可导致愈合不良，甚至导致手术失败。

【适应证】

手术切口和适宜一期缝合的新鲜创伤伤口。

【禁忌证】

污染严重或已化脓感染的伤口。

【常用器械及使用方法】

1. 手术剪

（1）剪刀分直剪、弯剪、尖头、平头等类型。剪刀可用以剪线，称剪线剪；用于分离或剪断软组织时，也称组织剪。直剪刀适用于手术野的浅部，弯剪刀多用于手术的深部。特殊细致的手术操作常需用尖头剪刀，以便求其精确。在手术野内，尤其是在伤口的深部剪线，以及修剪组织与分离组织，如无特殊需要，均以用平头剪刀为宜，可避免伤及邻近器官或组织。

（2）执剪方法　以拇指和第四指插入剪柄的两环，不宜插入过深，中指放在第四指环的前外方柄上，示指轻压在剪柄和刃片交界的轴节处。前三指控制手术剪的张开、合拢动作范围，示指则稳定和控制剪的方向。

2. 缝针　用于缝合各种组织的器械，由针尖、针体和针眼三个基本部分组成。

（1）针尖　按形状分为圆头、三角头及铲头三种。三角针前半部为三棱形，较锋利，用于缝合皮肤、软骨、韧带等坚韧组织，损伤性较大。圆针损伤虽小，但穿透力弱，常用于缝合胃肠、腹膜、血管等阻力较小的组织。

（2）针体　为针尖与针眼间的部分。根据针体形状不同，可分为直针和弯针两种。弯针根据弧度不同又可分为1/2弧度、3/8弧度等，弧度大者多用于深部组织。

（3）针眼　可供引线的孔。

3. 缝线

（1）分类　外科缝线常分为两类。可吸收线，如单纯肠线、铬肠线、聚乙醇酸及乙酸乳酸聚酯等，主要用于皮下层的缝合；不可吸收线，如丝线、尼龙线、不锈钢丝等，用于皮肤缝合。

（2）型号　缝线的型号以数字表示，"0"号以上，数码越大，缝线越粗；从"0"开始，"0"越多，直径越小，抗张强度亦越低。如1号丝线用于皮肤、皮下组织及部分内脏，或用于小血管结扎。4号或7号丝线在较大血管结扎止血，肌肉或肌膜、腹膜缝合时应用。10号丝线仅用于减张性缝合及在结扎未闭的动脉导管时用。5~0、7~0丝线作较小血管及神经吻合用。

【术前准备】

准备缝线（1、4、7号丝线若干）、常规外科缝针、手术刀、无齿镊、有齿镊、持针器等物品。

【操作步骤】

1. 持针钳夹针与穿线　先用持针钳夹针体的中后2/3处，左手持持针钳，用右手穿线成功后，在缝线1/3与2/3处对折并套入持针钳的尖端内，备用。

2. 进针　左手执镊，右手持持针钳，用腕部和前臂的外旋力量转动持针钳，使缝针进入。要使针尖与被缝合组织呈垂直方向，沿针体弧度继续推进，使针穿出组织少许。

3. 出针　当针体前半部穿过被缝合组织后，即用镊夹住针体向外拔针，同时用持针钳夹住针体后半部进一步前拖，协助拔针；也可以由助手用止血钳协助将针拔除；或术者将持针钳松开后，用持针钳夹住将针拔除。

4. 结扎　将针拔除后，使组织靠拢，对齐，然后进行结扎或打结。

5. 剪线　缝合、结扎完毕后，将结扎的双线尾端提起，略偏向术者左侧，助手将剪刀微张开，顺线向下滑行至线结的上缘，将剪刀向上倾斜45°后将线剪断。

6. 线头长度　剪线在不引起结扎线松脱的原则下，线头愈短愈好，以减少组织的异物反应。原则是结扎体内组织时，丝线留线头 1~2mm；尼龙线、肠线留 3~4mm；不锈钢丝留 5~6mm，并将线头扭转，埋在组织中；皮肤缝合的线头应留长，一般为 5~8mm，便于以后拆除。

【常见缝合方法】

1. 单纯对合缝合法　外科手术中泛应用的一种缝合法，缝合后切口近缘对合。

（1）单纯间断缝合法　每缝一针打一个结，各结互不相连。此方法简单、安全，不影响创缘的血液供应，是最常用的缝合方法。通常用于皮肤、皮下组织、筋膜、腱膜等组织的缝合。一般皮肤缝合的针距 1~2cm、边距 0.5~1cm。

（2）单纯连续缝合法　从对口一端开始，先缝一针打结，不剪断，用缝线继续缝合整个伤口，注意一边缝合一边收紧缝线，以免缝线松动。结束前的一针出针后，将对侧线尾拉出形成双线，与针侧线尾打结固定。此法省时并可减少组织内存留的线头，创缘受力较均匀，对合较严密。但缝好后如有一处断裂，则整个缝线可能松脱。常用于腹膜、胃肠等组织的缝合，也用于皮内缝合，但不宜用于张力较大组织的缝合。

（3）"8"字形缝合法　实际上是两个间断缝合，缝针斜着交叉缝合，行程如呈"8"字，其缝线交叉处可在组织深面或浅面。本法结扎较牢固且可节省时间，常用于缝合腱膜、腹直肌鞘前层及缝扎止血。

（4）连续扣锁缝合法　又称毯边（锁边）缝合法。此法缝线相互交锁，外形与毛毯边缘的缝合相似，缝好后因缝线交锁，各处松紧适当即不再变动，止血效果较好。缝合时每缝一针应随时将缝线收紧至适当程度。此法常用于胃肠吻合时后壁全层缝合或整张游离植皮时边缘的固定缝合等。

2. 内翻缝合法　缝合后切口内翻，外面光滑，常用于胃肠道吻合。

（1）全层间断内翻缝合　用缝合针从一侧腔壁的黏膜层穿入，浆肌层穿出，再从对侧腔壁的浆肌层穿入，黏膜层穿出，结扎缝合线，线结打在腔内同时形成内翻，缝针的边距和针距以 0.3cm 为宜。多用于胃肠道吻合。

（2）浆肌层间断内翻缝合　缝线距一侧切缘 0.5mm 处浆膜层进针，通过浆肌层及黏膜下层后，折转向外，越过吻合口内层缝线之上至对侧浆肌层穿出，结扎缝线，浆肌层自然对合内翻。缝线不进入腔内，常用于胃肠道吻合的第二层缝合。

（3）荷包缝合　在组织表面以环形缝合一周，结扎前将中心内翻包埋，属于连续浆肌层内翻缝合。临床上用于埋藏阑尾残端，缝合小的肠穿孔或固定胃、肠、膀胱、胆囊造瘘等引流管。

3. 外翻缝合法　缝合后切口外翻，内面光滑。常用于血管吻合、腹膜缝合、减张缝合等。

（1）间断垂直褥式外翻缝合法　缝针距皮肤边缘约 1cm 处刺入皮肤，经皮下垂直横过切口至对侧皮肤边缘约 1cm 处穿出，再于穿出侧距皮缘约 2mm 处穿入皮肤，经皮下于穿入侧距皮缘约 2mm 处穿出皮肤，两线头结扎后切口两侧皮缘外翻。用于缝合松弛的皮肤（如老年或经产妇腹部、阴囊皮肤等）切口的缝合。

（2）间断水平褥式外翻缝合法　又称"U"字形缝合法。缝针主要走向与切口平行，进针与切缘较近（约 2mm），缝合方法与垂直式外翻缝合法基本相似。常用于皮肤血管等组织缝合。

（3）连续水平褥式外翻缝合法　又称"弓"字形缝合法。其与间断水平褥式外翻缝合法基本相同，只是缝线一直到底，缝合只用一根缝线。多用于血管壁、腹膜和胸膜等缝合。

【注意事项】

1. 无论何种缝线（可吸收或不可吸收），均为异物，因此应尽可能选用较细缝线或少用。一般选用线的拉力能胜过组织张力即可。为了减少缝线量，肠线宜用连续缝合，丝线宜用间断缝合。

2. 不同的组织器官有不同的缝合方法，选择适当的缝合方法是做好缝合的前提条件。

3. 缝合切口时应将创缘各层对合好。缝合皮肤皮下时，垂直进针和出针，不宜过深或过浅；过浅或过松将留下无效腔、积血积液或切口对合不齐，导致伤口感染或裂开；过深或过浅则皮缘易内卷或下陷。以间断缝合为佳。一般情况下，每针边距 0.5～0.6cm，针距 1.0～1.2cm，相邻两针间的四点形成正方形为佳。

4. 结扎张力适当。结扎过紧，会造成组织缺血坏死，造成感染或脓肿。结扎过松，遗留无效腔，形成血肿或血清肿，招致感染影响愈合。

三、结扎

结扎是指使用一定的手段（如使用可吸收线）将人体或生物体的某些管道（如血管、输精管、输卵管等）扎住或起到同样的效果，目的是封闭管腔或异常开口，防止其内容物继续移动或流出。

【结的种类】

1. 方结　又称平结、缩帆结。方结是手术中主要的打结方式，其特点是结扎线来回交错，第一个结与第二个结方向相反，着力均匀，打成后愈拉愈紧，不易滑脱，牢固可靠。用于较小血管和各种缝合时的结扎。

2. 三重结　在方结基础上再重复第一个结，共三个结。第二个结和第三个结方向相反，加强了结扎线间摩擦力，防止结线松散滑脱，因而牢固可靠。用于较大血管或有张力的组织的结扎，或用肠线、尼龙线缝合时的打结。重复两个二重结即为四重结，仅在结扎特别重要的大血管时采用。

3. 外科结　打第一个结时缠绕两次，打第二个结时仅缠绕一次。其目的是让第一个结圈摩擦力增大，打第二个结时不易滑脱和松动使结扎更牢固。大血管或有张力缝合后的结扎强调使用外科结。

【术前准备】

1. 准备手术相关器械，如缝合针、缝合线、止血钳或持针器等。

2. 结扎之前，需将缝合线在生理盐水中浸湿，再进行结扎，以便增加线的质量和摩擦力，使结扎牢固。

【操作步骤】

1. 单手打结法 是最常用的一种方法。打结时，一手持线，另一手动作打结，主要动作为拇、示、中三指。凡持线、挑线、钩线等动作必须运用手指末节近指端处，才能做到迅速有效。此法打结速度快，节省结扎线，左右手均可进行，简便迅速。

2. 双手打结法 也较常采用。较单手打结法更加牢固可靠，主要用于深部或组织张力较大的缝合结扎，缺点是打结速度较慢，结扎线需较长。

3. 器械打结法 用持针器或止血钳打结。常用于体表小手术或因线头短用手打结有困难时，仅术者一人操作，方便易行，节省线。在张力缝合时，为防止滑脱，可在第一个结时连续缠绕两次形成外科结。

对深部组织如胸、腹、盆腔的组织结扎，应实行深部打结法，即在完成线的交叉后，左手持住线的一端，右手示指指尖逐渐将线结向下推移，再略超过结的中点和左手相对用力，直至线结收紧。

【注意事项】

1. 无论用何种方法打结，第一个结和第二个结的方向不能相同，否则即呈假结，容易滑脱；即使两结的方向相反，如果两手用力不均匀，只拉紧一根线，即呈滑结。两种结均应避免。

2. 两手用力要相等，两手用力点及结扎点三点呈一线，不能向上提拉，以免撕脱结扎点造成再出血。打第二个结时，第一个线结注意不能松脱。

3. 打结时，每一结均应放平后再拉紧，如果未放平，可将线尾交换位置，忌使之呈锐角，否则，稍一用力即会将线扯断。

4. 结扎时，用力应缓慢均匀。两手的距离不宜离线结处太远，特别是深部打结时，最好是用一手指按线结近处，徐徐拉紧，否则，均易将线扯断或未结扎紧而滑脱。

5. 结扎组织和血管时，应在第一个单结完成后，让助手松开止血钳，打结者再次收紧线结确保可靠后再打第二个结。

6. 重要的血管和组织需要施行两次以上的结扎。

四、止血

术中阻止或减缓血液从创口血管流出，不但可减少患者失血，还可以保持手术区域清晰，便于手术操作，保证手术安全进行。止血是否正确和及时是影响手术成败的关键。止血方法有压迫、结扎、电凝、缝合、止血剂填塞以及使用激光刀、冷刀和新近发明的离子刀等。

【适应证】

患者切开皮肤或者在手术过程中有出血者。

【禁忌证】

患者无大量出血者。

【术前准备】

由护士准备手术操作相关器械（干纱布、止血钳、高频电流刀等）。

【操作步骤】

1. 压迫止血　适用于较广泛的创面渗血。对较大血管出血一时无法暴露出血点时，可暂时压迫出血，在辨明出血的血管后，再进行结扎止血。

（1）一般创面，用干纱布直接压迫出血点数分钟，即可控制止血。

（2）渗血较多时，可用热生理盐水纱布压迫创面 3~5 分钟，可较快控制渗血。

2. 结扎止血　结扎止血是常用的止血方法，先用止血钳的尖端对准出血点准确地夹住，然后用适当的线结扎和缝扎。

（1）单纯结扎止血　先用止血尖钳夹出血点，然后将丝线绕过止血钳下的血管和周围少许组织，结扎止血。结扎时，持钳者应先抬起钳柄，当结扎者将缝线绕过止血钳后，下落钳柄，将钳头翘起，并转向结扎者的对侧，显露结扎部位，使结扎者打结方便。当第一道结收紧后，应随之以放开和拔出的动作撤出止血钳，结扎者打第二道结。遇到重要血管在打好第一道结后，应在原位稍微放开止血钳，以便第一道结进一步收紧，然后再夹住血管，打第二道结，然后再重复第二次打结。

（2）缝扎止血　适用于较大血管或重要部位血管出血。先用止血钳钳夹血管及周围少许组织，然后用缝线穿过血管端和组织并结扎，可行单纯缝扎或 "8" 字形缝扎。

3. 电凝止血　通过高频电流凝固组织达到止血目的。可用电刀尖端直接电凝出血点，或用止血钳钳夹出血点后用电刀头接触止血钳进行电凝，一般用于较小的出血点。电凝止血具有操作方便、伤口内线结少，以及手术时间短等优点，但其也有止血效果不完全可靠、热损伤造成周围组织损伤等缺点。同时在电凝过程中应注意不可接触其他组织，避免副损伤。

【注意事项】

1. 钳夹止血时必须看清出血的血管，然后进行钳夹，不宜钳夹血管以外的过多组织。看不清时，可先用纱布压迫，再用止血钳钳夹。不应盲目乱夹，尽可能一次夹住。

2. 缝扎止血时用力适中，避免缝线切割血管导致血管撕裂伤口。

3. 切断大、中血管时，先分离出一小段，再用两把止血钳夹住血管两侧，中间切断，再分别结扎或缝扎。

4. 钳的尖端应朝上，以便于结扎。撤出止血钳时，钳口不宜张开过大，以免撑开或可能带出部分结在钳头上的线结，或牵动结扎线撕断结扎点而造成出血。

5. 结扎血管必须牢靠，以防滑脱。对较大血管应予以缝扎或双重结扎止血。

第九节　伤口（切口）换药

换药可以观察伤口或手术切口的变化、愈合情况、是否发生感染等，并通过对伤口的处理促使伤口更好地愈合。

【适应证】

1. 手术后切口的常规检查及保护。

2. 伤口或手术切口敷料松脱需要更换。

3. 伤口的渗血、渗液等浸湿敷料，或大小便等污染敷料及伤口后需要更换。

【禁忌证】

各种病情危重，生命体征不平稳者。

【术前准备】

1. 清洗双手，戴好帽子、口罩。

2. 核对患者信息，复习病历，明确诊断与换药的目的。

3. 与患者进行床边交流，告知操作目的，取得患者配合。

4. 伤口较复杂或疼痛较重，可适当给予镇痛或镇静药物以解除患者的恐惧及不安。

5. 根据操作目的及前次换药记录准备换药物品，包括一次性无菌换药包1个（内含弯盘、垫单、一次性手套、镊子2把、纱布及消毒棉球若干），医用剪刀，弯盘、医用胶带、医用绷带、消毒剂等（图12-9-1）。

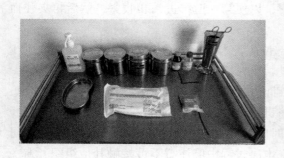
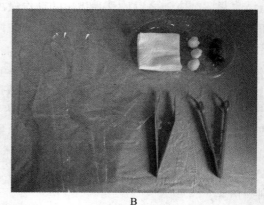

A   B

图12-9-1 物品准备

6. 特殊伤口在不增加患者痛苦的前提下，可事先查验伤口，以便根据需要另备无菌止血钳、无菌手术剪、生理盐水棉球、凡士林纱布及抗生素药物等。

【操作步骤】

1. 闭合伤口（缝合伤口）换药

（1）一般在术后第2天或第3天更换第一次敷料。

（2）根据病情及换药需要，给患者取恰当的体位，充分暴露伤口，采光良好，便于操作者及需要时有助手相助的操作，伤口部位尽量避开患者的视线。

（3）打开一次性换药包，并将其他换药物品合理放置在医用推车上，检查物品是否齐全。

（4）暴露伤口 用手移去外层敷料，里层敷料应按无菌操作用镊子取出，将污敷料内面向上，放在弯盘内。如伤口内部还有敷料或纱条等引流物，需用一把镊子夹出。与伤口粘住的最里层敷料，应先用生理盐水浸湿后再揭去，以免损伤肉芽组织或引起创面出血（图12-9-2）。

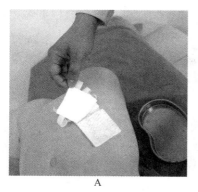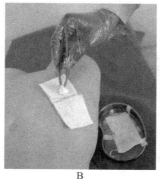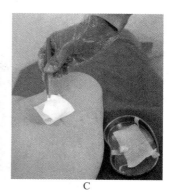

图 12 - 9 - 2　暴露伤口

（5）两把镊子法。一把镊子直接用于接触伤口，另一把镊子专用于传递换药碗或弯盘中的清洁物品（图 12 - 9 - 3）。

（6）观察伤口情况，注意有无渗出物及皮肤红肿。若有问题，考虑伤口出现并发症，做相应处理；若无，则常规消毒伤口。

方法 1：70% 乙醇棉球消毒伤口周围皮肤，沿切线方向，范围距切口 3～5cm，擦拭 2～3 遍。用生理盐水棉球清洗创面，轻蘸吸去分泌物。

方法 2：用碘伏棉球先消毒切口部位，再

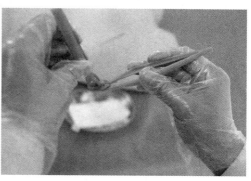

图 12 - 9 - 3　两把镊子法

由内而外消毒周围皮肤至稍大于纱布敷料覆盖的范围。用生理盐水棉球清洗创面，轻蘸吸去分泌物。最后，再次碘伏棉球消毒皮肤（图 12 - 9 - 4）。

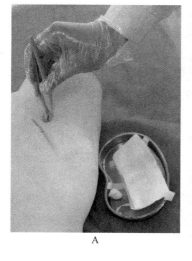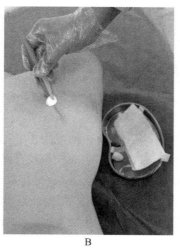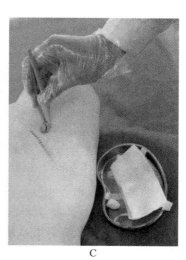

图 12 - 9 - 4　碘伏消毒法

（7）消毒原则。清洁伤口，应由伤口中心向外侧消毒伤口及周围皮肤；感染伤口，擦拭消毒时应从外周向感染伤口部位处；伤口分泌物较多且创面较深时，先用干棉球及生理盐水棉球清除分泌物，然后按感染伤口方法消毒。

（8）消毒完毕，一般创面用消毒凡士林纱布覆盖，污染伤口或易出血伤口根据需要覆盖防止引流纱条。

（9）用无菌纱布遮盖伤口，距离切口边缘3cm以上，下层纱布光滑面向下，上层纱布光滑面向上，一般8~10层纱布。医用胶带固定，贴胶带的方向应与肢体或躯干长轴垂直（图12-9-5）。

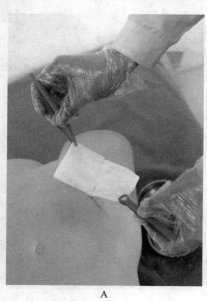
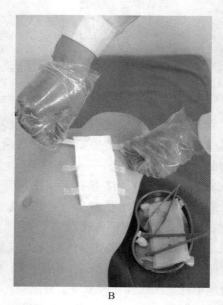

A

B

图12-9-5 固定敷料

2. 开放性伤口换药　不同开放性伤口的肉芽情况不同，需要采取不同的处理方式。肉芽组织的擦拭需要用生理盐水棉球，禁止用乙醇棉球擦拭。

（1）新鲜肉芽伤口　肉芽粉红，颗粒状，触之易出血为新鲜肉芽。如果新鲜肉芽比较平坦，用无菌生理盐水棉球拭去伤口渗液后，盖以凡士林纱布。一般2~3天换药一次。

（2）肉芽过度生长伤口　如发现肉芽色泽鲜红，表面呈粗大颗粒状，高出周围皮肤，可将其剪除，再用生理盐水棉球拭干，压迫止血。也可用硝酸银液腐蚀，再用生理盐水棉球反复擦拭。

（3）水肿肉芽伤口　如果肉芽水肿，发亮，可用3%~5%高渗生理盐水湿敷。

（4）感染肉芽伤口　首先可用过氧化氢冲洗。但关键是充分引流及清除异物。处理后此类创面宜用抗菌药物溶液湿敷，以控制感染，减少分泌物。湿敷药物可用1:5000呋喃西林或新霉素溶液等。每天换药2次，同时可根据创面培养的细菌药敏情况，选用敏感的抗生素。对于有较深脓腔或窦道的伤口，可用生理盐水棉球进行擦洗，伤口内应适当放置引流物（纱条）。

（5）慢性老化肉芽　此类创面由于局部循环不良、营养障碍、切面早期处理不当或由于特异性感染等原因，使创面长期不愈合。处理此类创面时，首先找出原因，改善全身状况，局部应适当清创，关键在于清除异物，暴露新鲜组织，可适当应用促进肉芽生长的药物，促进肉芽生长。

【注意事项】

1. 凡接触伤口的物品，均需无菌，防止污染及交叉感染，各种无菌敷料从容器内取出后不得放回，污染的敷料需放入放置污物的弯盘内，不得随便乱丢。

2. 一把镊子直接接触伤口，另一把镊子专用于从换药碗中夹取无菌物品，两把镊子不可碰触。

3. 换药过程中，如需拧干生理盐水棉球，夹取无菌物品的镊子在上，接触伤口的镊子在下，确保液体不会经过已污染的镊子流向无菌镊子。

4. 换药次序先无菌伤口，再污染伤口；先污染伤口，再感染伤口；先普通感染伤口，再特殊感染伤口，如气性坏疽、破伤风、结核、耐药金黄色葡萄球菌等。

5. 特殊伤口，如气性坏疽、破伤风、铜绿假单胞菌等感染的伤口，换药时必须严格执行隔离技术，仅携带必要的换药物品，用过的物品要专门处理，敷料要焚毁或深埋。

【临床情景分析】

案例 1

患者，男，68 岁。胃大部切除术后第 3 天，手术切口为上腹部正中，切口长度 15cm，内有引流条，为检查患者伤口情况以及促进伤口愈合，需要进行伤口换药。

案例 2

患者，女，25 岁。左侧大腿前外侧挫裂伤 8 小时，就诊之前未做任何处理，现见患者左侧大腿前外侧表皮破溃，基底红润，颗粒状，触之易出血，对伤口进行评估后，需要进行开放性伤口换药处理。

第十节　拆　线

拆线是外科手术中的最后一步操作，是指用拆线剪刀把手术伤口的不可吸收缝合线拆除掉，促使伤口较快愈合。

【适应证】

1. 正常手术切口，已到拆线时间，切口愈合良好，局部及全身无异常表现者。

2. 伤口术后有红、肿、热、痛等明显感染者，应提前拆线。

【禁忌证】

无。

【术前准备】

1. 了解拆线伤口的愈合情况，对拆线过程可能出现的状况做出评价。

2. 告知患者拆线的目的、操作过程及可能出现的情况。如拆线过程较复杂或有不适，操作之前需要给予充分的解释，以解除患者的恐惧并获得更好的配合。

3. 患者应采取相对舒适宜体位，充分显露拆线部位，注意保暖，避免患者着凉，保护患者隐私。

4. 准备弯盘 1 个，拆线包（内含治疗碗 2 个，镊子 2 把）1 个，拆线剪刀 1 把，碘伏、生理盐水棉球若干，根据伤口所选择的敷料、胶布、无菌手套等操作物品。

5. 根据拆线部位和操作的复杂程度，可以选择在病房或换药室进行。

6. 操作者洗手，戴好帽子、口罩。

【操作步骤】

1. 揭开胶布，用手移去外层敷料，将污染敷料内面向上，放在弯盘内。用镊子揭去内层敷料，分泌物干结黏着者可用生理盐水润湿后揭下，放入弯盘中。

2. 用两把镊子法，夹取碘伏消毒棉球由内至外消毒缝合切口及周围皮肤 5～6cm。检查切口愈合情况。

3. 用镊子夹起线头轻轻提起，把埋在皮内的线段拉出针眼之外 1～2mm，将剪尖插进线结下空隙，紧贴针眼，由皮内拉出的部分将线剪断。

4. 随即从皮外缝线的另一侧轻轻抽出缝线，动作要轻巧。通常先拆除 1～2 针，检查切口愈合情况，用镊子轻轻拨拉切口，如果切口裂开，则停止拆线，换药包扎，延期再拆。

5. 拆线完成后，碘伏棉球再次消毒，覆盖敷料，胶布固定。

【注意事项】

1. 拆线时，剪线部位不应在缝合线的中间或线结的对侧。

2. 用剪尖去剪断缝合线，避免因过分牵引缝合线而导致疼痛，或移动缝线致局部感染。

3. 拆线后 1～2 天应观察伤口情况，是否有伤口裂开。如伤口愈合不良或裂开时，可用蝶形胶布牵拉保护伤口至伤口愈合。

4. 对于切口长、局部张力高、患者营养情况较差以及存在其他不利于伤口愈合因素的患者，到了常规拆线时间，可采用间断拆线法，即先拆去一半的缝线，余下缝线在 1～2 天后拆除。这样既减轻了延迟拆线造成皮肤针眼瘀痕，也确保了伤口的安全愈合。

5. 拆线后伤口 24 小时内避免沾湿。短期（6～8 周）内避免剧烈活动，以免由于张力变化对伤口形成不利的影响。

6. 多个拆线操作时，先安排清洁伤口，再处理污染伤口，且操作前、后均要规范洗手，避免交叉感染。

7. 拆线时间：头面、颈部手术后 4～5 天拆线；下腹部、会阴部手术后 6～7 天拆线；胸部、上腹部、背部、臀部手术后 7～9 天拆线；四肢手术后 10～12 天拆线；近关节处手术和减张缝线需 14 天拆线。伤口术后有红、肿、热、痛等明显感染者，应提前拆线。

【拆线延迟指征】

1. 严重贫血、消瘦，轻度恶病质者。

2. 严重失水或水、电解质紊乱尚未纠正者。

3. 老年体弱及婴幼儿患者、伤口愈合不良者。

4. 伴有呼吸道感染，咳嗽没有控制时，胸、腹部的切口。

5. 切口局部水肿明显且持续时间较长者。

6. 有糖尿病史者。

7. 服用糖皮质激素者。

8. 腹内压增高，大量腹腔积液等。

【临床情景分析】

案例1

患者，男，42岁。阑尾切除术后第7天。目前患者已经进食，下床活动，切口无红肿，无明显疼痛。请为患者进行切口拆线。

案例2

患者，女，65岁。小腿创伤清创缝合术后第8天。目前患者伤口出现红、肿、热、痛等明显感染症状，需提前拆线。请为患者进行切口拆线。

第十三章　脓肿切开术

脓肿切开术是组织感染形成脓肿时，及时切开引流脓液，以减少毒素的吸收，防止脓液向周边蔓延而造成感染扩散，促使感染区域的炎症消退及伤口愈合。

【适应证】

1. 表浅脓肿形成，有波动感者。

2. 深部脓肿，诊断性穿刺可抽吸出脓液或 B 超提示局部有脓肿形成者。

3. 需行细菌药敏试验以指导抗感染治疗。

【禁忌证】

1. 全身出血性疾病。

2. 尚未成熟的脓肿，以及抗生素治疗有效，炎症有吸收消散趋势。

【术前准备】

1. 详细了解病史并做相关体格检查、观察病变部位局部情况。

2. 向患者及其家属详细解释手术的目的及方法等，以取得患者配合、家属理解，签署知情同意书。

3. 行 B 超、CT 或者诊断性穿刺等检查，明确脓肿形成以及确定脓肿部位。

4. 术前清洗局部，剪去毛发，局部涂油脂类药物时，可用松节油轻轻擦去。

5. 病情危重、全身中毒症状明显者，应给予有效抗生素治疗，注意纠正患者水、电解质和酸碱失衡，为手术安全创造条件。

6. 准备脓肿切开手术包、生理盐水、碘伏、无菌凡士林纱布若干条、无菌细橡皮管、5ml 注射器、2% 利多卡因溶液、纱布、胶布、无菌手套等物品。

【操作步骤】

1. 体位　根据脓肿部位取患者舒适体位。

2. 术者准备　戴帽子、口罩，打开脓肿切开手术包，刷手。

3. 消毒　对切开引流部位的皮肤区域常规消毒。范围为手术切口周围 30cm，由内向外消毒 2～3 遍。

4. 铺巾　术者再次手术洗手，穿手术衣，戴无菌手套，铺无菌洞巾，洞巾中心对准操作区域。

5. 麻醉选择

（1）浅表脓肿可采用利多卡因局部浸润麻醉，但应注意注射药物时应从远处逐渐向脓腔附近推进，避免针头接触感染区域。

（2）深部或较大脓肿宜采用静脉麻醉。

6. 切开及排脓

（1）用 5ml 注射器先穿刺抽脓，确定脓肿部位，并留取脓液做实验室检查。

（2）于脓肿波动明显处，用尖刀做一适当的刺入，然后用刀向上反挑一切口，即可见脓液排出。

（3）待脓液排尽后，以手指伸入脓腔，探查其大小、位置以及形状，据此考虑是否延长切口，并清除坏死组织。

（4）脓腔内有纤维隔膜将其分隔为多个小房者，应用手指钝性分离，使其变为单一大脓腔，以利引流。术中切忌动作粗暴而损伤血管导致大出血，或挤压脓肿造成感染扩散。

7. 引流

（1）排尽脓肿后，用2%过氧化氢溶液或生理盐水反复冲洗脓腔。

（2）填塞凡士林纱布引流。将凡士林纱布条一端送到脓腔底部，充填脓腔，纱条另一端留置于脓腔外。注意引流口宽松无狭窄，引流物不应填塞过紧。

（3）因局部解剖关系切口不能扩大或脓腔过大者，可在脓腔最低部的两极做对口引流，充分敞开脓腔，使引流通畅。

8. 固定　由外向内消毒切口周围皮肤，无菌纱布覆盖伤口，撤去洞巾，胶布固定敷料。

9. 标本处理　记录脓肿部位、大小、脓液量与性质，将脓液送细菌培养并做细菌药敏试验。

【注意事项】

1. 浅表脓肿，应在波动最明显处做切口；深部脓肿，切开引流前应先行穿刺抽脓，并应以穿刺抽出脓液的针为引导切开脓肿。

2. 切口做在脓腔的最低位，需考虑患者站立及平卧的姿势，长度足够，以利引流。

3. 切口方向选择与大血管、神经干、皮纹平行，避免跨越关节，以免瘢痕收缩，影响关节功能。

4. 应遵循无菌操作原则，防止混合感染。切口不要穿过对侧脓腔壁达到正常组织，以免感染扩散。

5. 脓肿切开后切口经久不愈，可能与脓腔引流不畅，异物存留或冷脓肿有关。

6. 填入脓腔的凡士林纱布的数量要准确记录在手术记录中。填入的凡士林纱布应在24～48小时后取出，根据引流液量及脓腔愈合情况，逐步更换为盐水纱布或引流条，并最终拔除。

【临床情景分析】

案例1

患者，女，60岁。以"右侧大腿前方局部红肿、疼痛伴发热1周"来诊。超声结果显示：病灶部位可见混杂回声液性暗区，临床诊断为右侧大腿脓肿。请为患者行脓肿切开引流术。

案例2

患者，男，42岁。以"左侧臀部局部红肿疼痛3天"来诊，体验左侧臀部肿块直径5cm，红肿、触痛，中央约3cm明显波动感，未破溃。请为患者行脓肿切开引流术。

第十四章　清创术

对污染的新鲜开放性伤口，采用正确的处理方法清除伤口内异物，去除坏死、失活或严重污染的组织，使其成为接近无菌的新鲜创面，以期达到一期闭合伤口。及时而完善的清创术，是预防伤口感染、恢复受伤部位功能和成功修复受损组织的重要基础。

【适应证】

1. 伤后 6~8 小时内的新鲜伤口。

2. 伤口污染较轻，不超过伤后 12 小时。

3. 头面部创伤，可延长至伤后 24 小时内，争取清创后一期缝合。

4. 不能满足以上条件者，只清创不缝合。

【禁忌证】

1. 超过 24 小时、污染严重的伤口。

2. 患者出现休克、重要脏器功能衰竭、活动性出血等情况时，首先进行有效的抢救措施，待病情稳定后，选择合适时机清创。

【术前准备】

1. 对患者进行全面检查，综合评估病情，如有活动性大出血、颅脑损伤或胸、腹严重损伤，或已有轻微休克迹象者，需及时采取综合治疗措施。

2. 结合 X 线、CT 等实验室检查结果，了解创口损伤程度，判断有无重要血管、神经、肌腱和骨骼损伤。

3. 与患者或家属谈话，说明清创术的目的、方法以及各种并发症，特别是能否一期缝合以及相应的风险。解释伤后功能、美容的影响等。争取得到清醒患者配合，并签署有创操作知情同意书。

4. 准备清创手术包、无菌软毛刷、肥皂水、无菌生理盐水、3% 过氧化氢溶液、碘伏、2% 利多卡因、无菌注射器、止血带、无菌敷料、绷带、无菌手套等物品。

5. 根据创伤选择合适的麻醉方式。如采用全身麻醉、硬膜外麻醉，可先行麻醉；如采用局部麻醉，则应待伤口周围消毒后进行。

6. 防治感染，可以早期、合理应用抗生素。

7. 戴口罩、帽子。

【操作步骤】

1. 体位　患者取舒适及适合操作的体位。

2. 术区备皮　伤口区域皮肤用无菌纱布覆盖，剃去伤口周围的毛发，其范围应距离伤口边缘 5cm 以上。有油污者，用酒精或乙醚擦除。

3. 清结伤口周围皮肤　手术者洗手，打开清创手术包，戴无菌手套。用无菌纱布覆盖伤口，用肥皂水和无菌毛刷蘸肥皂液刷洗伤口周围的皮肤，继以无菌生理盐水冲洗，反复刷洗 2~3 遍，注意勿使冲洗肥皂水流入伤口内。

4. 清洗伤口　揭去覆盖伤口的纱布，先用无菌生理盐水冲洗伤口，并用无菌小纱布球轻轻擦去伤口内的污物和异物，然后用 3% 过氧化氢溶液冲洗，待创面呈现泡沫后，再用无菌生理盐水冲洗干净。擦干伤口周围皮肤，脱去手套。

5. 皮肤消毒　术者刷手，用碘伏消毒皮肤，铺无菌洞巾，准备手术。再次消毒双手后，穿手术衣、戴无菌手套，用碘伏棉球再次消毒伤口周围皮肤。局部浸润麻醉者，可用利多卡因注射液沿伤口进行。

6. 伤口探查　依解剖层次由浅入深仔细探查伤口，识别组织活力，检查有无血管、神经、肌腱与骨骼损伤，在此过程中如有较大的出血点，应予止血。如四肢创面有大量出血，可用止血带，并记录上止血带的压力及时间。

7. 清理伤口

（1）皮肤清创　清除因撕裂和挫伤已失去活力的皮肤。对不整齐、有血供的皮肤，沿伤口边缘切除 1~2mm 的污染区域并加以修整。彻底清除因污染失活、不出血的皮下组织，直至正常出血部位为止。对于撕脱伤剥脱的皮瓣，切不可盲目直接缝回原位，应彻底切除皮下组织，仅保留皮肤，行全厚植皮覆盖创面。

（2）皮下及肌肉清创　充分显露潜行的创腔，必要时切开表面皮肤彻底清除存留其内的异物、血肿。沿肢体纵轴切开深筋膜，彻底清除挫裂严重、失去生机、丧失血供的组织，尤其是坏死的肌肉，应切至出血、刺激肌组织有收缩反应为止。

8. 再次冲洗伤口　经彻底清创后，用无菌生理盐水冲洗伤口 2~3 次，然后以 0.1% 苯扎溴铵溶液浸泡伤口 3~5 分钟。若伤口污染较重、受伤时间较长，可用 3% 过氧化氢溶液浸泡，最后用生理盐水冲洗。

9. 更换器械　更换手术器械、手套，伤口周围消毒后重新铺无菌巾。再次检查伤口，评估创面情况。

10. 放置引流物　伤口表浅、止血良好、缝合后无死腔，一般不必放置引流物。伤口深、损伤范围大且重、污染严重的伤口和有死腔、可能有血肿形成时，应在伤口低位或另外做切口放置引流物，并保持引流通畅。待 4~7 日后，如伤口组织红润，无感染或水肿时，再作缝合。

11. 缝合伤口　根据污染程度、伤口大小和深度等具体情况，决定伤口是开放还是缝合。如组织损伤及污染程度较轻，清创及时（伤后 6~8 以内）、彻底者，可一期直接缝合；否则，宜延期缝合。缝合伤口时，由深层向浅层按局部的解剖层次进行，避免遗留无效腔防止形成血肿，缝合时松紧度要适宜，以免影响局部血运。

12. 再次消毒皮肤，覆盖无菌纱布，并妥善包扎固定。

【注意事项】

1. 严格进行无菌操作，切除污染创面时，应由外向内、由浅入深，并防止切除后的创面再污染。

2. 清创需彻底，冲洗时间足够。异物需彻底清除，坏死及缺乏生机组织尽量切除，深筋膜需充分切开，有效解除深层组织张力。

3. 在清理伤口时，必须注意组织失活判断及功能恢复，尽可能保留和修复重要的血管、肌腱等，否则造成功能障碍。

4. 术后给予破伤风抗毒素或破伤风免疫球蛋白，并根据伤情给予合适的抗生素预防感染。

5. 放置引流物后要及时更换，保持引流通畅。引流物在 24～48 小时后，按分泌物的质与量决定是否取出。

【临床情景分析】

案例1

患者，男，32 岁。左前臂前外侧挫裂伤 7 小时。生命体征平稳，伤口长度约 5cm，局部污染严重、边缘不规则，需要立刻进行清创。请为患者进行清创操作。

案例2

患者，女，40 岁。左颌面部贯通伤 3 小时。生命体征平稳，局部污染严重、边缘不规则，需要立刻进行清创缝合术。请为患者进行清创缝合操作。

第十五章　穿脱隔离衣

隔离衣是用于医务人员避免受到血液、体液，以及其他感染性物质污染，或用于保护患者避免感染的防护用品。隔离衣既防止医务人员被感染或污染，又防止患者被感染，属双向隔离。

【临床应用】

1. 医护人员及患者家属等进入传染病患者或易引起院内播散的感染性疾病患者的严格隔离区域时。

2. 检查、护理需特殊隔离的患者，工作服可能被患者的血液、体液、分泌物、排泄物等污染时。

3. 医护人员或患者家属进入需要特殊隔离保护的患者（如大面积烧伤、器官移植和早产儿等）的医疗区域时。

【术前准备】

1. 准备隔离衣、夹子、衣架、肥皂盒及肥皂、20% 碘伏溶液、手刷、清洁毛巾等物品。查看隔离衣的大小是否合适（一次性隔离衣选择合适的号码）。

2. 确定穿、脱隔离衣的区域，防止隔离衣正面（污染面）碰触其他物品。

3. 戴好帽子、口罩。

【操作步骤】

1. 进入感染区，穿、脱非一次性隔离衣

（1）取下手表，将衣袖卷过肘部并清洁洗手。

（2）穿隔离衣时，用手持衣领取下隔离衣（衣领及隔离衣内面为清洁面），清洁面面向自己，将衣领的两端向外折齐，露出肩袖内口（图 15 – 1 – 1）。

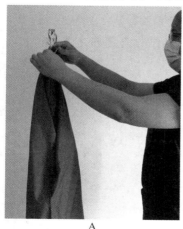
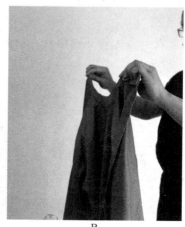

A　　　　　　　　　B

图 15 – 1 – 1　取隔离衣

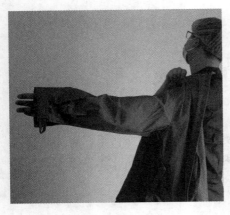

图 15 - 1 - 2　穿衣袖

（3）右手持衣领，左手伸入袖内，右手持衣领向上拉，使左手露出袖口外。换左手持衣领，右手伸入袖内，举手将袖抖上，注意勿触及面部（图 15 - 1 - 2）。

（4）两手持衣领，由领子中央顺着边缘向后将领扣扣好，然后分别扎好袖口或系好袖口扣子（此时手已污染）（图 15 - 1 - 3）。

（5）松开收起腰带的活结，将隔离衣一边约在腰下 5cm 处渐向前拉，直到见边缘后捏住；同法捏住另一侧边缘的相同部位，注意手勿碰触到隔离衣的内面。然后双手在背后将边缘对齐，向一侧折叠，将后背完全包裹（图 15 - 1 - 4）。一手按住折叠处，另一手将腰带拉至背后压住折叠处，将腰带在背后交叉，绕回到前面系好。注意勿使折叠处松散(图 15 - 1 - 5)。

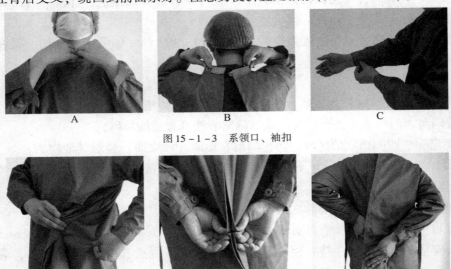

图 15 - 1 - 3　系领口、袖扣

图 15 - 1 - 4　折叠两侧衣边

（6）脱隔离衣时，先解开腰带，在前面打一活结收起腰带（图 15 - 1 - 6）。

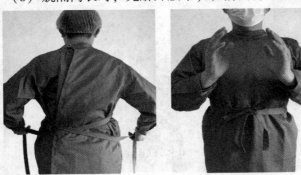

图 15 - 1 - 5　系腰带

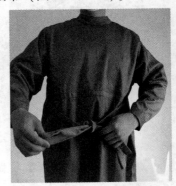

图 15 - 1 - 6　收起腰带

（7）分别解开两侧袖口，抓起肘部的衣袖将部分袖子向上向内套塞入袖内，暴露出双手及手腕部，然后将双手于消毒液内浸泡，用刷子自手臂至指尖顺序刷洗2分钟，注意指甲及指缝，再用清水清洗擦干（图15-1-7）。

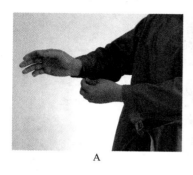 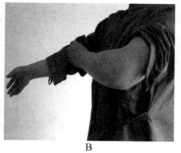 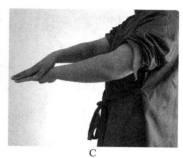

图15-1-7 解袖口及消毒双手

（8）消毒双手后，解开领扣（图15-1-8），右手伸入左手腕部的衣袖内，抓住衣袖内面将衣袖拉下；用遮盖着衣袖的左手抓住右手隔离衣袖子的外面，将右侧袖子拉下，使双手从袖管中退出（图15-1-9）。

（9）用左手自隔离衣内面抓住肩缝处协助将右手退出，再用右手抓住衣领外面，协助将左手退出（图15-1-10）。

（10）左手抓住隔离衣衣领，右手将隔离衣两边对齐，用夹子夹住衣领，挂在衣钩上（图15-1-11）。

（11）若挂在非污染区，隔离衣的清洁面（内面）向外，若挂在污染区，则污染面（正面）朝外。

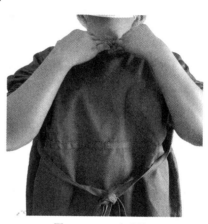

图15-1-8 解领扣

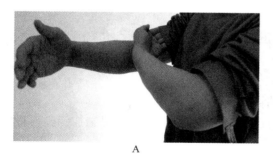 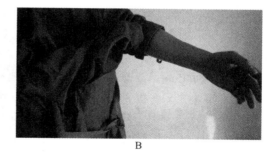

图15-1-9 退衣袖

2. 进入感染区，穿、脱一次性隔离衣

（1）取下手表，将衣袖卷过肘部并清洁洗手。

（2）打开一次性隔离衣外包装，取出隔离衣。

（3）穿隔离衣时，选择不会碰触到周围物品发生污染的较大的空间，将隔离衣完全抖开。

（4）抓住衣领部位分别将手插进两侧衣袖内，露出双手，整理隔离衣后先系好领部系带，然后将隔离衣两侧边襟互相叠压，自上而下分别系好后背的系带。

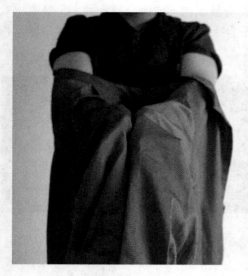
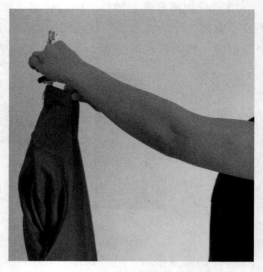

图 15 - 1 - 10　脱隔离衣　　　　　　　　　　　　图 15 - 1 - 11　挂隔离衣

（5）双手拎住两侧腰部系带在后背交叉，绕回到前面系好。

（6）脱隔离衣时，先解开腰带，在前面打一活结收起腰带。

（7）抓起肘部的衣袖将部分袖子向上向内套塞入袖内，暴露出双手及手腕部，然后将双手于消毒液内浸泡，用刷子自手臂至指尖顺序刷洗 2 分钟，注意指甲及指缝，再用清水清洗擦干。

（8）消毒双手后，解开领部下系带，右手伸入左手腕部的衣袖内，抓住衣袖内侧面将衣袖拉下；用遮盖着衣袖的左手抓住右手隔离衣袖子的外面，将右侧袖子拉下，使双手从袖管中退出。

（9）用左手自隔离衣内面抓住肩缝处协助将右手退出，再用右手抓住衣领外面，协助将左手退出。

（10）脱下隔离衣后将隔离衣污染面（正面）向内折叠打卷后，掷于指定的污物桶内。

3. 进入防污染区，穿、脱非一次性隔离衣

（1）取下手表，卷袖过肘，严格清洗、消毒双手。

（2）手持衣领取下隔离衣，内侧面朝向自己，防止外面碰触任何物品造成污染；将衣领两端向外平齐对折并对齐肩缝，露出两侧袖子内口。

（3）右手抓住衣领，将左手伸入衣袖内；右手将衣领向上拉，使左手伸出袖口。

（4）换左手抓住衣领，将右手伸入衣袖内；左手将衣领向上拉，使右手伸出袖口。

（5）两手持衣领，由领子前正中顺着边缘向后将领子整理好并扣好领扣。

（6）根据需要戴一次性无菌手套，然后分别扎好袖口。

（7）松开腰带的活结，将隔离衣一边约在腰下 5cm 处渐向前拉，直到见边缘后捏住；同法捏住另一侧边缘的相同部位，注意手勿碰触隔离衣的内面及操作者自己的衣服。然后双手在背后将边缘对齐，向一侧折叠，将后背完全包裹。一手按住折叠处，另一手将腰带拉至背后压住折叠处，将腰带在背后交叉，绕回到前面系好。

（8）脱隔离衣时，解开腰带，在前面打一活结收起腰带。

（9）脱下一次性手套，掷于指定容器内。

（10）分别解开衣领处、后背部系带，抓起衣袖分别将衣袖拉下，然后脱下隔离衣。

（11）左手抓住隔离衣衣领，右手将隔离衣两边对齐内面向外翻折，确保隔离衣清洁面（正面）完全被内面包裹住，防止发生清洁面污染，用夹子夹住衣领，挂在指定的安全位置。

4. 进入防污染区穿、脱一次性隔离衣

（1）取下手表，卷袖过肘，严格清洗、消毒双手。

（2）助手协助打开一次性隔离衣外包装，取出隔离衣（手不可碰触到外包装袋）。

（3）穿隔离衣时，选择不会碰触到周围物品发生污染的较大的空间，将隔离衣完全抖开。

（4）抓住衣领部位分别将手插进两侧衣袖内，露出双手。

（5）根据需要戴一次性无菌手套，整理隔离衣后先系好领部系带，然后将隔离衣两侧边襟互相叠压，自上而下分别系好后背的系带。操作过程中严禁手碰触隔离衣内面及操作者自己的衣服。

（6）双手拎住两侧腰部系带在后背交叉，绕回到前面系好。

（7）脱隔离衣时，解开腰带，在前面打一活结收起腰带。

（8）脱下一次性手套，掷于指定容器内。

（9）分别解开衣领处、后背部系带，抓起衣袖分别将衣袖拉下，然后脱下隔离衣。

（10）将脱下的隔离衣折叠打卷后，掷于指定的容器内。

【注意事项】

1. 穿好隔离衣后保持双臂前伸，屈曲，上不过肩，下不过腰。

2. 穿隔离衣前，准备好工作中一切需用物品，避免穿了隔离衣再到清洁区取物品。

3. 进入污染区，穿隔离衣时，避免接触清洁物；系领子时，勿使衣袖触及面部、衣领及工作帽。穿隔离衣后，只限在规定区域内进行活动，不得进入清洁区。

4. 进入防污染区，应在指定场所穿隔离衣，不可过早穿好隔离衣，穿好隔离衣后不得碰触任何物品造成隔离衣污染，尽快进入防污染区

5. 非一次性隔离衣应每天更换，如被打湿或被污染，应立即更换。

6. 一次性隔离衣使用前应注意查看无菌有效期。

【临床情景分析】

案例1

患者，男，50岁。因全身大面积烧伤入院，现右下肢（大腿）伤口有较多量渗出，辅料渗出液呈淡绿色。换药时需进行保护性隔离，请按照标准正确一次性穿脱隔离衣。

案例2

患者，女，42岁。以"上消化道出血"收住ICU病区。患者既往"肝硬化"病史10年，"支气管炎"病史10年，现出血已控制，今日出现胸闷、憋喘，请呼吸科医生会诊，协助诊治。请按要求穿脱隔离衣进出ICU隔离病房。

第十六章　急救技术

第一节　心肺复苏术

心肺复苏术是针对心脏、呼吸骤停所采取的抢救措施。胸外按压形成暂时的人工循环，快速电除颤转复心室颤动，促使心脏恢复自主搏动；采用人工呼吸以纠正缺氧，并努力恢复自主呼吸。

【适应证】

各种原因所造成的循环骤停和（或）呼吸骤停。

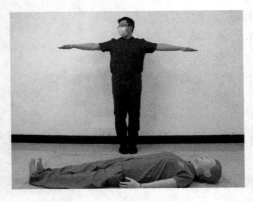

图 16 - 1 - 1　评估周围环境

【禁忌证】

无绝对禁忌证。

【术前准备】

面罩、呼吸球囊、无菌纱布。

【操作步骤】

1. 接到呼叫信息到达现场，评估周围环境的安全性（图 16 - 1 - 1）。

2. 证实被施救者是否意识丧失（图 16 - 1 - 2），心跳、呼吸停止（图 16 - 1 - 3）。其主要特征为瞳孔散大，对光反射消失；股动脉、颈动脉搏动触不到；心音消失；发绀。

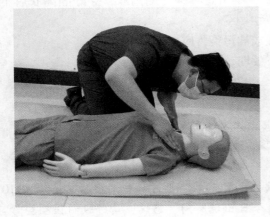

图 16 - 1 - 2　判断患者意识

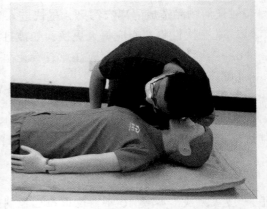

图 16 - 1 - 3　判断患者心跳、呼吸情况

3. 立即呼救，启动紧急医疗服务体系（图 16 - 1 - 4）。

4. 体位　将被施救者去枕平卧，安置在平硬的地面上或在其背后垫一块硬板。

5. 胸外心脏按压

（1）按压部位　胸骨中下 1/3 处；少年儿童及成年男性可直接取两侧乳头连线的中点（图 16-1-5）。

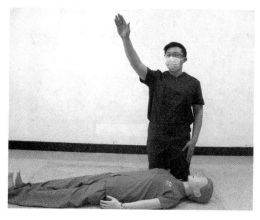

图 16-1-4　立即呼救

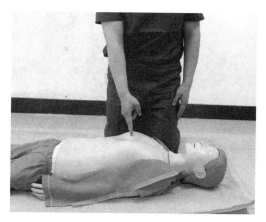

图 16-1-5　确定按压部位

（2）按压方法　抢救者一手的掌根部紧放在按压部位，另一手掌放在此手掌上，两手平行重叠且手指交叉互握抬起，使手指脱离胸壁；抢救者双臂应绷直，使肩、肘、腕位于同一轴线上，与患者身体平面垂直。利用上半身体重和肩、臂部肌肉力量垂直向下按压，使胸骨下陷至少 5 厘米（儿童 ≥1/3 胸部前后径）（图 16-1-6）。按压应平稳、有规律地进行，每分钟 100~120 次，尽可能减少胸外按压的中断（尽可能将中断控制在 10 秒钟以内）；保证每次按压后胸廓回弹，下压及向上放松的时间比为 1:1。按压至最低点处，应有一个明显的停顿，不能冲击式地猛压或跳跃式按压；放松时定位的手掌根部不要离开胸骨定位点，但应尽量放松。在胸外按压的同时要进行人工呼吸，但不要为了观察脉搏和心率而频频中断心肺复苏，按压停歇时间一般不要超过 10 秒，以免干扰复苏成功。

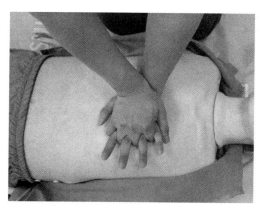

A

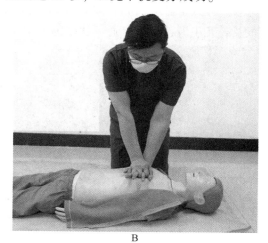

B

图 16-1-6　胸外心脏按压

6. 开放气道　先检查呼吸道情况，清除呼吸道的分泌物、呕吐物及异物，有义齿托者应取出（图 16-1-7）。

（1）**仰头举颏法** 如患者无明显头、颈部受伤可使用此法。患者取仰卧位，急救者位于患者一侧，将一只手小鱼际放在患者前额用力使头部后仰，另一只手指放在下颏骨向上抬颏，使下颌尖、耳垂连线与地面垂直（图16-1-8）。

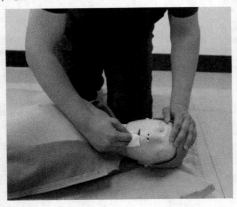

图16-1-7 清理口腔异物

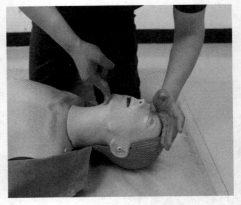

图16-1-8 仰头举颏法开放气道

（2）**托颌法** 当高度怀疑患者的颈椎受伤时使用。患者平卧，急救者位于患者头侧，两手拇指置于患者口角旁，余四指托住患者下颌部位，在保证头部和颈部固定的前提下，用力将患者下颌向上抬起，使下齿高于上齿。避免搬运颈部。

7. **人工呼吸**

（1）**口对口呼吸** 急救者用左手按压患者前额，用拇指和示指捏住患者的鼻翼下端；另一只手示指和中指抬起患者的下颌，深吸一口气后，张开口把患者的口部完全包住，深而快地向患者口内用力吹气，吹气时用眼睛余光观察患者胸廓是否隆起；一次吹气完毕后，立即与患者口部脱离，松开患者鼻孔，同时轻轻抬起头部吸入新鲜空气，立即给予第二次吹气（图16-1-9）。每次吹气时间不少于1秒，吹气量500~600ml，以胸廓明显起伏为效。且人工呼吸与心脏按压呈比例，对于成人患者，按压-通气比率为30:2；对于儿童及婴儿患者，按压-通气比率为15:2。

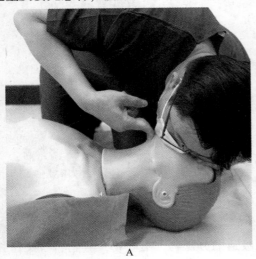

A

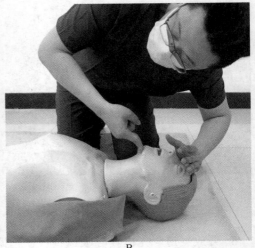

B

图16-1-9 口对口人工呼吸

（2）口对鼻呼吸　用于口唇受伤或牙关紧闭者，急救者稍用力抬患者下颏，使口闭合，将口罩住患者鼻孔，将气体吹入患者鼻中。

（3）口对口鼻呼吸　适用于婴幼儿。

（4）口对通气防护装置呼吸　考虑到安全问题，某些医务人员和非医务人员不愿意进行口对口呼吸，而更愿意通过口对通气防护装置进行人工呼吸。防护装置可能减少传染的风险。

8. 有效性评估　实施以胸外按压：人工呼吸为30∶2的五个周期操作，总用时不超过2分钟。操作完成后，立即判断颈动脉及呼吸，评估复苏是否成功。

有效指标如下：触摸到颈动脉搏动；原扩大瞳孔再度缩小；出现自主呼吸；神志逐渐恢复，睫毛（角膜）反射与对光反射出现；面色、口唇、指甲及皮肤等色泽再度转红。

9. 患者大动脉搏动及自主呼吸恢复，整理患者衣服，如患者意识恢复对患者进行语言安慰，开始进行高级复苏环节。

【注意事项】

1. 对于老年患者，胸外心脏按压的深度不宜过深，以防发生肋骨骨折等压伤事件影响复苏术的进行。

2. 口对口吹气时速度不宜过快，吹气压力不宜过高，以免引起急性胃扩张或胃胀气而影响复苏效果。

3. 连续实施五个周期的复苏后，需进行有效性评估。

4. 多人实施复苏术时，完成五个周期的复苏操作后可进行角色互换。

5. 复苏过程中除颤仪或自动体外除颤器（AED）到位，应立即进行非同步直流电复律，电击后立即实施心脏按压，如未复苏成功，待五个周期的按压后可进行第二次电复律。

【临床情景分析】

案例 1

患者，女，50岁。在火车站突然出现呼吸困难，继而出现意识丧失、脉搏消失等症状，请你立即予以抢救。

案例 2

患者，女，25岁。意外高空坠落，怀疑颈椎损伤，并伴有心搏骤停以及呼吸停止等症状，请你立即予以抢救。

第二节　电除颤术

电除颤术是将一定强度的电流通过心脏，使全部心肌在瞬间除极，然后心脏自律性的最高起搏点（通常是窦房结）重新主导心脏节律。心室颤动时心脏电活动已无心动周期，除颤可在任何时间放电。

【适应证】

心室扑动与颤动。

【禁忌证】

1. 患者稳定，有脉搏，室速时有灌注心律。

2. 无脉性电活动（PEA）。

3. 心室静止。

【术前准备】

1. 准备除颤器、导电糊或盐水纱布、电极片、弯盘、记录单、各种抢救器械和药品，

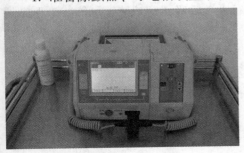

图 16 - 2 - 1 物品准备

如氧气、吸引器、气管插管用品、血压和心电监测设备，以及配有常规抢救药品的抢救车等（图 16 - 2 - 1）。

2. 操作者着装整洁，洗手、戴口罩。

3. 核对患者信息，熟悉患者病情。

【操作步骤】

1. 检查除颤器各项功能是否完好，电源有无故障，充电是否充足，各种导线有无断裂和接触不良，同步性能是否正常。

2. 患者平卧于木板床上，开放静脉通道，充分暴露胸壁。

3. 术前常规做心电图。完成心电记录后把导联线从心电图机上解除，以免电击损坏心电图机。

4. 连接除颤器导线，接通电源，检查非同步性能。

5. 按要求放置电极板。一块电极板放在胸骨右缘 2～3 肋间（心底部），另一块放在左腋前线内第 5 肋间（心尖部）。两块电极板之间的距离不应小于 10cm（图 16 - 2 - 2）。电极板应该紧贴患者皮肤并稍微加压（5kg），不能留有空隙，边缘不能翘起。电极处安放的皮肤应涂导电糊，也可用盐水纱布，紧急时甚至可用清水，但绝对禁用乙醇，否则可引起皮肤灼伤。消瘦而肋间隙明显凹陷导致电极与皮肤接触不良者宜用盐水纱布，并可多用几层，可改善皮肤与电极的接触。

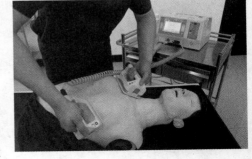

图 16 - 2 - 2 放置电极板

6. 选择电能剂量，充电。不同的波形对能量的需求有所不同，单相波形电除颤：选用 360J。双相波电除颤：制造商建议电击能量，如初始能量为 120～200J。如果未知，使用允许的最大剂量。所有人员不得接触患者、病床以及与患者相连接的仪器设备以免触电。

7. 放电 电击后 5 秒钟心电图显示心搏恢复或非室颤无电活动均可视为电除颤成功。

8. 术后处理 监测心电、血压、呼吸和意识等，注意心律失常、低血压、急性肺水肿、栓塞、心肌损伤等并发症，一般需持续 1 天。

9. 整理床单，用物归位预处理。

【注意事项】

1. 除颤之前确保除颤器在"非同步"或"除颤"模式。

2. 肺气肿患者或身材又高又瘦患者，前电极垫可以放在胸骨右侧。

3. 电除颤时，操作者及其他工作人员不能与患者、病床及与患者相连接的仪器设备

接触，以免触电。

4. 真皮烧伤在除颤 24~48 小时之后变得明显，除颤之后立即出现皮肤红疹可能是由于局部组织血流淤积，通常在几小时内消散。

【临床情景分析】

案例 1

患者，男，65 岁。因胸痛 1 小时入急诊科，询问病史时突发意识丧失，心电监护示心室颤动。请立即使用除颤仪进行救治。

案例 2

患者，女，58 岁。因心衰入院 ICU 病房，次日早晨突发心脏骤停，心电监护显示一直线。请立即予以抢救治疗。

【附】体外自动除颤器

体外自动除颤器（AED）主要包括一个心律识别器系统和一个除颤建议系统，具有自动识别、分析心电节律、自动充放电及自检功能。新一代 AED 多使用低能耗、低损伤和高复律的双相波电流（120~200J），远低于单相波的 200~360J，其除颤效率（98%）显著增高，且与常规除颤器相比，AED 可提高存活率 1.8 倍。

【适应证】

1. 室性心动过速：识别准确率在 95% 以上，累积除颤成功率达 100%。

2. 心室颤动，心室扑动：检测心室颤动的敏感性和特异性达 100%，累积除颤成功率在 97% 以上。

3. AED 仅适于大于 8 岁的儿童（体重 >25kg）。

【操作步骤】

1. 取下并打开 AED 装置。

2. 将所附两个黏性电极片按图示分别贴于患者右侧锁骨下及心尖部。

3. 打开开关（ON/OFF）后，按声音和屏幕文字提示进行操作。

4. 根据自动心电分析系统提示，确认为恶性心律失常后，提示大家离开患者身体，按下"电击（shock）"键，进行除颤。

5. 此系统立即进入节律分析阶段，以决定是否再次除颤，心电节律将自动记录以供参考。

第三节　简易呼吸器的使用

简易球囊呼吸器是最简单的一种人工机械通气方式，通过维持和增加呼吸骤停患者的机体通气量，纠正威胁生命的低氧血症。它是由一个橡皮囊、三通阀门、连接管和面罩组成。

【适应证】

1. 各种原因所致的呼吸停止或呼吸衰竭的抢救，以及麻醉期间的呼吸管理。

2. 临时替代呼吸机，应用于机械通气的患者转科、外出做特殊检查、进出手术室或呼吸机故障等情况。

【禁忌证】

各型气胸患者应慎用或禁用。

【术前准备】

1. 准备简易球囊呼吸器、生命体征监测仪等物品。检查气囊－面罩简易呼吸器各装置是否无破损，单向活瓣工作正常，管道通畅（图 16 – 3 – 1）。

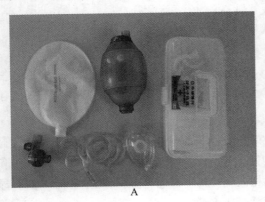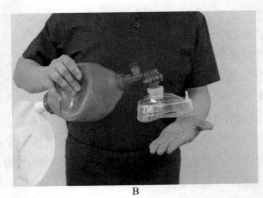

A   B

图 16 – 3 – 1　准备简易呼吸器

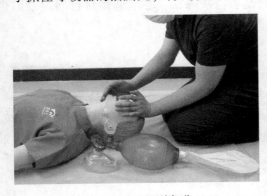

图 16 – 3 – 2　连接氧气

2. 操作者仪表端庄，着装整洁，洗手，戴口罩。

【操作步骤】

1. 简易呼吸器连接氧气，氧流量 8 ~ 10L/min（图 16 – 3 – 2）。

2. 将患者仰卧，去枕，头后仰，清除口腔分泌物，摘除义齿。

3. 抢救者站于患者头顶处或头部一侧，托起患者下颌，使头部进一步后仰以打开气道（图 16 – 3 – 3）。一手维持患者斜仰的头部，另一手抓住呼吸器的活瓣处，将气囊面罩尖端向上罩在患者口鼻部（图 16 – 3 – 4）。

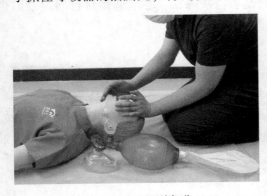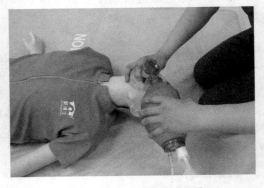

图 16 – 3 – 3　开放气道　　　　　图 16 – 3 – 4　放置简易呼吸器

4. 一手以"CE"手法固定面罩（图 16 – 3 – 5）。（C 法：拇指和示指将面罩紧扣于患者的口鼻部，固定面罩，保持面罩密闭无漏气。E 法：中指、无名指和小指放在患者下颌角处，向上托起下颌，保持气道通畅）。

5. 另一手挤压简易呼吸器气囊，挤压时间大于 1 秒，单次通气量成人为 500～600ml，频率成人为 12～16 次/分，按压和放松气囊时间为 1:（1.5～2）。

6. 使用中注意观察患者面色、口唇颜色、胸廓起伏等情况，检测生命体征和血氧饱和度（图 16-3-6）。

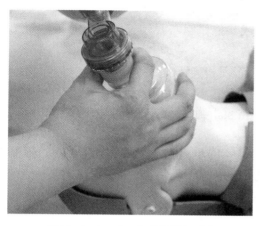
图 16-3-5　"CE" 手法固定面罩

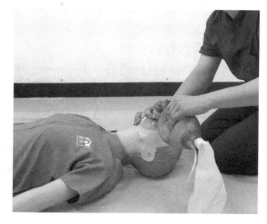
图 16-3-6　观察胸廓起伏

7. 结束后，清洁患者口鼻及面部。协助患者取适宜体位，整理用物。

【注意事项】

1. 使用时应确保面罩要紧扣住患者口鼻部，避免漏气。

2. 挤压气囊时，压力适中，节律均匀，勿时快时慢，以免损伤肺组织，或造成呼吸中枢紊乱，影响呼吸功能恢复。

3. 若患者有自主呼吸，应与之同步，在患者吸气时顺势挤压气囊，达到一定潮气量便完全松开气囊，让患者自行完成呼气动作。

4. 气管插管或气管切开的患者使用简易呼吸器时，应先吸出痰液，再通过连接管将呼吸器与气管导管连接。

5. 使用时注意感受气道阻力，阻力过大可能有呼吸道阻塞，应及时查明原因并予以解除。

【临床情景分析】

案例 1

患者，男，65 岁。因肺癌晚期入住肿瘤科，某天患者突然面色发绀，呼吸停止，病房内配有简易呼吸器，请你紧急处理。

案例 2

患者，男，73 岁。公园内散步时突发呼吸困难，随之倒地，路人拨打 120 后，作为急诊医生到达现场后，请你立即予以处理。

第四节　气管内插管术（经口）

经口气管内插管术是指将特制的气管导管，通过口腔插入患者气管内，解除患者呼吸道梗阻、保证呼吸道通畅、清除呼吸道分泌物的操作技术，也是保持上呼吸道通畅的最可靠手段。

【适应证】

1. 呼吸、心搏骤停或窒息，紧急建立人工气道行机械通气者。

2. 不能自行清除上呼吸道分泌物、胃内反流物和出血，随时有误吸危险者。

3. 下呼吸道分泌物过多或出血需要反复吸引者。

4. 因严重低氧血症和（或）高 CO_2 血症，或其他原因需要较长期机械通气，而又不考虑进行气管切开的患者。

5. 全身麻醉或静脉复合麻醉时，便于呼吸道管理和气管内给药。

【禁忌证】

1. 绝对禁忌证　喉水肿、急性喉炎、喉头黏膜下血肿、插管创伤引起严重出血等，除非患者急救，否则以上情况下禁忌气管内插管。

2. 相对禁忌证　呼吸道不全梗阻，出血倾向，主动脉瘤压迫或侵蚀气管壁，颈椎骨折、脱位（颈部固定后可以插管）、咽喉部烧灼伤、肿瘤或异物。

【术前准备】

1. 详细了解病史，进行体格检查和必要的实验室检查，如血常规、血小板计数、凝血时间、活化部分凝血活酶时间及凝血酶原时间等。

2. 除心肺复苏患者外，应向患者和（或）法定监护人说明气管插管的目的、意义、安全性和可能发生的并发症，解除患者的顾虑，取得配合，并签署知情同意书。

3. 气管插管时，患者应呈中度或深度昏迷，咽喉反射消失或迟钝。如嗜睡或浅昏迷，咽喉反应灵敏，应行咽喉黏膜表面麻醉，然后插管。若患者清醒或躁动不安，给予适量镇静及催眠药状态下，实施完善的表面麻醉，然后插管。

4. 插管前，必要时清理患者口腔分泌物，取出义齿。检查与评估患者的张口度、颈部活动度、咽喉部等情况，判断是否为困难气道。

5. 准备麻醉喉镜1套、气管导管、气管导管衔接管、导管管芯、10ml 注射器、水溶性润滑剂、口咽通气道、简易呼吸器、呼吸机、无菌手套、听诊器、吸痰管、吸引器、心电监护设备等，并根据情况选择镇静药、镇痛药或肌肉松弛药备用。

6. 术者及助手戴好帽子和口罩，常规洗手，戴无菌手套。

7. 连接麻醉喉镜并检查。将喉镜镜片与喉镜手柄连接，确认连接稳定，并检查喉镜光源是否明亮（图16-4-1）。

8. 准备气管导管。检查导管套囊是否漏气；将插管管芯放入导管内并塑型，管芯前端不能超过导管斜面，导丝末端反折固定，防止

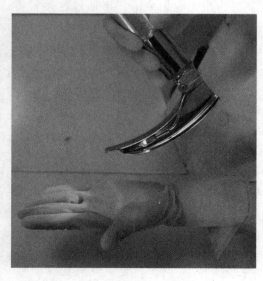

图16-4-1　检查喉镜

滑落；用水溶性润滑剂润滑气管导管套囊表面以及气管导管的前端。

【操作步骤】

1. 体位　患者仰卧，头垫高 10cm，后仰，加大经口腔和经喉头轴线角度。操作者站于患者头侧，患者的头位相当于操作者剑突水平。

2. 加压给氧　若采用诱导麻醉插管法，待患者入睡后，采用仰头举颏法（疑似颈椎损伤患者宜采用"推举下颌法"）开放气道。操作者左手以"CE"手法固定球囊面罩，保持患者气道开放，右手均匀挤压呼吸球囊加压给氧，给予 100% 纯氧 2~3 分钟，送气频率 10~12 次/分。

3. 打开口腔　患者肌肉松弛度满意后，操作者用右手拇、示、中指呈"剪刀式"交叉，推开患者上、下牙齿，打开口腔。

4. 暴露声门　左手持喉镜手柄，将镜片从患者右侧口角置入口腔，将舌体稍向左推开，使喉镜片移至正中位。向前缓慢推进镜片，先见到悬雍垂，将镜片垂直提起前进可见会厌，挑起会厌显露声门。具体方法：采用弯形镜片插管时，将镜片前端置于会厌与舌根交界处（会厌谷），向前、向上约 45°角提拉喉镜，间接提起会厌，暴露声门；用直形镜片插管时，需将镜片前端插至会厌下方，向上提喉镜，直接挑起会厌，显露声门（图 16-4-2）。

5. 插入气管导管　右手持气管导管的中上段，从患者右口角沿镜片插入口腔，双目注视导管前进方向，将导管尖端对准声门裂，轻柔地插入声门。见套囊进入气管后，请助手帮助拔出管芯，拔出时注意固定导管。操作者继续将导管向前送入（成人一般再送入 2~3cm），导管尖端距门齿约 22cm ±2cm（图 16-4-3）。

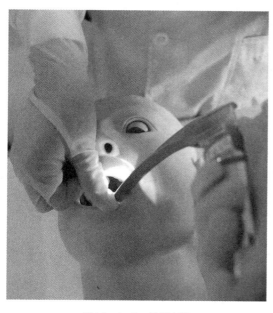

图 16-4-2　暴露声门

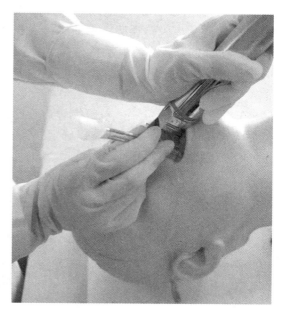

图 16-4-3　插入气管导管

6. 放置牙垫　气管导管插入气管后，立即放置牙垫，然后退出喉镜。牙垫侧翼应放于牙齿与口唇之间，防止掉入口腔（图 16-4-4）。

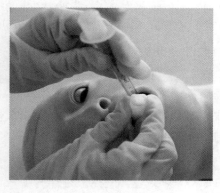

图 16-4-4　放置牙垫

7. 套囊充气　给气管导管套囊注入适量空气，使导管与气管密闭，便于辅助呼吸或控制呼吸，并可防止呕吐物、口腔分泌物或血液流入气管。当触摸注气端套囊弹性似鼻尖后，立即连接简易呼吸器（图 16-4-5）。

8. 立即确认导管位置　挤压呼吸球囊人工通气时，可见导管上有水汽、双侧胸廓对称起伏、听诊器听诊双肺呼吸音存在并对称，可初步确认气管导管的位置正确。

9. 固定导管　用胶布将牙垫与气管导管固定于面颊，胶布长短以不超过下颌角为宜，粘贴要牢靠，不可粘住口唇（图 16-4-6）。

10. 机械通气　将患者头部复位，动作轻柔。根据需要立即连接简易呼吸器或呼吸机进行人工机械通气。

11. 术后处理　整理用物，医疗垃圾分类处置，并作详细记录。如患者意识清醒，则向其交代注意事项等。

【注意事项】

1. 动作轻柔，以免损伤牙齿。待声门开启时再插入导管，避免导管与声门相顶，以保护声门、后部黏膜，减少喉头水肿的发生。

2. 防止牙齿脱落误吸。术前应检查患者有无义齿和已松动的牙齿，将其去除或摘掉，以免在插管时损伤或不小心致其脱落、滑入气道，引起窒息而危及生命。

3. 检查导管的位置。一般气管插管后或机械通气后应常规行床边 X 线检查，以确定导管的位置。

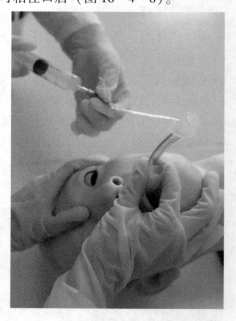

图 16-4-5　套囊充气

4. 气管插管时，尤其是在挑起会厌时，由于迷走神经反射，有可能造成患者的呼吸、心搏骤停，特别是生命垂危或原有严重缺氧、心功能不全的患者更容易发生。因此插管前应向患者的家属交待清楚，取得理解和配合。插管时应充分吸氧，并进行监测，备好急救药品和器械。

5. 插管后吸痰时，必须严格遵守无菌操作，吸痰持续时间一次不应超过 15 秒，必要时于吸氧后再吸引。经导管吸入气体必须注意湿化，防止气管内分泌物稠厚结痂，影响呼吸道通畅。

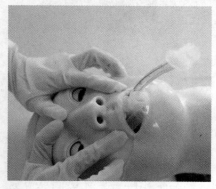

图 16-4-6　固定导管

6. 目前所用套囊多为高容低压，导管留置时间一般不宜超过 72 小时，最长不超过一周，72 小时后病情不见改善，可考虑气管切开术。导管留置期间每 2~3 小时放气 1 次。

【临床情景分析】

案例 1

患者，男，50 岁。诊断为胃癌，限期在全麻下行"胃癌根治术"。患者全身情况较好，ASAI 级。术前麻醉诱导完善后，请为患者经口腔喉镜直视下插入气管导管。

案例 2

患者，男，78 岁。患者 10 分钟前突发意识不清，呼之不应，患者家属拨打 120。到现场后判断大动脉搏动未触及，连接除颤仪示无电信号、直线。请立即为患者行心肺复苏抢救中的紧急气管插管术。

第五节　环甲膜穿刺术

环甲膜穿刺术是经由气管环状软骨与甲状软骨间隙处穿刺进入气管，紧急开放气道，解除上呼吸道梗阻，缓解严重呼吸困难和窒息，并可进行气管内药物注射的一种疗法。

【适应证】

1. 注射表面麻醉药进入喉、气管内。

2. 为喉、气管内其他操作准备。

3. 需气管内注射治疗药物。

4. 导引支气管留置给药管。

5. 缓解喉梗阻；湿化痰液。

6. 急性上呼吸道梗阻需紧急快速开放气道者。

7. 喉源性呼吸困难（如白喉、喉头水肿等）。

8. 头面部严重外伤。

9. 无气管切开条件，气管插管失败或有气管插管禁忌且来不及行气管切开者。

【禁忌证】

1. 无绝对禁忌证。

2. 已明确呼吸道阻塞发生在环甲膜水平以下及严重出血倾向时，不宜行环甲膜穿刺术。

3. 无法明确触及环甲膜解剖位置。

4. 环甲膜下方占位或肿瘤。

5. 急性喉头感染或创伤。

6. 有出血倾向者。

【术前准备】

1. 准备 12~16 号带套管的静脉穿刺针（12 岁以下儿童采用 10~14 号针头）、10ml 无菌注射器、0.9% 氯化钠溶液、2% 利多卡因、消毒液（碘伏）、无菌手套、无菌敷料、医用胶布，以及气管导管接头、简易呼吸器、所需的治疗药物等。

2. 详细了解病史，进行体格检查和必要的实验室检查，如血常规、血小板计数、凝血时间、活化部分凝血活酶时间及凝血酶原时间等。

3. 向患者和（或）法定监护人说明环甲膜穿刺术的目的、意义、安全性和可能发生的并发症。解除患者的顾虑，取得配合，并签署知情同意书。

4. 术者常规洗手，戴好帽子和口罩。

【操作步骤】

1. 体位　患者平卧或斜坡卧位，头后仰，使气管向前突出，头颈保持中线位。

2. 消毒　使用碘伏溶液消毒颈部环甲膜周围皮肤两遍，消毒范围不少于15cm。紧急情况或无消毒用品时可不考虑消毒。

3. 麻醉　操作者戴无菌手套，抽取2%利多卡因注射液5ml，自甲状软骨下缘至胸骨上窝，于颈前中线作皮下和筋膜下浸润麻醉。紧急情况下，如昏迷、窒息或其他危重患者，因争取时间快速解除呼吸道梗阻，可以不用麻醉。

4. 确定穿刺点　环甲膜位于甲状软骨下缘和环状软骨之间，为上下窄、左右宽的筋状组织，手指触摸呈一椭圆形小凹陷，正中部位最薄，为穿刺部位。

5. 检查物品　检查穿刺针是否完好、通畅，注射器抽取2~5ml生理盐水备用。

6. 穿刺　以左手示指和拇指固定环甲膜处的皮肤，右手持注射器在正中线环甲膜处进针，针尖朝向患者足部，针柄与颈长轴的垂直线呈45°刺入。当针头进入气管，可感到阻力突然消失。即刻用装有生理盐水的注射器并回抽，可见大量气泡进入注射器。此时，患者可出现咳嗽反射，或注入少许生理盐水出现咳嗽，这些均证明穿刺成功。

7. 固定套管针　将外套管向气管内推入，同时移除穿刺针针芯及注射器，固定套管。

8. 通气　连接气管插管接头，接建议呼气器或呼吸机等进行通气。如需气管内注射药物，可进行相应操作。

9. 拔管　操作完成后，除去呼吸球囊或呼吸机，拔除套管针。穿刺点用碘伏消毒后压迫片刻，无菌纱布包裹并固定。

10. 术后处理　整理用物，医疗垃圾分类处置，并作详细穿刺记录。必要时向患者讲明注意事项，协助患者恢复舒适体位，密切观察患者生命体征。

【注意事项】

1. 环甲膜穿刺是一种急救措施，在尽可能短的时间内实施完成。

2. 穿刺时进针不要过深，避免损伤喉后壁黏膜。

3. 必须回抽有空气，确定针尖在喉腔内才能注射药物。

4. 注射药物时嘱患者勿吞咽及咳嗽，注射速度要快，注射完迅速拔出注射器及针头，以消毒干棉球压迫穿刺点片刻。针头拔出以前应防止喉部上下运动，否则容易损伤咽部的黏膜。

5. 注入药物应以等渗盐水配制，pH值要适宜，以减少对气管黏膜的刺激。

6. 如穿刺点皮肤出血，干棉球压迫的时间可适当延长。

7. 术后如患者咳出带血的分泌物，嘱患者勿紧张，一般在1~2天内即消失。

【临床情景分析】

案例1

患者，男，42岁。以"颌面部外伤2小时"急诊入院。体验：昏迷，颌面部肿胀，牙关紧闭，口腔及鼻腔内有血液流出，经口鼻插管失败。血常规：凝血四项未见异常。请为患者进行环甲膜穿刺术操作。

案例 2

患者，男，67 岁。既往反复咳嗽、咳痰 20 余年。今日晨起后突然出现呼吸困难，颜面、口唇青紫，神志模糊。家人迅速拨打 120。作为救护人员赶赴现场后，发现患者严重呼吸困难，但现有条件无法进行气管切开，请立即进行环甲膜穿刺术。

第六节　气道异物阻塞与处理

气道异物阻塞（FBAO）是导致窒息的紧急情况，如不及时解除，数分钟内即可致死亡。气道异物阻塞造成心脏停搏并不常见，但有意识障碍或吞咽困难的老年人和儿童发生人数相对较多。气道异物阻塞是可以预防而避免发生的。

【原因】

任何人突然呼吸骤停都应考虑到气道异物阻塞。成人通常在进食时易发生，肉类食物是造成气道异物阻塞最常见的原因。易导致气道异物阻塞的诱因有：吞食大块难咽食物，饮酒后，老年人戴义齿或吞咽困难，儿童口含小颗粒状食品或物品。

【临床表现】

异物可造成呼吸道部分或完全阻塞，识别气道异物阻塞是及时抢救的关键。

1. 气道部分阻塞　患者有通气，能用力咳嗽，但在咳嗽停止时，出现喘息声。这时救助者不宜妨碍患者自行排出异物，应鼓励患者用力咳嗽，并自主呼吸。但救助者应守护在患者身旁，并监视患者的情况，如不能解除，即求救 EMS 系统。

气道异物阻塞患者可能一开始就表现为通气不良；或开始通气好，但逐渐恶化，表现为乏力、无效咳嗽、吸气时高调噪音、呼吸困难加重、发绀。对待这类患者要同气道完全阻塞患者一样，需争分夺秒地救助。

2. 气道完全阻塞　患者已不能讲话，呼吸或咳嗽时，双手抓住颈部，无法通气。对此征象必须能立即明确识别。救助者应马上询问患者是否被异物噎住，如果患者点头确认，必须立即救助，帮助解除异物。由于气体无法进入肺脏，如不能迅速解除气道阻塞，患者将很快出现意识丧失，甚至死亡。如遇患者意识已丧失、猝然倒地，则应立即实施心肺复苏。

【操作步骤】

对气道完全阻塞患者必须争分夺秒地解除气道异物。通过迫使气道内压力骤然升高的方法，产生人为咳嗽，把异物从气道内排出。具体可采用以下方法。

1. 腹部冲击法（Heimlish 法）　可用于有意识地站立或坐位患者。救助者站在患者身后，双臂环抱患者腰部，一手握拳，握拳手的拇指侧抵住患者腹部，位于剑突下与脐上的腹中线部位，再用另一手握紧拳头，快速向内、向上使拳头冲击腹部，反复冲击直到把异物排出（图 16－6－1）。如患者意识丧失，即开始 CPR。

采用此法后，应注意检查有无危及生命的并发症，如胃内容物反流造成误吸、腹部或胸腔脏器破裂。除必要时，不宜随便使用。

2. 自行腹部冲击法　气道阻塞者本人可一手握拳，用拳头拇指侧抵住腹部，部位同上，再用另一手握紧拳头，用力快速向内、向上使拳头冲击腹部（图 16－6－2）。如果不成功，患者应快速将上腹部抵压在一硬质的物体上，如椅背、桌缘、走廊护栏，用力冲击腹部，直到把气道异物排出。

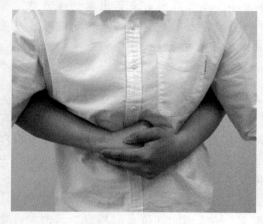 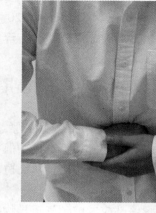

图 16 – 6 – 1　腹部冲击法　　　　　　　　图 16 – 6 – 2　自行腹部冲击法

3. 胸部冲击法　患者在妊娠末期或过度肥胖时，救助者双臂无法环抱患者腰部，可用胸部冲击法代替 Heimlish 法。救助者站在患者身后，把上肢放在患者腋下，将胸部环抱住。一只拳的拇指侧放在胸骨中线，避开剑突和肋骨下缘，另一只手握住拳头，向后冲压，直至把异物排出。

4. 对意识丧失者的解除方法

（1）解除气道异物阻塞过程中，患者出现意识丧失。救助者应立即开始 CPR。在 CPR 期间，经反复的通气后，患者仍无反应时，急救人员应继续 CPR，严格按 30∶2 的按压/通气比例。

（2）发现患者时已无反应。急救人员初始可能不知道患者发生了气道异物阻塞，在反复通气数次后，患者仍无反应，应考虑到气道异物阻塞。可采取以下方法。

1）在 CPR 过程中，如有第二名急救人员在场，一名实施救助，另一名启动急救医疗服务体系。患者保持平卧。

2）用舌—上颌上提法开放气道，并试用手指清除口咽部异物。

3）如通气时患者胸部无起伏，重新摆放头部位置，注意开放气道状态，再尝试通气。

4）异物清除前，如果通气仍未见胸廓起伏，应考虑进一步的抢救措施（环甲膜穿刺/切开术）开通气道。

5. 小儿气道异物处理

怀疑小儿气道异物梗阻时，如患儿咳嗽有力，应鼓励连续自主咳嗽，以咳出异物；如咳嗽无力或呼吸困难明显，并出现意识丧失的患儿，应立即采取解除气道梗阻措施。婴儿推荐使用拍背/冲腹法；1 岁以上儿童使用 Heimlich 手法及卧位腹部冲压法。

（1）拍背/冲胸法　急救者取坐位，将患儿俯卧位置于前臂上，前臂放于大腿上，用手指张开托住患儿下颌并固定头部，保持头低位；用另一只手的掌根部在婴儿背部肩胛区用力叩击 5 次；拍背后将空闲的手放于婴儿背部，手指托住其头颈部，小心地将婴儿翻转过来，使其仰卧于另一只手的前臂上，前臂置于大腿上，仍维持头低位。实施 5 次快速胸部冲压，位置与胸外按压相同。冲压与按压的不同之处在于冲压时间短促，利用肺内压力突然增高将异物排出。如能看到患儿口或鼻中异物，可将其取出；不能看到异物，则继续重复上述动作，直到异物排出。

（2）Heimlich手法及卧位腹部冲击法，同成人。

【预防】

1. 进食切碎的食物，细嚼慢咽，尤其是戴义齿者。

2. 咀嚼和吞咽食物时，避免大笑或交谈。

3. 避免酗酒。

4. 阻止儿童口含食物行走、跑或玩耍。

5. 将易误吸入的异物放在婴幼儿拿不到处。

6. 不宜给小儿需要仔细咀嚼或质韧而滑的食物（如花生、坚果、玉米花、果冻等）。

【临床情景分析】

案例1

患儿，男，18个月。家中误吞玩具颗粒，突发面色青紫，呼之不应，家长立即拨打120。作为救护人员赶赴现场后，发现患儿已失去自主呼吸，心音微弱，意识模糊，立即为患儿采取海姆立克法进行抢救。

案例2

患者，女，58岁。进食年糕时突发不能说话，呼吸困难，面色发绀，右手抓住颈部，家属立即拨打120。作为救护人员赶赴现场后，发现患者意识模糊，失去自主呼吸，立即为患者采取海姆立克法进行抢救。

第七节　呼吸机的应用

呼吸机又称人工通气机或机械通气机。通过使用机械装置的通气以代替、控制或改变患者自发呼吸，可达到增加通气量、改善换气功能、减轻呼吸功消耗等治疗目的。呼吸机对生理功能的影响有积极和消极的双重作用，合理选择通气方式和正确调整通气参数，可提高治疗效果，减少并发症的发生。

【适应证】

1. 阻塞性通气功能障碍　COPD急性发作、哮喘急性发作等。

2. 限制性通气功能障碍　神经肌肉疾病、间质性肺疾病、胸廓畸形等。

3. 肺实质病变　急性呼吸窘迫综合征、肺炎、心源性肺水肿等。

【禁忌证】

相对禁忌证为气胸及纵隔气肿未经引流者。

【物品准备】

呼吸机等。

【常频呼吸机构成】

常频呼吸机包括正压呼吸机和负压呼吸机，而最常用的是气道内正压呼吸机。一个完善的呼吸机由供气装置、控制装置和患者气路三部分构成（图16-7-1）。

1. 供气装置　由空气压缩机（提供高压空气）、氧气供给装置或氧气瓶（提供高压氧气）

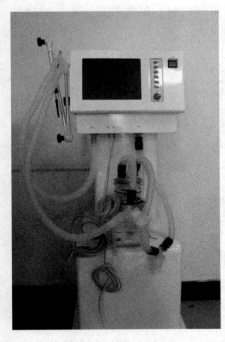

图 16 - 7 - 1　常频呼吸机

和空气、氧气混合组成。主要提供氧浓度为 21% ~ 100% 的高含氧气体给患者吸入。

2. 控制装置　由计算机对设置参数及实测值进行智能化处理，通过控制器发出不同指令来控制各传感器、呼出阀、吸气阀来满足患者呼吸的要求。

3. 患者气路　由气体管道、湿化器、过滤器等组成。

【呼吸机选择】

1. 呼吸模式选择　首先要选择患者呼吸模式，最常用的有三种模式。

（1）A/C（辅助/控制通气）　患者有自主呼吸时，机械随呼吸启动，一旦自发呼吸在一定时间内不发生，机械通气自动由辅助型转为控制型通气。它属于间歇正压通气。

（2）SIMV（同步间歇指令性通气）　呼吸机于一定的间歇时间接收自主呼吸导致气道内负压信号，同步送出气流，间歇进行辅助通气。

（3）SPONT（自主呼吸）　呼吸机的工作都由患者自主呼吸来控制。

在以上三种基本模式下，各类呼吸机还都设计了针对各种疾病的呼吸功能，供使用时选择。例如：①PEEP（呼吸终末正压）：在机械通气基础上，于呼气末期对气道施加一个阻力，使气道内压力维持在一定水平的方式。②CPAP（持续气道内正压通气）：在自主呼吸的前提下，在整个呼吸周期内人为地施以一定程度的气道内正压。可防止气道内萎陷。③PSV（压力支持）：在自主呼吸的条件下，每次吸气都接受一定程度的压力支持。④MMV（预定的每分钟通气量）：如果 SPONT 的每分钟通气量低于限定量，不足的气量由呼吸机供给；SPONT 的每分钟通气量大于限定量，呼吸机则自动停止供气。⑤BIPAP（双水平气道内正压）：患者在不同高低的正压水平自主呼吸。可视为 PSV + CPAP + PEEP。⑥APRV（气道压力释放通气）：在 CPAP 状态下开放低压活瓣暂时放气，降低气道压力而形成的通气。

2. 通气方式选择　在选择好呼吸模式后，就要选择通气方式。

（1）容量控制通气（VCV）　设定一个潮气量，由流量吸气时间来调节。

（2）压力控制通气（PCV）　设定一个压力，它是由吸气平台压决定。

3. 触发方式选择

（1）压力触发　当管道内的压力达到一定的限值时，呼吸即切换。

（2）流量触发　当管道内的流速变化到一定值时，呼吸即切换。由于其灵敏度高、后滞时间短，已被广泛应用。

（3）时间切换　由时间来控制，设定的时间一到，呼吸即切换。

【呼吸机参数】

1. 潮气量　容量控制通气时，潮气量设置的目标是保证足够的通气，并使患者较为舒适。成人潮气量为 5～15ml/kg，8～12ml/kg 是最常用的范围。潮气量大小的设定应考虑以下因素：胸肺顺应性、气道阻力、呼吸机管道的可压缩容积、氧合状态、通气功能和发生气压伤的危险性。气压伤等呼吸机相关的损伤是机械通气应用不当引起的，潮气量设置过程中，为防止发生气压伤，一般要求气道平台压力不超过 35～40cmH$_2$O。对于压力控制通气，潮气量的大小主要决定于预设的压力水平、患者的吸气力量及气道阻力。一般情况下，潮气量水平亦不应高于 8～12ml/kg。

2. 机械通气频率　设定时应考虑通气频率、潮气量的大小、死腔率、代谢率、动脉血二氧化碳分压目标水平和患者自主呼吸能力等因素。对于成人，机械通气频率可设置到 8～12 次/分。对于急慢性限制性通气功能障碍患者，应设定较高的机械通气频率（20 次/分或更高）。机械通气 15～30 分钟后，应根据动脉血氧分压、二氧化碳分压和 pH 值，进一步调整机械通气频率。另外，机械通气频率的设置不宜过快，以避免肺内气体闭陷、产生内源性呼气末正压。一旦产生内源性呼气末正压，将影响肺通气/血流，增加患者呼吸功，并使气压伤的危险性增加。

3. 吸气频率

（1）容量控制/辅助通气时，如患者无自主呼吸，则吸气流率应低于 40L/min；如患者有自主呼吸，则理想的吸气流率恰好满足患者吸气峰流的需要。根据患者吸气力量的大小和分钟通气量，一般将吸气流率调至 40～100L/min。吸气频率的大小将直接影响患者的呼吸功和人机配合，应引起临床医师重视。

（2）压力控制通气时，吸气峰值流率是由预设压力水平和患者吸气力量共同决定的，当然，最大吸气流率受呼吸机性能的限制。

4. 设置吸呼比　吸呼比设定应考虑机械通气对患者血液动力学的影响、氧合状态、自主呼吸水平等因素。

（1）存在自主呼吸的患者，呼吸机辅助呼吸时，呼吸机送气应与患者吸气相配合，以保证两者同步。一般吸气需要 0.8～1.2 秒，吸呼比为 1:2～1:1.5。

（2）对于控制通气的患者，一般吸气时间较长、吸呼比较高，可提高平均气道压力，改善氧合。但延长吸气时间，应注意监测患者血流动力学的改变。

（3）吸气时间过长，患者不易耐受，往往需要使用镇静剂，甚至肌松剂。而且，呼气时间过短可导致内源性呼气末正压，加重对循环的干扰。临床应用中需注意。

5. 气流模式　常见的有减速气流、加速气流、方波气流和正弦波气流。气流模式的选择只适用于容量控制通气模式，压力控制通气时，呼吸机均提供减速气流，使气道压力迅速达到设定的压力水平。容量控制通气中，当潮气量和吸气时间/呼吸时间一致的情况下，不同的气流模式对患者通气和换气功能及呼吸功能的影响均是类似的，习惯将气流模式设定在方波气流上。

6. 吸入氧浓度　一般取决于动脉氧分压的目标水平、呼气末正压水平、平均气道压力和患者血流动力学状态。由于吸入高浓度氧可产生氧中毒性肺损伤，一般要求吸入氧浓度低于 50%～60%。但是，在吸入氧浓度的选择上，不但应考虑到高浓度氧的肺损伤作用，还应考虑气道和肺泡压力过高对肺的损伤作用。对于氧合严重障碍的患者，应在充分镇静肌松、采用适当水平呼气末正压的前提下，设置吸入氧浓度，使动脉氧饱和度 >88%～90%。

7. **触发灵敏度** 呼吸机吸气触发机制有压力触发和流量触发两种。由于呼吸机和人工气道可产生附加阻力，为减少患者的额外做功，应将触发灵敏度设置在较为敏感的水平上。一般情况下，压力触发的触发灵敏度设置在 $-0.5 \sim -1.5 cmH_2O$，而流量触发的灵敏度设置在 $1 \sim 3 L/min$。

8. **呼气末正压** 应用的主要目的是增加肺容积，提高平均气道压力，改善氧合。呼气末正压能抵消内源性呼气末正压，降低内源性呼气末正压引起的吸气触发功。呼气末正压可引起胸腔内压升高，导致静脉回流减少、左心前负荷降低。对于 ARDS 患者，呼气末正压水平的选择应结合吸入氧浓度、吸气时间、动脉氧分压水平及目标水平、氧输送水平等因素综合考虑。肺力学监测（压力 - 容积环）的开展，使呼气末正压选择有据可依。一般认为，在急性肺损伤早期，呼气末正压水平应略高于肺压力 - 容积环低位转折点的压力水平。对于胸部或上腹部手术患者，术后机械通气时采用 $3 \sim 5 cmH_2O$ 的呼气末正压，有助于防止术后肺不张和低氧血症。

9. **气道压力的监测和报警设置**

（1）**峰值压力** 即呼吸机送气过程中的最高压力。容量控制通气时，峰值压力的高低取决于肺顺应性、气道阻力、潮气量、峰值流率和气流模式。肺顺应性和气道阻力类似的情况下，峰值流率越高，峰值压力越高。一般来说，其他参数相同的情况下，采用加速气流时的峰值压力比其他气流模式高。压力控制通气时，气道峰值压力水平与预设压力水平接近。但是，由于压力控制为减速气流，吸气早期为达到预设压力水平，呼吸机提供的气体流率很高，气道压力可能略高于预设水平 $1 \sim 3 cmH_2O$。

（2）**平台压力** 为吸气末屏气 0.5 秒（吸气和呼气阀均关闭，气流为零）时的气道压力，与肺泡峰值压力较接近。

（3）**平均压力** 为整个呼吸周期的平均气道压力，可间接反映平均肺泡压力。由于呼气阻力多高于吸气阻力，平均气道压力往往低于肺泡平均压力。

（4）**呼气末压力** 为呼气即将结束时的压力，等于大气压或呼气末正压。当吸气延长、呼气缩短时，呼气末肺泡内压仍为正压，即产生内源性呼气末压力，此时，呼气末的气道压力和肺泡压力不同。因此，吸气末气道压力高于肺泡内压力，与气道对气流的阻力有关；而在呼气末，如气道压力低于肺泡内压力，则与内源性呼气末正压有关。

【操作流程】

1. 连接管路及模拟肺，连接电源、氧气、压缩空气气源并开机。

2. 调节呼吸机参数、呼吸模式、呼吸频率、吸入氧浓度、潮气量、吸气流速、吸呼比及触发灵敏度等。

3. 设置湿化器及呼吸机报警限。

4. 调整呼吸机工作状态，连接患者。

5. 听诊双肺呼吸音，检查通气效果，人工通气 30 分钟后做血气分析，根据结果调整通气参数，设置呼吸机报警限。

6. 监测心率、心律、血压、血氧饱和度、潮气量、每分钟通气量、呼吸频率及气道压力等变化。

【并发症】

（1）呼吸机所致肺损伤如气压－容积伤、剪切伤和生物伤。

（2）血流动力学影响如血压下降。

（3）呼吸机相关肺炎。

（4）气管—食管瘘。

【临床情景分析】

案例 1

患者，女，80 岁。以"反复咳嗽、咳痰 20 年，加重伴呼吸困难 1 周"来诊入院。患者自述近 20 年前反复咳嗽、咳痰，1 周前因劳累过度上述症状加重，并伴有胸闷气喘、呼吸困难。体验：精神萎靡，发绀，杵状指。动脉血气分析：pH 7.23，$PaCO_2$ 75mmHg，PaO_2 49mmHg。诊断为：COPD。请入院后给予呼吸机进行通气治疗。

案例 2

患者，男，80 岁。因患有肺部感染、脑梗死、冠心病并心功能不全及肾功能不全等多种疾患来诊入院。入院后第 5 天突发呼吸道分泌物增多，堵塞气道，并伴有昏迷、血压下降、白细胞急剧增高等，随时有呼吸衰竭导致死亡的危险。立即为患者实行气管插管术后，请连接呼吸机辅助呼吸治疗。

第八节　三腔二囊管止血法

三腔二囊管是由三腔管、胃气囊和食管气囊所组成，在消化道大出血药物治疗无效时，通过机械压迫达到止血目的，是临床常用的一种快速、有效的急诊处理措施，为后续有效止血争取时间和起到桥梁作用。

【适应证】

食管、胃底静脉曲张破裂大出血者，需局部压迫止血。

【禁忌证】

严重冠心病、高血压、心功能不全者慎用。

【术前准备】

1. 操作者戴帽子、口罩，洗手。

2. 告知患者或家属操作目的，取得清醒患者的配合。

3. 物品准备　三腔二囊管、50ml 注射器、止血钳 3 把、石蜡油、无菌纱布、治疗盘、血压表、绷带、宽胶布、沙袋或 500ml 盐水瓶等。

【操作步骤】

1. 操作者戴手套，检查患者鼻腔，用湿棉签清洗患者鼻孔。

2. 检查三腔二囊管有无漏气、充气后气囊是否偏移，并标记充气量。

3. 检查合格后，抽尽双囊中的气体，先用止血钳夹闭，再用石蜡油纱布或棉球充分涂抹三腔二囊管。

4. 预估三腔管插管深度，管外 45cm、60cm、65cm 处有标记，分别对应管外端至贲门、胃、幽门的距离，用以判断气囊所在位置。

5. 患者半卧位，从患者一侧鼻腔将三腔二囊管插入，到达咽部时嘱患者吞咽，使三腔二囊管顺利到达 65cm 标记处。

6. 用注射器从胃管内抽出胃内容物，确定胃囊已在胃内。

7. 用注射器向胃囊内注入空气 200～300ml，使胃囊充气，并用止血钳将此管夹闭。

8. 将三腔二囊管往外牵引，末端系上牵引绳，再以 0.5kg 重的沙袋（或者一个 500ml 盐水瓶）通过滑车固定于床头架上牵引，牵引角度为 45°左右（顺着鼻腔的走行方向）。

9. 经观察仍未能止血者，再向食管囊内注入空气 100～150ml，随即夹闭此管腔。

10. 记录气囊充气压迫的开始时间。

11. 拔管时，如为双囊压迫，先解除食管囊，再解除胃囊。拔管前必须先喝石蜡油 20ml，以防止胃黏膜与气囊粘连，并将气囊内气体抽净，然后才能缓缓拔出。

【注意事项】

1. 操作前应告知患者操作目的及注意事项，告之患者如何配合。注意爱伤意识，插管前应用石蜡油润滑三腔二囊管，插胃管动作轻柔。

2. 术前器械准备应充分，如滑车固定架等。

3. 操作之前应检查气囊是否漏气，以免无法达到压迫止血的目的。

4. 拔管

（1）首次胃囊充气压迫可持续 24 小时，24 小时后每隔 12 小时必须减压 10～20 分钟。减压前先服石蜡油 20ml，10 分钟后，将管向胃内略送入，使气囊与胃底黏膜分离。再松开止血钳，让气囊逐渐缓慢自行放气。

（2）抽吸胃管以观察是否有活动性出血，一旦发现活动性出血，立即再次充气压迫；若无活动性出血，20 分钟后仍需再度充气压迫 12 小时，随即再服石蜡油后放气减压，留管观察 24 小时，如确认无出血，即可拔管。

（3）食管气囊压迫持续时间以 8～12 小时为妥，放气 15～30 分钟。

【临床情景分析】

案例 1

患者，男，50 岁。呕血伴黑便 2 天。既往乙型肝炎病史 15 年。经检查诊断为：门静脉高压症，伴食管胃底静脉曲张破裂出血。请用三腔二囊管为患者止血。

案例 2

患者，男，47 岁，因"吐血、上腹痛 5 小时"急诊入院。既往患者有大量饮酒史及长期服用非甾体类消炎药病史。入院前患者无明显诱因呕吐大量鲜血及血凝块，呈嗜睡状，血红蛋白 32g/L。诊断为：消化道大出血、失血性休克。请立即给予三腔二囊管止血法进行救治。

第十七章　创伤现场急救

第一节　开放性创口的现场止血法

急性大出血是创伤人员病情加重或致死的重要原因，中等口径血管损伤出血，可导致或加重休克。在急救现场，应当尽快发现伤者的出血部位，根据出血类型，采取适当措施进行止血，防止因急性大出血而导致休克甚至死亡。

【适应证】

各种创伤导致的出血，尤其是动脉性出血及大静脉破裂导致的出血。

【禁忌证】

有骨关节损伤者禁用屈曲加垫止血法。

【操作前准备】

1. 判断出血的性质

（1）动脉性出血　血液颜色鲜红，呈间歇性喷射状，短时间内出血量大。

（2）静脉性出血　血液呈暗红色，流出速度较慢呈持续涌出状，出血速度较缓慢。

（3）毛细血管性出血　血液颜色鲜红，创面渗血，可自凝，不易找到出血点。

2. 根据出血的性质及部位选用止血物品，常用镊子、剪刀、生理盐水、75%乙醇、过氧化氢、无菌纱布、棉垫、绷带、三角巾、橡皮止血带、卡扣式弹性止血带、胶布、木棒、标记牌等，也可徒手实施指压动脉止血。应用弹性止血带或卡扣式弹性止血带之前应检查止血带的弹性及抗拉伸性，确保其使用性。

3. 协助伤者采取舒适体位。根据伤者出血伤口的具体情况，选择适当止血器材。

4. 告知伤者即将采取的止血措施及具体方法，消除伤者紧张、恐惧情绪，争取伤者配合。

【操作步骤】

1. 伤口处理

（1）清洁创面　暴露患处，去除伤口周围污垢，用外用生理盐水清洗伤口及周围皮肤。

（2）伤口消毒　用75%乙醇棉球自伤口处向周围消毒，必要时用过氧化氢反复清洗伤口。

2. 止血方法

（1）指压止血法　指抢救者用手指把出血部位近端的动脉血管压在骨骼上，使血管闭塞，血流中断而达到止血目的。这是一种快速、有效的首选止血方法。止住血后，应根据具体情况换用其他有效的止血方法，如填塞止血法、止血带止血法等。这种方法仅是一种临时的，用于动脉出血的止血方法，不宜持久采用。下面是根据不同出血部位采用不同指压止血法。

1）颞动脉止血法：一手固定伤员头部，用另一手拇指垂直压迫耳屏上方凹陷的动脉搏动处（颞浅动脉），将动脉压向颧骨止血，同时其余四指托住下颌。本法用于头部发际范围内及前额、颞部的出血。

2）颌外动脉止血法：一手固定伤员头部，用另一手拇指垂直压迫下颌角前上方约1.5厘米，即下颌骨下缘、咬肌前缘的搏动处（面动脉），将动脉压向下颌骨止血，同时其余四指托住下颌。本法用于颌部及颜面部的出血。

3）颈动脉止血法：用拇指在气管外侧与胸锁乳突肌前缘中点之间的强搏动处（颈总动脉），用力向后压，压在第5颈椎横突上，其余四指固定在伤员的颈后部。用于头、颈、面部大出血，且压迫其他部位无效时。非紧急情况，勿用此法。此外，不得同时压迫两侧颈动脉。

4）锁骨下动脉止血法：用拇指压迫锁骨上窝中部的搏动处（锁骨下动脉），将动脉压向第1肋骨止血，其余四指固定肩部。本法用于肩部、腋窝或上肢出血（图17-1-1）。

5）肱动脉止血法：一手握住伤员伤肢的腕部，将上肢外展外旋，并屈肘抬高上肢；另一手拇指压迫伤侧肱二头肌内侧沟搏动处（肱动脉），将动脉压向肱骨干止血。本法用于手、前臂及上臂中或远端出血（图17-1-2）。

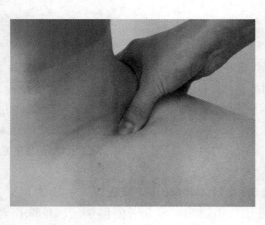 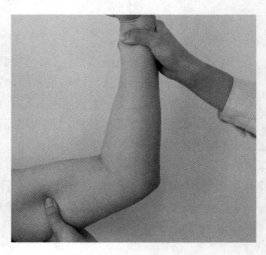

图17-1-1　锁骨下动脉止血法　　　　　　　　图17-1-2　肱动脉止血法

6）尺、桡动脉止血法：双手拇指分别压迫腕横纹上方两侧动脉搏动处（尺、桡动脉），将动脉压向尺骨、桡骨止血。本法用于手部的出血（图17-1-3）。

7）股动脉止血法：用一手尺侧小鱼际或两手拇指重叠，用力压迫腹股沟中点稍下方、大腿根部搏动处（股动脉），将动脉压向耻骨上支止血。本法用于大腿、小腿或足部的出血。

8）腘动脉止血法：用一手拇指在腘窝横纹中点处（腘动脉），将动脉压向股骨头止血。本法用于小腿或足部出血。

9）足背动脉与胫后动脉止血法：用两手拇指分别压迫足背中间近脚腕处（足背动脉），以及足跟内侧与内踝之间处（胫后动脉）。本法用于足部出血。

10）指动脉止血法：用一手拇指与示指分别压迫指根部两侧（指动脉），用于手指出血（图 17 - 1 - 4）。

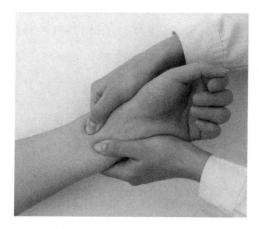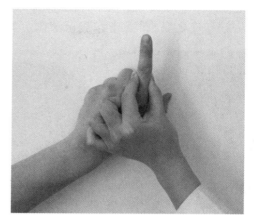

图 17 - 1 - 3　尺、桡动脉止血法　　　　　　　　　图 17 - 1 - 4　指动脉止血法

（2）加压包扎止血法　伤口覆盖无菌敷料后，再用纱布、棉花、毛巾、衣服等折叠成相应大小的垫，置于无菌敷料上面，然后再用绷带、三角巾等紧紧包扎，以停止出血为度（图 17 - 1 - 5）。必要时可将手掌放在敷料上均匀加压。这种方法适用于中、小静脉，小动脉或毛细血管出血。但伤口内有碎骨片时，禁用此法，以免加重损伤。

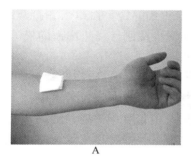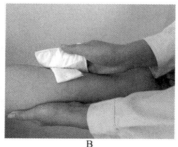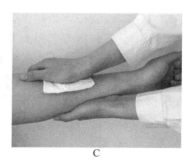

A　　　　　　　　　　　　　　B　　　　　　　　　　　　　　C

图 17 - 1 - 5　加压包扎止血法

（3）填塞止血法　用无菌的棉垫、纱布等，紧紧填塞在伤口内，再用绷带或三角巾等进行加压包扎，松紧以达到止血目的为宜。本法用于中等动脉，大、中静脉损伤出血，或伤口较深、出血严重时，还可直接用于不能采用指压止血法或止血带止血法的出血部位。

（4）屈曲加垫止血法　先抬高患肢以增加静脉回心血量，在肘窝或腘窝内放置棉纱垫、毛巾或衣服等物品，然后将肘关节或膝关节尽力屈曲，借衬垫物压住动脉以减少或终止出血，并用绷带或三角巾将肢体固定于能有效止血的屈曲位。精确记录止血的时间并标记在垫布上。本法适用于肘、膝关节远端肢体的创伤性大出血。注意有骨折或关节脱位者不能使用，此方法令伤员痛苦较大，不宜首选。

（5）止血带止血法　是四肢较大动脉出血时救命的重要手段，用于其他止血方法不能奏效时。如使用不当可出现肢体缺血、坏死，以及急性肾功能衰竭等严重并发症。

1）弹性止血带止血法：扎止血带之前先抬高患肢以增加静脉回心血量。可选用橡皮管，如听诊器胶管，其弹性好，易使血管闭塞，但管径过细易造成局部组织损伤。操作时，在准备结扎止血带的部位加好衬垫，以左手拇指和示、中指拿好止血带的一端，另一手拉紧止血带围绕肢体缠绕一周，压住止血带的一端，然后再缠绕第二周，并将止血带末端用左手示、中指夹紧，向下拉出固定即可。还可将止血带的末端插入结中，拉紧止血带的另一端，使之更加牢固。精确记录扎止血带的时间并标记在垫布上（图 17－1－6）。

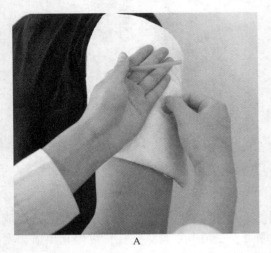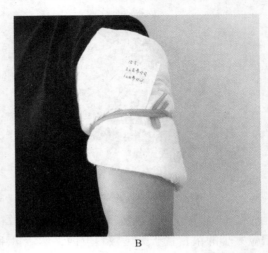

A   B

图 17－1－6　弹性止血带止血法

　　2）卡扣式弹性止血带止血法：扎止血带之前先抬高患肢以增加静脉回心血量。将三角巾、毛巾或软布等织物包裹在扎止血带部位的皮肤上，将卡扣式弹性止血带卡扣打开，捆扎在止血部位后将卡扣卡上，然后拉紧止血带，以出血明显减少或刚好终止出血的松紧度为宜。精确记录扎止血带的时间并标记在垫布上（图 17－1－7）。

　　3）绞紧止血法：如无弹性止血带、卡扣式弹性止血带等物品，可根据当时情况，就便取材，如三角巾、绷带、领带、布条等均可，折叠成条带状，即可当作止血带使用。先抬高患肢以增加静脉回心血量，在上止血带的部位加好衬垫后，用止血带缠绕，然后打一活结，再用一短棒、筷子、铅笔等的一端插入活结一侧的止血带下，并旋转绞紧至停止出血，再将短棒、筷子或铅笔的另一端插入活结套内，将活结拉紧即可（图 17－1－8）。精确记录止血的时间并标记在垫布上。

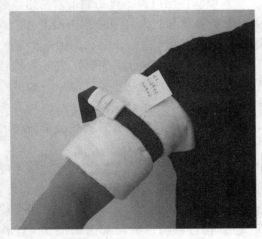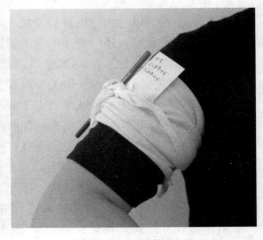

图 17－1－7　卡扣式弹性止血带止血法　　　　　　图 17－1－8　绞紧止血法

【注意事项】

1. 首先判断伤者的生命体征，如发生心搏骤停，应立即实施心肺复苏。

2. 止血带不宜直接结扎在皮肤上，应先用三角巾、毛巾等做成平整的衬垫缠绕在要结扎止血带的部位，然后再上止血带。

3. 结扎止血带的部位在伤口的近心端（上方）。上肢大动脉出血，应结扎在上臂的上1/3 处，避免结扎在中 1/3 处以下的部位，以免损伤桡神经；下肢大动脉出血，应结扎在大腿的下 1/3 处，不可扎在上 1/3 处，以防损伤股神经。而在实际抢救伤员的工作中，往往把止血带结扎在靠近伤口处的健康部位，有利于最大限度地保存肢体。

4. 结扎止血带要松紧适度，以停止出血或远端动脉搏动消失为度。结扎过紧，可损伤受压局部，结扎过松，达不到止血目的。

5. 结扎好止血带后，在明显部位加上标记，精确记录并注明结扎止血带的时间，尽快运往医院。

6. 为防止远端肢体缺血坏死，原则上应尽量缩短使用止血带的时间，一般止血带的使用时间不宜超过 3 小时，每隔 50~60 分钟松解一次，以暂时恢复远端肢体血液供应。松解止血带的同时，仍应用指压止血法，以防再度出血。止血带松解 2~3 分钟后，在比原来结扎部位稍低平面重新结扎。松解时，如仍有大出血或远端肢体已无保留可能，在转运途中可不必再松解止血带。

7. 解除止血带，应在输血输液和采取其他有效的止血方法后方可进行。如组织已发生明显广泛坏死时，在截肢前不宜松解止血带。

【临床情景分析】

案例 1

伤者，男，36 岁。因车祸致右侧小腿中段后内侧面开放性损伤，皮肤软组织撕裂，创面出血呈喷射状搏动性涌出，颜色鲜红。患者神志清楚，面色苍白。请立即为伤者进行止血急救操作。

案例 2

伤者，女，55 岁。因车祸致左侧前臂可见软组织缺损创面，广泛渗血，中央有喷射性出血。患者神志清楚，面色苍白。请立即为伤者进行止血急救操作。

第二节　创伤急救的包扎技术

快速、准确地将伤口用绷带、三角巾、胸带、腹带或其他现场可以利用的材料进行包扎，是创伤现场急救的重要措施之一，可以起到快速止血、保护创面、固定敷料、减少感染机会、固定骨折、减轻伤痛的作用，有利于转运和进一步治疗。

【适应证】

1. 头面部、躯干及四肢部位的开放性损伤。

2. 各种创伤导致的外出血。

3. 闭合性骨折需固定时，或骨断端外露的伤口需要特殊方式包扎时。

4. 头颅外伤伴脑组织外露，胸腹部开放性损伤伴脏器外露等。

【禁忌证】

1. 较深或感染较重的伤口，若出血量不多，可将伤口暴露。

2. 特殊原因需要开放、暴露的伤口不能包扎，如颜面部烧伤等。

3. 局部骨折并伴有神经损伤症状的伤口禁忌行加压包扎。

【操作前准备】

1. 根据伤者情况选取相应的包扎物品，并检查物品是否符合无菌或清洁要求。常用物品包括剪刀、无菌敷料、棉垫、绷带、三角巾、多头带、胶布等，现场急救无上述常规包扎物品时，可用身边的衣服、毛巾、布单等材料进行包扎。

2. 戴手套，快速评估伤者的伤口情况，判断全身情况和受伤程度，如有无出血、骨折和休克等。

3. 消除伤者紧张、恐惧心理，协助伤者采取舒适体位，尽量暴露需包扎部位。

【操作步骤】

1. 伤口处理

（1）有条件者应妥善处理伤口，如清除伤口周围油污，局部消毒等。但伤口表面不可使用任何药物。

（2）伤口处需要用无菌或干净的敷料覆盖，固定敷料。

2. 包扎方法

（1）绷带包扎法　绷带的正确持法：左手持绷带头，右手持绷带卷，以绷带外面贴近包扎部位。绷带包扎的顺序：注意"三点走行"，即绷带起点、终点、着力点及缠绕走行，通常遵循由左到右、由远心端向近心端的顺序缠绕。绷带包扎法主要用于四肢及手、足部伤口的包扎及敷料、夹板的固定等。

1）环形包扎法：将绷带做环形缠绕，第一圈做环绕稍呈斜形，第二圈应与第一圈重叠，并将第一圈斜出一角压入环形圈内，此后加压继续环绕，每圈盖住前一圈。环形包扎法是绷带包扎中最基本、常用的方法，主要用于各种绷带包扎的开始和结束时，以及腕部、颈部、额部、胸腹部等粗细相等部位的小伤口包扎（图17-2-1）。

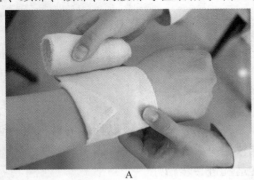
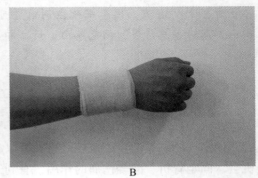

图17-2-1　环形包扎法

2）螺旋形包扎法：将绷带环形缠绕数圈后，倾斜并螺旋向上缠绕，向上缠绕时每圈盖住前一圈的1/2~2/3处。本法主要用于包扎身体直径大体一致的部位，如上臂、大腿下段、手指和躯干等（图17-2-2）。

3）螺旋反折包扎法：又称"人"字形包扎。以环形包扎法开始，先作螺旋状缠绕，待到渐粗部位，用拇指压住绷带上缘，将其上缘反折并向下向后缠绕拉紧，每圈反折一次，后一圈压住前一圈的 1/2 ~ 2/3，反折时需避开伤口及骨突处，且每圈的折线应互相平行。本法主要用于包扎肢体粗细相差较大的部位，如前臂、小腿、大腿等（图 17 - 2 - 3）。

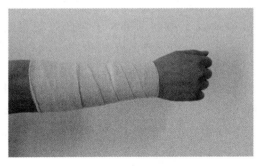

图 17 - 2 - 2　螺旋形包扎法

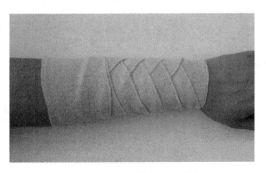

图 17 - 2 - 3　螺旋反折包扎法

4）"8"字形包扎法：在包扎部位中心或一侧，先做环形包扎，然后将卷带斜行做"8"字形缠绕，一圈向上，再一圈向下，每圈在正面与前一圈相交叉，并压盖前一圈的 1/2 ~ 2/3，最后以环形包扎结束。本法主要用于肩、肘、腕、踝、髋等关节部位的包扎（图 17 - 2 - 4）。

5）回返包扎法：在包扎部位近侧以环形缠绕开始，将绷带向上反折与环形包扎垂直，先覆盖顶端正中部，再一左一右交替向两侧翻转绷带，回返覆盖前次的 1/3 ~ 1/2，直至伤口全部覆盖，最后进行环形包扎，压住所有绷带反折部。本法主要用于包扎没有顶端的部位，如指（趾）末端、头部或断肢残端等（图 17 - 2 - 5）。

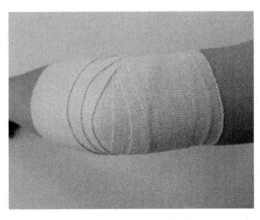

图 17 - 2 - 4　"8"字形包扎法

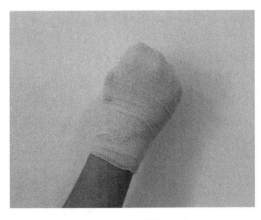

图 17 - 2 - 5　回返包扎法

（2）三角巾包扎法　依据伤口不同部位，采用不同的三角巾包扎方法。

1）头顶部伤口：采用帽式包扎法，将三角巾底边折叠约 3cm 宽，底边正中放在眉间上部，顶尖拉向枕部，底边经耳上向后在枕部交叉并压住顶角，再经耳上绕到额部拉紧打结，顶角向上反折至底边内或用别针固定。

2）头顶、面部或枕部伤口：将三角巾顶角打结放在额前，底边中点打结放在枕部，底边两角拉紧包住下颌，再绕至枕骨结节下方打结，称为风帽式包扎法。

3）双眼损伤：采用双眼包扎法。先将带子中部压住一眼，下端从耳后到枕部，经对侧耳上至前额，压住上端，反折上端斜向下压住另一眼，再绕至耳后、枕部，至对侧耳上打结。

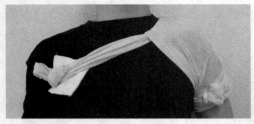

图17-2-6 肩部三角巾包扎法

4）肩部伤口：可用肩部三角巾包扎法、燕尾式包扎法或衣袖肩部包扎法包扎。

①肩部三角巾包扎法：需要三角巾和颈巾。将颈巾中央置于患侧颈部，于对侧腋下打结。把另外一条三角巾顶角置于颈巾之下，并折叠于颈巾处固定或用别针固定（图17-2-6）。

②肩部燕尾式包扎法：将三角巾折成燕尾式放在伤侧，向后的角稍大于向前的角，两底角在伤侧腋下打结，两燕尾角于颈部交叉，至健侧腋下打结（图17-2-7）。

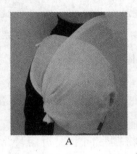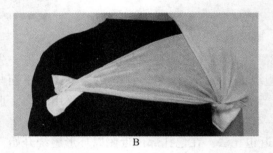

A　　　　　　　　　　　　B

图17-2-7 肩部燕尾式包扎法

③衣袖肩部包扎法：对准腋下衣缝剪开伤肢衣袖，在肩峰下处袖部用一小带束臂打结，然后将衣袖向肩部反折，袖口结带子，从对侧腋下至胸前打结。

5）胸部伤口：包括单胸包扎法、胸背部燕尾式包扎法、胸背部双燕尾式包扎法。

①单胸包扎法：将三角巾盖住伤侧胸部，两底角平季肋部绕到背后打结，顶角向上经伤侧肩部与底边打结（图17-2-8）。

②胸背部燕尾式包扎法：将三角巾折成燕尾状，两角长短相等，夹角对准胸骨上窝，燕尾底边围绕胸部在背后中央作结，再通过系带在肩上与两燕尾角作结。

③胸背部双燕尾式包扎法：先将两燕尾的4个角相对在肩部打结，再将燕尾的基底部绕胸背部在腋下作结（图17-2-9）。

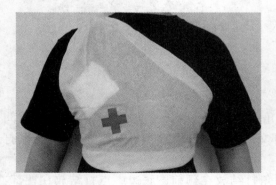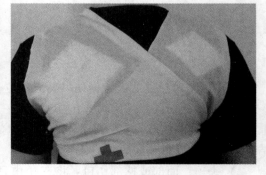

图17-2-8 单胸包扎法　　　　　　　图17-2-9 胸背部双燕尾式包扎法

6）膝部伤口：先将三角巾折成宽带，放于膝关节上面，两侧底角向后交叉缠绕，一前一后，上下打结固定（图 17 - 2 - 10）。

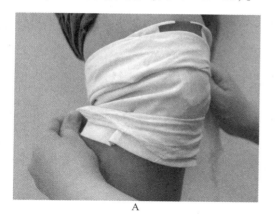
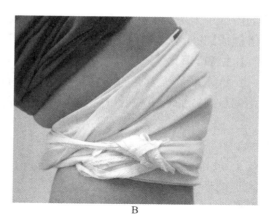

图 17 - 2 - 10　膝部包扎

【特殊损伤的包扎】

1. 头颅外伤

（1）伴有颅底骨折的伤口包扎：头颅外伤者伴鼻腔、耳道流出较大量淡红色液体，高度怀疑颅底骨折存在。包扎时，只包扎头部其他部位伤口，以无菌敷料擦拭耳道及鼻孔，禁忌压迫、填塞伤者鼻腔及耳道。

（2）开放性颅脑损伤包扎：用干净的碗扣在伤口上，或者用敷料或其他的干净布类做成大于伤口的圆环，放在伤口周围，然后包扎，以免包扎时骨折片陷入颅内，同时保护膨出的脑组织。

2. 开放性气胸

（1）胸部外伤伴有气胸，对较小的伤口采用紧密包扎，阻断气体从伤口进出。伤口处先用厚敷料或塑料布覆盖，再用纱布垫或毛巾垫加压包扎。

（2）对伤口较大或胸壁缺损较多，或怀疑肋间血管出血时，可用葫芦形纱布填塞压迫。先用一块双层凡士林纱布经伤口填塞胸腔内，再在其中心部位填塞干纱布，外加敷料，用胶布粘贴加压固定。

3. 肋骨骨折

（1）胸部外伤伴有多发性肋骨骨折　胸壁失去支持而出现反常呼吸运动，可用衣物、枕头等加压包扎伤侧，以遏制胸壁浮动，必要时可将伤者侧卧在伤侧。

（2）单根肋骨骨折　可用宽胶布固定，选择胶布 3～4 条，每条宽 7～8cm，长度为胸廓周径的 2/3，在伤者最大呼气末时固定，从健侧肩胛下向前至健侧锁骨中线，上下胶布重叠 2～3cm。

4. 开放性骨折并骨端外露　禁止现场复位还纳、冲洗、上药。无菌敷料覆盖伤口及骨折端绷带包扎，包扎过程中应适度牵引防止骨折端反复异常活动。

5. 伴有肢体离断伤　大量敷料覆盖肢体断端，采取回返加压包扎，以宽胶布自肢端向向心端拉紧粘贴。若伤者需要止血，尽量避免应用止血带，为后期断肢再植创造条件；离断肢体用无菌敷料包裹，外套塑料袋，放入另一装满冰块的塑料袋中保存。离断肢体保存时，禁止溶液浸泡。

6. 腹部外伤并内脏脱出 脱出的内脏不能还纳。包扎时屈曲双腿，放松腹肌，将脱出的内脏用大块无菌纱布盖好，再用干净饭碗、木勺等凹形物扣上，或用纱布、布卷、毛巾等做成圆圈状，以保护内脏，再包扎固定。

【注意事项】

1. 包扎材料尤其是直接覆盖伤口的纱布应严格无菌，没有无菌敷料则尽量应用相对清洁的材料，如干净的毛巾、衣服、布类等。

2. 包扎敷料平整无皱褶，其应超出伤口边缘 5～10cm，绷带缠绕范围要超出敷料边缘。

3. 包扎时用力均匀，不能过紧或过松，既要保证敷料固定和压迫止血，又不影响肢体血液循环。

4. 打结或固定的部位应在肢体的外侧面或前面，避开伤口、骨隆突处、关节以及易于受压的部位。

5. 四肢包扎时，肢体需处于功能位，从远心端向近心端包扎，利于静脉血液回流，并应将指（趾）端外露，以便观察血液循环情况；胸部包扎时，松紧适度，勿影响伤者呼吸。

6. 腋窝、乳下、腹股沟、骨突部位等处包扎时应使用棉垫，预防摩擦。

【临床情景分析】

案例 1

伤者，男，36 岁。因车祸致头顶偏左侧有 4cm 头皮裂伤伤口，伴有活动性出血半小时，颜色鲜红。患者神志清楚，面色苍白。请立即为伤者进行止血包扎急救操作。

案例 2

伤者，男，23 岁。因运动不当导致右侧肘关节内侧发生挫裂伤，伤口约 2cm×3cm，伴有广泛渗血。患者神志清楚，面色苍白。请立即为伤者进行包扎处理。

第三节 常见骨折临时固定术

创伤时的暴力作用是引起骨折的主要原因。在搬运及转送前实施现场急救固定，主要是对骨折的临时固定，主要目的不是整复，而是限制受伤部位的活动度，可有效防止骨折断端活动刺伤血管、神经等周围组织造成继发性损伤，并减少疼痛，便于抢救运输和搬运。

【适应证】

1. 脊柱、骨盆四肢及锁骨骨折。

2. 关节脱位及软组织严重挫裂伤。

【禁忌证】

1. 伴有出血及开发性伤口者，先行止血包扎处理后再行固定。

2. 有心脏停搏、休克、昏迷、窒息等情况，应先行心肺复苏、抗休克、开放气道等处理后再行固定。

【操作前准备】

1. 查明伤情，根据骨折部位固定需要，准备剪刀、无菌敷料、夹板（木质、铁质、塑料）、固定架、绷带、三角巾、棉垫、止血带等；在救护现场也可采用树枝、竹竿、木棍、纸板、雨伞、衣服、毛巾、书卷等代替；有时亦可利用伤员的身体，将骨折肢体与伤者的躯干或健肢相固定，使躯干或健肢起到夹板的临时固定作用，如将受伤的上肢固定于胸前，用健肢来固定受伤下肢等。

2. 表明身份，快速评估伤者生命体征。

3. 告知伤者即将进行的操作，消除伤者紧张、恐惧心理，协助伤者采取舒适体位，充分暴露受伤部位，准备相应的固定器材。

【操作步骤】

1. 锁骨骨折固定　采用锁骨骨折"8字"固定法。先用毛巾或敷料垫于两腋前上方，再将两条三角巾叠成5cm宽的长带形，两头分别绕两肩在背部呈8字形，拉紧三角巾的两头在肩部打结，尽量使两肩关节保持后伸（图17-3-1）。

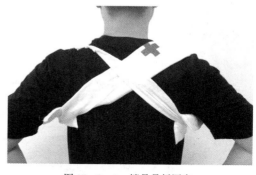

图17-3-1　锁骨骨折固定

2. 肩关节骨折固定　首先将受伤部位做保护，将手的部位放于对称的肩部，然后用三角巾做小手挂，悬吊伤肢，再用三角巾宽带将伤肢固定于胸廓（图17-3-2）。

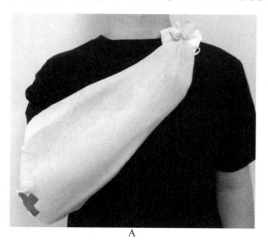

A

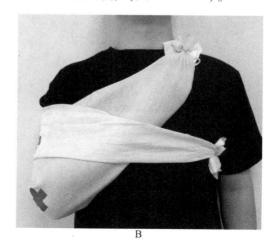

B

图17-3-2　肩关节骨折固定

3. 四肢长骨骨折固定

（1）闭合性骨折　固定前将伤肢放到适当的功能位（固定位），一般上肢骨折采用肘关节屈曲位，下肢骨折采用伸直位；固定物与肢体之间要加衬垫（棉垫、毛巾、衣物等），骨突部位加垫棉花或软布类加以保护；其中一个夹板的长度应长及骨折处上下两个关节。

1）上臂骨折

①夹板固定法：伤肢取肘关节屈曲呈直角位，长夹板放在上臂的外侧，长及肩关节及肘关节，短夹板放置在上臂内侧，用绷带分三个部位捆绑固定，然后用一条三角巾将前臂悬吊于胸前，用另一条三角巾将伤肢与胸廓固定在一起（图17-3-3）。

②健肢固定法：若无可用的夹板，可用三角巾先将伤肢固定于胸廓，然后用另一条三角巾将伤肢悬吊于胸前（图17-3-4）。

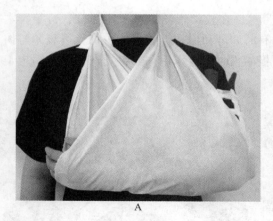 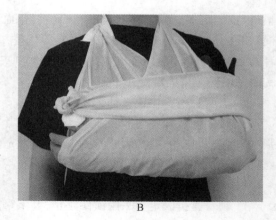

图17 - 3 - 3　上臂骨折夹板固定

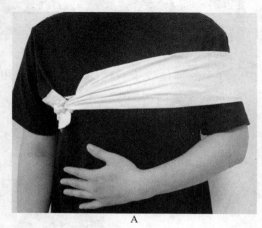 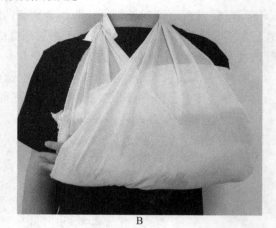

图17 - 3 - 4　上臂骨折健肢固定

2）前臂骨折

①夹板固定法：伤肢取肘关节屈曲呈直角位，将两块夹板分别置于前臂的屈侧及伸侧面，用绷带分别捆绑固定肘、腕关节，然后用三角巾将肘关节屈曲功能位悬吊于胸前，用另一条三角巾将伤肢固定于胸廓（图17 - 3 - 5）。

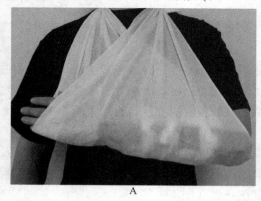 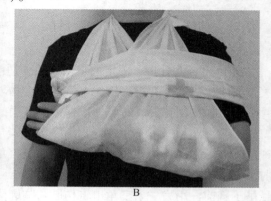

图17 - 3 - 5　前臂骨折夹板固定

②健肢固定法：若无夹板，先用三角巾将伤肢悬吊于胸前，然后用另一条三角巾将伤

肢固定于胸廓（图17-3-6）。

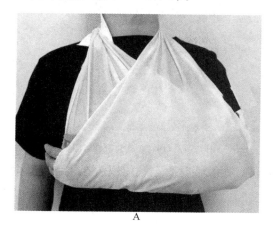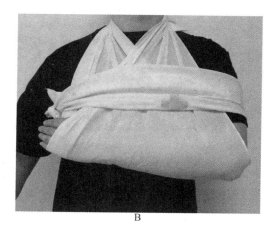

图17-3-6 前臂骨折健肢固定

3) 大腿骨折

①夹板固定法：将伤肢放置伸直固定位，取长夹板置于伤肢外侧面，夹板长及伤侧腋窝至脚踝，另一夹板放置在伤肢内侧，然后用绷带取大腿上部、膝关节上方、脚踝上方三处捆绑固定，搬运时可用绷带或三角巾将双下肢与担架固定在一起，加强固定作用（图17-3-7）。

②健肢固定法：无长夹板时，在膝、踝关节及两腿之间的空隙处加棉垫或折叠的衣服，用绷带或三角巾将双下肢分别在大腿上部、膝关节上方、脚踝上方三处捆绑在一起（图17-3-8）。

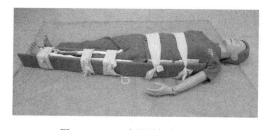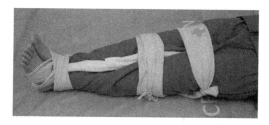

图17-3-7 大腿骨折夹板固定　　　　　图17-3-8 大腿骨折健肢固定

4) 小腿骨折

①夹板固定法：伤肢取伸直固定位，取两块夹板分别放置在伤肢的内外两侧，夹板长及大腿中部至脚踝部，然后用绷带或三角巾分别在膝关节上方、膝关节下方、脚踝上方捆绑固定（图17-3-9）。

②健肢固定法：无长夹板时，亦可用三角巾以相同方法将伤肢与健侧下肢捆绑固定在一起（图17-3-10）。

（2）开放性骨折

1) 应先查验伤口情况，去除污染物及异物，有效止血，包扎破损处，再固定骨折肢体。

2) 有外露的骨折端等组织时不应还纳，以免将污染物带入深层组织，应用消毒敷料或清洁布类进行严密地保护性包扎。

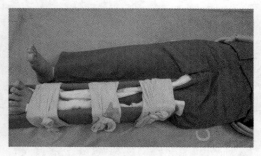
图 17 – 3 – 9　小腿骨折夹板固定

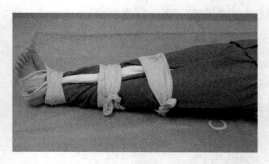
图 17 – 3 – 10　小腿骨折健肢固定

3）伴有血管损伤者，先行加压包扎止血后再行伤肢临时固定。加压包扎止血无效时，用弹性止血带或三角巾、绷带等代替止血。

4. 脊柱骨折固定

（1）颈椎骨折固定

1）首选颈托固定。伤者平卧，颈椎处于中立位，以双拇指置于伤者前额，示指置于耳前，其余三指置于头部后方，抱紧伤者头部避免旋转、过伸及过曲，可沿身体纵轴方向轻柔复位。助手协助置颈托。

2）如需移动，则需有专人保持此颈椎位置，多人同时搬运，保持"同轴性"移动，置于担架上后，颈部两侧放置沙袋固定头部。

（2）胸椎、腰椎骨折固定

伤者仰卧，多人协作，保持脊柱"同轴性"，置于硬质担架上，以至少四条宽带式三角巾横行固定。

【注意事项】

1. 怀疑大腿、小腿及脊柱骨折者，不宜随意搬动，应临时就地固定。

2. 迅速暴露骨折处并检查，有创口者应先止血、消毒、包扎，再固定。

3. 固定前应先用布料、棉花、毛巾等软物，铺垫在夹板上，以免损伤皮肤。

4. 用绷带固定夹板时，应先从骨折的下部缠起，以减少患肢充血水肿。

5. 夹板应放在骨折部位的下方或两侧，应固定上下各一个关节。

6. 固定应松紧适宜，既要固定牢靠，又不能过紧而影响局部血液循环。

7. 四肢骨折固定时，要露出指（趾）端以便观察伤肢的血液循环情况。如出现指（趾）苍白、青紫，肢体发凉、疼痛或麻木，提示局部血液循环不良，要立即查明原因，如为捆绑过紧，应放松后重新固定。

【临床情景分析】

案例1

伤者，男，36岁。1小时前在滑冰场被人撞倒，左手先触地，即感左前臂疼痛、变形，不能活动，随即肿胀，疼痛加剧，疼痛处未见伤口。患者神志清楚，面色苍白。初步判断为左前臂骨折，请立即为伤者进行骨折临时固定操作。

案例2

伤者，女，55岁。车祸导致右侧下肢疼痛、活动受限2小时。伤后倒地即感右侧小腿剧痛，并迅速肿胀，可见畸形，有反常活动，不能站立行走。患处局部可见长约4cm伤口，少量出血，未见骨端。患者神志清楚，面色苍白。初步判断为右侧小腿骨折，请立即为伤者进行骨折临时固定操作。

第四节 搬运术

现场搬运伤者的目的是为了及时、迅速、安全地转运伤者至安全地区防止再次受伤。因此，使用正确的搬运方法是急救成功的重要环节，而错误的搬运方法可以造成附加损伤。现场搬运多为徒手搬运，在有利于安全运送的前提下，也可使用一些搬运工具。

【适应证】
1. 经止血、包扎、固定处理后需进一步进行专业处理的创伤伤者。
2. 伤者所在环境有危险，如可能发生爆炸、燃烧、伴生物化学毒性伤害、交通事故二次伤害、泥石流、洪水等，应迅速将伤者转运至安全处。

【禁忌证】
没有绝对禁忌证。

【术前准备】
1. 根据伤者病情，协助伤者保持相应体位。如无特殊病情，以伤者感觉舒适为最佳。
2. 如伤者清醒，表明身份，向伤者告知转运目的地、具体转运方法及转运过程中的注意事项，消除伤者恐惧、焦虑心理。
3. 根据伤者具体病情准备适当转运器材，如三角巾、绷带、担架、清洁碗、薄枕等物品。

【操作步骤】
1. 单人搬运法
（1）抱持法 伤者一手搭在急救者肩上，急救者一手抱住伤者腰背部，另一手肘部托住大腿。
（2）背法 将伤者双上肢拉向急救者胸部，前胸紧贴后背，伤者屈髋屈膝，急救者双手的前臂托住伤者大腿中部。
（3）驮法 将伤者捎在肩上，其躯干绕颈部，同时牵住其下垂之上肢。
2. 双人搬运法
（1）椅托式 急救者二人手臂交叉，呈坐椅状。
（2）轿杠式 急救者二人四手臂交叉。
（3）拉车式 一急救者抱住伤者双膝，另一侧双手从腋下抱住伤者。
（4）椅式搬运法 将伤者放在坐椅以搬运。
（5）平抬法 两位急救者双手平抱伤者胸背部及臀部、下肢。
3. 担架搬运法
（1）腹部内脏脱出的伤者
1）使伤者双腿屈曲，腹肌放松，仰卧于担架上。
2）切忌将脱出的内脏送回腹腔，以免造成感染。可用一清洁碗扣住内脏，再用三角巾包扎固定。③包扎后保持仰卧位，屈曲下肢，做好腹部保温后转送。

（2）昏迷或有呕吐窒息危险的伤病员　使伤病员侧卧或俯卧于担架上，头偏向一侧，保证呼吸道通畅的前提下搬运转送。

（3）骨盆损伤的伤者　用三角巾将骨盆作环形包扎，搬运时使伤者仰卧于硬板或硬质担架上，双膝略弯曲，其下加垫。

（4）脊柱损伤者

1）颈椎骨折：应先行颈椎固定后再搬运。颈椎损伤应由专人牵引伤员头部。

2）胸腰椎搬运：应有 3 ~ 4 人在场时同侧托起伤员的头部、肩背部、腰臀部及两下肢同时搬运，搬运时动作要一致，伤员的胸腰部要垫一薄枕，以保持胸腰椎部位过伸位，平放于硬质担架或硬板上。搬运时整个身体要维持三条线上，严禁背运和屈曲位搬运。脊柱损伤搬运方法，具体操作见下节。

（5）颅脑损伤者　患者应取侧卧或半俯卧位，以保持呼吸道通畅，固定头部以防震动。

【注意事项】

1. 搬运时，要求平稳、舒适、迅速、不倾斜、少震动，动作轻柔。

2. 通常没有经过详细检查，病情不清的伤者不能搬运。根据现场是否安全可将搬运分为紧急解救和非紧急解救，紧急解救即现场不安全，需尽快搬运，至安全后再行检查及处理。

3. 病情危重，需要实施现场急救的伤者，特别是生命体征不稳定，有窒息、大出血、严重骨折、内脏外溢、昏迷、休克的伤者，或存在其他危及生命的情况，应先行有效的止血、抗休克、心肺复苏等抢救治疗，病情基本稳定后安排转运。

4. 搬运与转送次序为先转送危及生命的伤者，然后是开放性损伤和多发骨折的患者，最后转送轻伤伤者。

5. 颈椎骨折注意牵引头部头颈、躯干长轴一致，头颈两侧用砂袋等垫好固定。

6. 骨盆骨折采取多头带或绷带包扎骨盆，臀部两侧也要用软垫垫好。

【临床情景分析】

案例 1

伤者，男，47 岁。因车祸导致患者出现意识不清，并伴有呕吐，耳、鼻有淡红色液体流出，现需将伤者搬运至救护车上送达医院进一步诊治。

案例 2

伤者，女，75 岁。因在家中滑到导致无法起身，骨盆处疼痛难忍，家属拨打 120，现需将伤者搬运至救护车上送达医院进一步诊治。

第五节　脊柱损伤的搬运

对怀疑有脊柱损伤的伤员进行合理的搬运，避免引起或加重脊髓损伤，甚至造成生命危险，并能快速稳妥地转送至医院。

【适应证】

1. 从高处坠落，臀部及四肢先着地的伤者。

2. 重物从高空坠落直接砸压在头部或肩部受伤者。

3. 外力直接伤及脊柱的伤者。

4. 脊柱弯曲时受到挤压的伤者。

【禁忌证】

病情危重，需要实施现场急救的伤者，特别是生命体征不稳定，有窒息、大出血、严重骨折、内脏外溢、昏迷、休克的伤者，或存在其他危及生命的情况，应先行有效的止血、抗休克、心肺复苏等抢救治疗，病情基本稳定后安排转运。

如果伤者所在环境有危险以及有发生二次伤害的可能，应在尽可能保护伤者的情况下迅速撤离现场。没有绝对禁忌证。

【操作前准备】

1. 查明伤情，根据伤者情况准备绷带、三角巾、棉垫、硬质担架、木板或门板，以及配套头部固定器、颈托等。没有专用搬运器材时可就地取材，用木板或门板代替担架，用床单或衣服卷及长条围巾等代替头部固定器。

2. 表明身份，简单快速了解受伤的过程，查看现场安全性。

3. 评估伤者生命体征，告知伤者即将进行的操作，消除伤者紧张、恐惧心理。

【操作步骤】与方法

1. 搬运前的现场急救处理

（1）有脊柱受伤部位的疼痛、压痛，或有隆起、畸形等，伤者意识清醒时，询问并诊查疼痛部位，对意识不清的伤者，进行轻柔的脊柱检查，判断可能的损伤部位，以便加强保护。

（2）通过观察是四肢瘫还是截瘫，以确定损伤部位是在颈椎还是颈椎以下的脊柱，以决定搬运方法。

（3）确定有脊柱损伤后，应进一步判断有无颅脑损伤、内脏损伤及肢体骨折等，如果发现伤处，应进行恰当的现场处理，再行搬运。

（4）实施现场处理及搬运过程中，如伤者发生心搏、呼吸骤停，应停止搬运，立即实施心肺复苏术。操作时应严密注意对伤处的保护，防止加重损伤引起不良后果。

2. 颈椎损伤的搬运（图 17-5-1）

（1）可先用颈托固定颈部。

（2）搬运一般需要由三人或四人共同完成，可求助于现场的成年目击者。进行搬运时一人蹲在伤者的头顶侧，负责托下颌和枕部，并沿脊柱纵轴略加牵引力，使颈部保持中立位，与躯干长轴呈一条直线，其他三人分别蹲在伤者的右侧胸部、右侧腰臀部及右下肢旁，由头侧的搬运者发出口令，四人动作协调一致将伤者平直地抬到担架（或木板）上。

（3）放置头部固定器将伤者的头颈部与担架固定在一起，或在伤者头及颈部两侧放置沙袋或卷紧的衣服等，然后用三角巾或长条围巾等将伤者头颈部与担架（或木板）捆扎固定在一起，防止在搬运中发生头颈部移动，并保持呼吸道通畅。

3. 胸腰椎损伤的搬运（图 17-5-2）

（1）在搬动时，尽可能减少不必要的活动，以免引起或加重脊髓损伤。

（2）搬运一般需要由三人或四人共同完成，可求助于现场的成年目击者。进行搬运时一人蹲在伤者的头顶侧，负责托下颌和枕部，并沿脊柱纵轴略加牵引力，使颈部保持中立位，与躯干长轴呈一条直线，其他三人分别蹲在伤者的右侧胸部、右侧腰臀部及右下肢旁，由头侧的搬运者发出口令，四人动作协调一致并保持脊柱平直，将伤者平抬平放至硬质担架（或木板）上。

（3）分别在胸部、腰部及下肢处用固定带将伤者捆绑在硬质担架（或木板）上，保持脊柱伸直位。

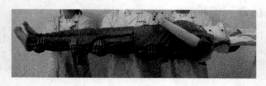 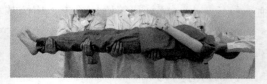

图17-5-1　颈椎损伤的搬运　　　　　　　　　　图17-5-2　胸腰椎损伤的搬运

【注意事项】

1. 禁止用软担架、被单或一人肩抬的方式搬运。

2. 搬运过程中始终保持脊柱伸直位，严禁脊椎发生弯曲或移动。

3. 转运过程中，需密切注意观察伤者的生命体征和病情的变化，一旦发生心搏、呼吸骤停，立即实施心肺复苏术。操作时应严密注意对伤处的保护，防止加重损伤引起不良后果。

【临床情景分析】

案例1

伤者，男，80岁。在家中不慎滑到，臀部着地，腰部剧痛，站立及翻身困难。怀疑腰椎受伤，需将伤者搬运至救护车上送达医院进一步诊治。

案例2

伤者，男，40岁。在建筑工地不慎从4米高处坠落，颈部及胸背部疼痛，四肢感觉及运动功能障碍，急需送医院治疗。要求：你随救护车到现场，请（组织人员）将伤者搬运并固定至担架上。

第十八章　导尿术

　　导尿术是在严格的无菌条件操作下，用导尿管经尿道插入膀胱引出尿液的方法。留置导尿术是在导尿后，将导尿管保留在膀胱中，引出尿液的方法。

【适应证】

　　1. 发生尿潴留或尿失禁的患者。

　　2. 盆腔内器官手术前，以排空膀胱，避免手术中误伤膀胱。

　　3. 抢救休克或危重患者时，便于精确记录患者的尿量，检测尿比重等。

　　4. 接受外科手术者，或因其他操作需要实施全身麻醉者。

　　5. 意识障碍患者。

　　6. 泌尿系统疾病手术后，为协助膀胱等部位切口的愈合。

　　7. 进行尿道或膀胱造影前或进行膀胱灌注治疗。

【禁忌证】

　　有各种原因导致的严重的尿道狭窄的患者。

【术前准备】

　　1. 准备物品　无菌导尿包（内有治疗盘、尿管、消毒棉球、止血钳、石蜡油棉球、标本瓶、洞巾、纱布块、20ml 注射器、集尿袋）、弯盘、无菌手套、消毒溶液（碘伏）、中单、便盆等（图 18 - 1 - 1）。

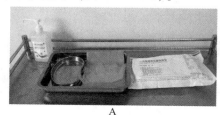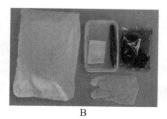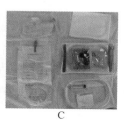

A　　　　　　　　　B　　　　　　　　　C

图 18 - 1 - 1　物品准备

　　2. 洗手、戴帽子、戴口罩。按需备齐用物携至床旁，核对床号、姓名，向患者解释导尿的目的及过程，使其配合操作。

　　3. 关闭门窗，屏风遮挡，必要时调节室温，防止患者着凉。

　　4. 如患者外阴分泌物较多，需协助患者清洗外阴。

【操作步骤】

　　1. 女患者导尿术

　　（1）帮患者脱去对侧裤腿，盖在近侧腿部上方，对侧腿用盖被遮盖，协助患者取屈膝仰卧位，两腿略外展，暴露外阴。将中单置于患者臀下，弯盘置于患者外阴旁。

　　（2）检查导尿包批号、有效期，打开导尿包，取出初消盒，操作者左手戴手套，右手持止血钳，夹取棉球，自上而下，由外向内，阴阜→两侧大阴唇→两侧小阴唇→尿道口，最后一个棉球从尿道口消毒至肛门部。每个棉球只能用一次，消毒完毕，脱下手套放入弯盘内移至床尾（图18－1－2）。

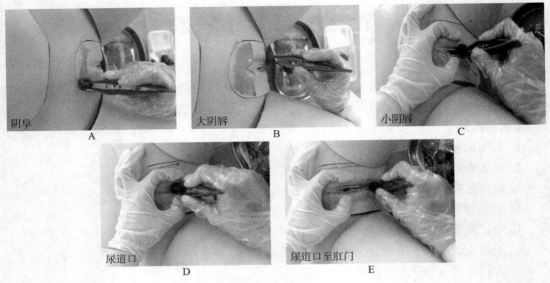

图18－1－2　初次消毒外阴部

（3）将无菌导尿包移至两腿之间，戴无菌手套，铺洞巾（图18－1－3），使洞巾和无菌导尿包内层形成一无菌区。将用物合理摆放，打开注射器，查看尿管型号，检查气囊有无漏气（图18－1－4），连接集尿袋，取出石蜡油棉球，润滑尿管前端18～20cm。

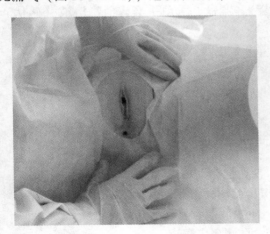

图18－1－3　铺洞巾

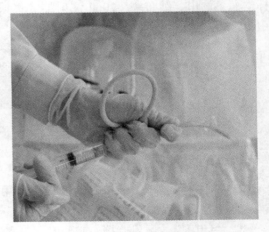

图18－1－4　检查气囊

（4）以左手分开并固定小阴唇，右手持镊子进行二次消毒，顺序是尿道口→两侧小阴唇→尿道口，每个棉球只能用一次，污染物放于床尾弯盘内（图18－1－5）。

（5）嘱患者放松并张口呼吸，左手固定小阴唇，右手持卵圆钳夹住导尿管端3～5cm处缓缓插入尿道（图18－1－6），插入尿道4～6cm，见尿液流出后，再插入1～2cm左右，用注射器向气囊注入生理盐水约10ml（图18－1－7），轻拉导尿管有阻力感，即证实导尿管已固定于膀胱内（图18－1－8）。根据导尿的目的，留取中段尿标本或将尿液引入集尿袋内。

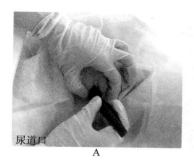 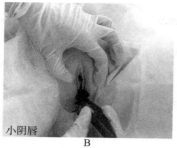 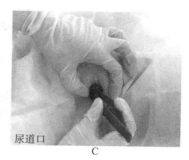

图18-1-5　再次消毒外阴部

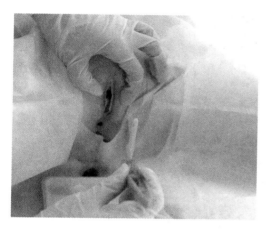

图18-1-6　插入导尿管

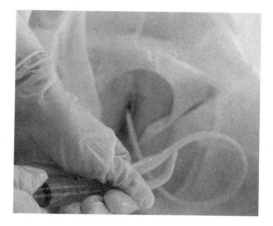

图18-1-7　气囊注入生理盐水

（6）导尿完毕，缓慢拔出导尿管；或根据情况留置导尿，妥善固定尿管，尿袋引流管用别针挂在床旁。

（7）撤洞巾，擦净外阴，撤离用物。协助患者穿衣，取舒适卧位，询问患者感受。

（8）操作者洗手，做好记录，将尿标本贴好标签后送检。

2. 男患者导尿术

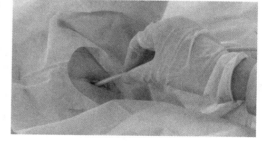

图18-1-8　轻拉导尿管

（1）帮患者脱去对侧裤腿，盖在近侧腿部上方，对侧腿用盖被遮盖，协助患者取屈膝仰卧位，两腿略外展，暴露外阴。将中单置于患者臀下，弯盘置于患者外阴旁。

（2）检查导尿包批号、有效期，打开导尿包，取出初消盒清洁外阴，依次消毒阴阜、阴茎、阴囊。然后左手用无菌纱布裹住阴茎将包皮向后推，暴露尿道口。自尿道口向外后旋转擦拭尿道口、龟头及冠状沟数次。每只棉球限用一次，消毒完毕，脱下手套放入弯盘内移至床尾（图18-1-9）。

（3）将无菌导尿包移至两腿之间，戴无菌手套，铺无菌洞巾（图18-1-10）（洞巾下缘和无菌导尿包内层形成一无菌区），将尿道外口露出。将用物合理摆放，打开注射器，查看尿管型号，检查气囊有无漏气，连接集尿袋，取出石蜡油棉球，润滑尿管前端18~

20cm（图18-1-11）。

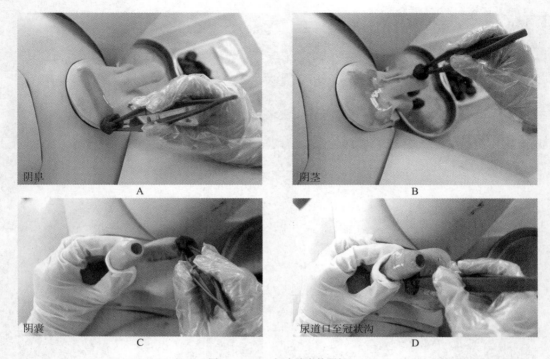

图18-1-9 初次消毒外阴部

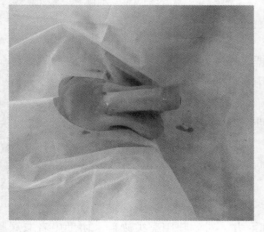

图18-1-10 铺洞巾

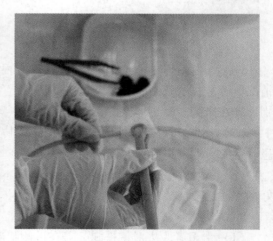

图18-1-11 润滑导尿管

（4）再次消毒外阴，操作者用无菌纱布裹住阴茎并提起，使之与腹壁呈60°角，将包皮向后推，暴露尿道口，依次消毒尿道口、龟头及冠状沟（图18-1-12）。

（5）插导尿管，右手持卵圆钳夹住涂以无菌液状石蜡的导尿管端3~5cm处缓缓插入尿道（图18-1-13），插入尿道20~22cm，见尿液流出后，再插入1~2cm左右。用注射器向气囊注入生理盐水约10ml（图18-1-14），轻拉导管有阻力感，即证实导尿管已固定于膀胱内（图18-1-15）。根据导尿的目的，留取中段尿标本或将尿液引入集尿袋内。

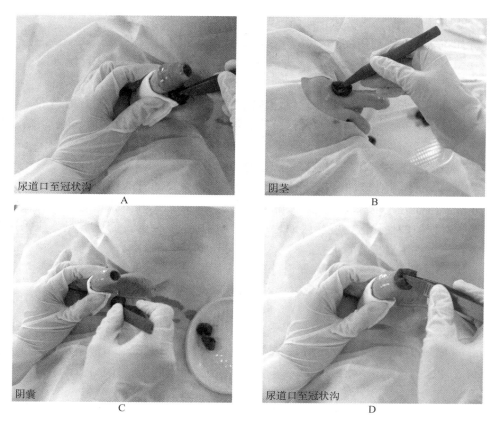

图 18 - 1 - 12 再次消毒外阴部

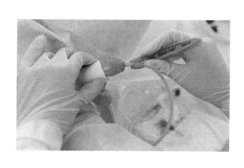

图 18 - 1 - 13 插入导尿管

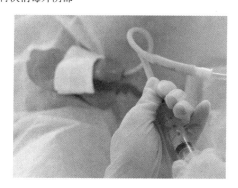

图 18 - 1 - 14 气囊注入生理盐水

（6）导尿完毕，缓慢拔出导尿管；或根据情况留置导尿，妥善固定尿管，尿袋引流管用别针挂在床旁。

（7）撤洞巾，擦净外阴，撤离用物。协助患者穿衣，取舒适卧位，询问患者感受。

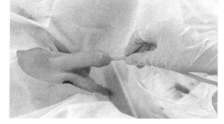

图 18 - 1 - 15 轻拉导尿管

（8）操作者洗手，做好记录，将尿标本贴好标签后送检。

【注意事项】

1. 用物必须严格消毒灭菌，并按无菌技术操作原则进行，每只棉球限用一次，防止尿路感染。导尿管选择大小应适当。

2. 导尿过程中，嘱患者勿移动肢体，以保持原有的体位，避免污染无菌区。

3. 女患者导尿时，操作者要仔细辨认尿道外口的位置。导尿管一旦误入阴道，应立即更换导尿管后再重新插入。

4. 男性尿道较长，有三个狭窄两个弯曲，因此，插管时动作要轻、稳、准。如在插管过程中受阻，稍停片刻，嘱患者做深呼吸，减轻尿道括约肌的紧张，再缓缓插入导尿管，切忌用力过猛、过快而损伤尿道黏膜。

5. 若膀胱高度膨胀，第一次放尿不应超过1000ml，以免导致虚脱和血尿。

6. 留置导尿术常选择双腔气囊导尿管，根据气囊尿管的特殊结构，一般将尿管插入膀胱见尿后需再插入一定深度，注入无菌生理盐水5～10ml，并下拉尿管至有轻微阻力感即可，避免对尿道的损伤。留置导尿如超过3～4周以上，为保持膀胱容量，应采用间断引流的方法，可将引流橡皮管夹住，每3～4小时开放1次。

7. 留置导尿管时，应每天消毒尿道外口，引流袋每天更换1次，导尿管5～7天更换1次，留置导尿应接冲洗装置，以免留置过久而有尿盐沉积堵塞或发生感染。

【临床情景分析】

案例1

患者，女，65岁。以"24小时未排尿"急诊入院。体验：下腹部膨隆，叩诊浊音。现请给该患者进行留置导尿。

案例2

患者，男，66岁。因跌倒致肱骨头粉碎性骨折，拟行全肩关节置换术，请为患者进行留置导尿，完成术前准备。

第十九章　吸氧术

吸氧术是临床上针对缺氧的一种治疗方法，即给缺氧患者吸入氧气，目的在于提高患者肺泡内的氧分压，从而提高动脉血氧分压（PaO_2）和动脉血氧饱和度（SaO_2），纠正各种原因所致的低氧状态，改善组织缺血，维持机体生命活动。

【适应证】

1. 重度慢性阻塞性肺疾病或急性加重、哮喘急性发作、重症肺炎、急性呼吸窘迫综合征、气胸等。

2. 各种原因所致左心衰竭、心肌梗死、严重心律失常等。

3. 颅脑外伤、各种原因引起的昏迷等。

4. 严重贫血、出血性休克、一氧化碳中毒、麻醉药物及氰化物中毒、大手术后、产程过长等。

【禁忌证】

无明确禁忌证。

【术前准备】

1. 准备操作用物。中心供氧装置/氧气瓶/氧气枕头、扳手、湿化瓶、一次性吸氧管（带鼻塞或双侧鼻导管）、面罩、蒸馏水、用氧记录卡、笔、治疗盘、治疗碗（内盛温开水或无菌蒸馏水）、纱布、弯盘、连接管、棉签、胶布、手电筒。

2. 操作者着装整齐，洗手，戴口罩，备齐用物至床旁，核对后并向患者说明给氧目的，使患者有安全感，选择舒适体位。

【操作步骤】

1. 用手电筒检查患者鼻腔，用湿棉签清洁两侧鼻孔。

2. 将适量蒸馏水加入湿化瓶，将湿化瓶和供氧装置连接。如为氧气瓶，先安装氧气表，并检查是否漏气，然后连接湿化瓶。

3. 连接吸氧管至湿化瓶，调节氧流量，看到湿化瓶中有气体溢出。

4. 将鼻导管或面罩与湿化瓶相连。使用氧气枕时不用湿化瓶，直接和其上的橡胶管连接，通过调节夹来调节流量。

5. 清理鼻腔。将鼻塞塞入一侧鼻孔（或将双侧鼻导管插入鼻孔）。胶布固定鼻塞，或固定鼻导管（图19-1-1）。

6. 记录给氧时间、氧流量，观察病情及给氧效果。

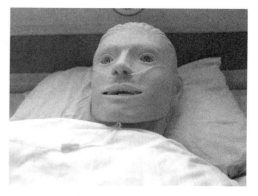

图 19-1-1　吸氧术

【注意事项】

1. 严格遵守给氧操作规程，注意用氧安全，做好"四防"，即防火、防油、防热、防震。

2. 用氧过程中，密切观察患者缺氧改善情况、氧气装置有无漏气、氧流量是否通畅。

3. 鼻导管或鼻塞管持续用氧者，每日更换导管，双侧鼻孔交替插管，及时清除鼻腔分泌物，防止导管堵塞。

4. 氧气筒内氧气不可用尽，压力表指针降至 $5kg/cm^2$ 时即不可再用，以免灰尘进入筒内，再次充气时引起爆炸。

5. 未用或用空的氧气筒，就分别悬挂"满"或"空"标志，以避免急用时搬错而延误抢救。

【临床情景分析】

案例 1

患者，女，77 岁。患肺癌 5 年，目前处于晚期衰竭状态，需吸氧治疗。请为患者行吸氧术吸氧。

案例 2

患者，男，79 岁。以"反复咳嗽、咳嗽 23 年，加重 1 周"来诊入院。患者既往"支气管扩张"病史 10 年。体验：脉搏 88 次/分，呼吸 22 次/分，血压 158/78mmHg，口唇发绀，听诊双肺呼吸音低，双下肺可闻及少许湿性啰音。血气分析：$PaCO_2$ 67.8mmHg，PaO_2 72mmHg，pH 7.294。初步诊断为：COPD。为改善患者呼吸情况，请进行吸氧操作。

第二十章　吸痰术

吸痰术是指经口腔、鼻腔或人工气道，将呼吸道内的分泌物吸出，以保持呼吸道通畅，预防并发症发生的操作方法。

【适应证】

1. 危重、老年、昏迷及麻醉后患者因咳嗽无力、咳嗽反射迟钝或会厌功能不全，不能自行清除呼吸道分泌物或误吸呕吐物而出现呼吸困难时。

2. 患者窒息的紧急情况下，如溺水、吸入羊水等。

【禁忌证】

1. 肺出血时不宜频繁吸痰。

2. 气管内注射肺表面活性物质后半小时内不宜吸痰。

【术前准备】

1. 准备操作用品。电动吸引器或中心吸引器、治疗碗内盛无菌生理盐水、型号适宜的一次性吸痰管数根、玻璃接头、无菌手套、棉签、纱布、治疗巾、弯盘、手电筒、听诊器、黄色垃圾袋，必要时备压舌板、开口器、舌钳子等。

2. 操作者着装整齐，洗手，戴口罩，备齐用物至床旁，核对后并向患者说明吸痰目的，使患者愿意合作。

【操作步骤】

1. 协助患者取舒适卧位。检查患者口、鼻腔，取下活动义齿。

2. 患者头部转向一侧，面向操作者。操作者戴无菌手套，铺治疗巾。

3. 接通电源，打开开关，检查吸引器性能并连接，调节负压（成人 40.0 ~ 53.3kPa，儿童 < 40kPa）。

4. 连接吸痰管，试吸少量生理盐水。

5. 一手反折吸痰管末端，另一手用无菌止血钳（镊）持吸痰管前端，插入口咽部 10 ~ 15cm，然后放松导管末端，吸净口咽部分泌物（图 20 - 1 - 1）。

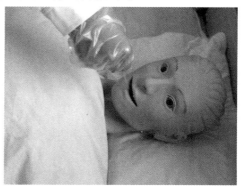

6. 再换管，在患者吸气时插入气管深部，左右旋转，向上提拉，吸尽气管内痰液。每次抽吸时间不宜超过 15 秒，一次未吸尽，应间隔 3 ~ 5 分钟后再吸。

图 20 - 1 - 1　吸痰术

7. 在吸痰过程中，要随时观察患者生命体征的改变，注意吸出物的性状、量、颜色等。

8. 吸痰完毕，抽吸生理盐水冲洗管道，分离吸痰管，放入黄色垃圾袋内。关吸引器开关。

9. 摘手套。拭净患者脸部分泌物，取下治疗巾，协助患者取舒适卧位。

10. 洗手，听诊患者肺部，评估吸痰效果。询问患者感受。整理床单位。

【注意事项】

1. 严格执行无菌操作，每次吸痰应更换吸痰管，吸痰用物每天更换 2～3 次，做好口腔护理。

2. 吸痰动作要轻柔，以防损伤黏膜。

3. 密切观察病情如有痰鸣音或排痰不畅时应及时抽吸，痰液黏稠不易吸出时，可先做蒸汽吸入、雾化吸入，还可配合拍背，提高吸痰效果。吸痰中患者如发生发绀、心率下降等缺氧症状，应当立即停止吸痰，待症状缓解后再吸。

4. 儿童吸痰时，吸痰管应细些，吸力要小些。

5. 贮液瓶内液体不得超过 2/3 满，以防损坏机器。

【临床情景分析】

案例 1

患者，男，80 岁。因患有肺部感染、脑梗死、冠心病并心功能不全及肾功能不全等多种疾患来诊入院。入院后第 5 天突发呼吸道分泌物增多，堵塞气道，并伴有昏迷、血压下降、白细胞急剧增高等，随时有呼吸衰竭导致死亡的危险。立即为患者实行气管插管术后，进行吸痰处理。

案例 2

患者，男，59 岁。ICU 重症感染患者，目前在重症监护病房，行心电、血压、血氧监护，气管插管辅助通气。现患者突然出现呼吸困难，喉间痰鸣，不能自行咳痰。请给予患者吸痰处理。

第二十一章　吸入疗法

第一节　氧气雾化吸入疗法

氧气雾化吸入疗法是利用高速氧气气流，将药液分散成细小的雾滴，以气雾状喷出，经鼻或口吸入呼吸道，达到治疗效果的给药方法。

【适应证】

咽喉炎、支气管炎、支气管扩张、支气管哮喘、肺炎、肺脓肿、肺结核等。

【禁忌证】

自发性气胸及肺大疱患者慎用。

【术前准备】

1. 雾化吸入器、氧气吸入装置一套（湿化瓶不放水），5ml 注射器和针头、药液、蒸馏水。

2. 向患者说明雾化吸入的目的，使患者积极配合。

【操作步骤】

1. 将蒸馏水稀释药液至 5ml，注入雾化器内。

2. 备齐用物至床旁，核对床号、姓名，解释操作目的。

3. 初次接受治疗者，应指导患者使用吸入器的方法。协助患者取坐位或半卧位，漱口、清洁口腔，将雾化器管连接在氧气筒或中心吸氧装置的输氧管上。

4. 调节氧流量达 6～10L/min。患者手持雾化器、把吸嘴含入口中，紧闭嘴唇深吸气，用鼻呼气。如患者感到疲劳，可张口吸入雾化药液，直至药液喷完为止。一般治疗时间为 10～15 分钟。

5. 治疗毕，移开雾化器，关闭氧气开关。必要时协助患者漱口。

6. 整理床单，清理用物，雾化器浸泡于消毒液中 1 小时，然后清洗、擦干，备用。

7. 洗手并记录。

【注意事项】

1. 使用前检查雾化器连接装置是否漏气，漏气者不可用。

2. 雾化器内的药液必须浸没弯管的底部，否则药液不可喷出。

3. 湿化瓶内不能放水，否则水易入雾化器而使药液被稀释。

4. 患者在吸入的同时应做深吸气，使药液充分达到支气管和肺内。呼气时，需将手指移开，以防药液丢失。

5. 操作时，严禁接触烟火和易燃品。

第二节　超声雾化吸入疗法

超声雾化吸入疗法是应用超声波声能，使药液变成细微的气雾，再由呼吸道吸入，达到治疗和防治疾病的作用。

【适应证】

咽炎、喉炎、气管炎、急慢性支气管炎、支气管哮喘、肺炎、呼吸道及肺术后并发症等。

【禁忌证】

自发性气胸、肺巨大空洞、大量咳血、严重心脑血管疾病等以及不能耐受此治疗的患者。

【术前准备】

1. 治疗车上置超声雾化器1套、药液、冷蒸馏水、水温计、连接雾化器主件和附件，并检查各部件是否连接良好，将板面上的所有开关关好。水槽内加冷蒸馏水250ml，液面高度为3cm，要浸没雾化罐底的透声膜，雾化罐内放药液稀释至30～50ml，将罐盖旋紧，检查无漏水后，把雾化罐放入水槽内，使水槽盖盖紧。

2. 向患者说明超声雾化吸入的目的，使患者积极配合。

【操作步骤】

1. 备齐用物至床旁，核对床号、姓名，向患者解释操作目的。

2. 协助患者取舒适体位，嘱其排空大小便，指导使用方法。

3. 接通电流，调整定时开关至所需时间，开电源开关，预热3分钟。

4. 开雾化开关，调节雾量（大档雾量3ml/min、中档雾量2ml/min、小档雾量1ml/min），将含嘴放入口中或将面罩罩住口鼻，吸入20分钟，患者紧闭口唇深呼吸。

5. 水温超过60℃应关机调换冷蒸馏水，并观察患者呼吸情况。

6. 治疗毕，先关雾化开关，再关电源开关，擦干患者面部，协助患者卧于舒适卧位。

7. 切断电源，整理用物，将水槽内的水倒掉，擦干水槽，将雾化罐、面罩、螺纹管浸泡于消毒液内1小时，然后洗净晾干备用。

8. 洗手并记录。

【注意事项】

1. 使用前，先检查机器各部分有无松动、脱落等异常情况。

2. 水槽底部的晶体换能器和雾化罐底部的透声膜薄而质脆，易破碎，应轻按，不能用力过猛。

3. 水槽内无足够的冷水及雾化罐内无液体的情况下，不能开机。水槽和雾化罐中应用冷蒸馏水，切忌加温水、热水或生理盐水，以免损坏仪器。

4. 若需连续使用，中间应间隔30分钟。

【临床情景分析】

案例1

患者，男，70岁。以"慢性支气管炎"收治入院。患者自述近日咳嗽加剧，痰液黏稠，不易咳出。为对症治疗，请用超声雾化吸入疗法为患者进行治疗。

案例2

患儿，男，5岁。以"小儿肺炎"收治入院。患儿3天前出现发热、咳嗽较剧、咳痰，体验肺部湿啰音，为缓解咳嗽症状，请用氧气雾化吸入疗法为患儿进行治疗。

第二十二章　胃管置入术

胃管置入术是将胃导管经鼻腔或口腔插入胃内的一项诊疗技术，用于抽取胃液或注入药物、食物等，以达到辅助诊断和治疗疾病的目的。

【适应证】

1. 腹部手术前进行的术前准备。
2. 急性胃扩张、胃肠道梗阻、急腹症有明显胀气等患者进行胃肠减压。
3. 中毒者洗胃，需清除胃内毒物，进行胃液检查。
4. 多种原因造成的不能经口进食而需要通过胃管鼻饲营养的患者。

【禁忌证】

1. 鼻咽部有癌肿或食管狭窄的患者。
2. 严重的食管静脉曲张、上消化道出血。
3. 严重的心肺功能不全、支气管哮喘。
4. 近期食管和胃腐蚀性损伤者。
5. 精神异常或极度不合作患者。

【术前准备】

1. 操作者戴帽子、口罩，洗手。
2. 告知患者或家属进行胃管置入术的目的，取得患者或家属配合。
3. 物品准备：治疗盘、盛有温开水的治疗碗、胃管、手套、棉签、纱布、治疗巾、20ml注射器、石蜡油或石蜡油棉球、弯盘，手电筒、别针和医用胶布等，必要时备压舌板、听诊器等。

【操作步骤】

1. 协助患者取半卧位。
2. 戴手套，颌下铺治疗巾，置弯盘于患者口角旁。
3. 用棉签检查并清洁患者鼻孔。
4. 取出胃管，抽吸少量生理盐水检查其通畅性，测量需要插入的长度（或看清刻度）。成人插入长度为55～60cm。测量方法有以下两种，可任选其一：一是从前额发际至胸骨剑突的距离；二是由鼻尖至耳垂再到胸骨剑突的距离。用石蜡油涂抹需要插入的胃管部分。
5. 沿选定的鼻孔插入胃管，插入14～16cm（咽喉部）时，嘱患者做吞咽动作，顺势将胃管插入，直至预定长度。
6. 初步固定胃管，检查胃管是否盘曲在口中。
7. 检查胃管是否插入胃内有以下三种方法，任选一种即可。

（1）抽取胃液法　经胃管抽吸出胃液。

（2）气过水声法　快速经胃管向胃内注入 10ml 左右空气的同时，用听诊器于胃部听诊，可听到气过水声。

（3）气泡逸出法　胃管末端置于盛水的治疗碗内，应无气泡逸出，以除外误入气管。

8. 确定胃管在胃内后，擦去口鼻分泌物，脱手套，用胶布将胃管固定于**鼻翼及面颊部**。

9. 将胃管末端反折，用纱布包好，撤治疗巾，用别针固定于枕旁或患者的衣领处。

10. 整理用物，并清洗消毒。

【注意事项】

1. 操作前应告知患者操作目的及注意事项，告之患者如何配合。注意爱伤意识，插胃管前应用石蜡油润滑胃管前端，插胃管动作轻柔。

2. 当胃管到达咽喉部时，应嘱患者做吞咽动作，在患者吞咽的同时将胃管插入。

3. 插胃管过程中，如果出现呛咳、呼吸困难等情况，提示胃管误入气管，应立即拔出胃管。

4. 不能将胃管全部插入，如果全部插入往往会在胃部盘曲，影响引流效果。

5. 引流时负压不要过大，以免造成胃黏膜堵塞引流管入口，甚至损伤胃黏膜。

6. 昏迷患者插胃管时，首先应该去枕，使患者头部后仰，当胃管插入会厌（约15cm）时，左手托起头部，使患者下颌靠近胸骨柄，加大咽喉部通道的弧度，便于胃管沿后壁滑行插入至预定长度。

【临床情景分析】

案例 1

患者，男，65 岁，因"腹痛、腹胀伴呕吐 1 天"急诊入院。经检查诊断为：粘连性肠梗阻。请为患者行胃管置入术，行胃肠减压治疗。

案例 2

患者，女，93 岁，因"食欲不振 10 余天"急诊入院。经检查诊断为：营养不良。完善各项检查后，给予补液，鼻饲行营养支持等对症治疗。请为患者行胃管置入术。